DR. MARK MINCOLLA
Die Macht der Wunder

GOLDMANN

Buch

Die Macht der Wunder ist ein faszinierendes Abenteuer für Geist und Seele. Wunder geschehen keineswegs zufällig, so die Grundannahme dieses Buches – wir selbst erschaffen sie! Wie? Der Heilpraktiker und Energieheiler Dr. Mark Mincolla erklärt, wenn wir unseren Geist bewusst öffnen und die göttliche Kraft, die in jedem von uns ruht, spüren und erkennen, können wir Wunder bewirken. Mincolla ist nicht nur Vertreter einer ganzheitlichen Medizin mit über 30 Jahren Praxiserfahrung. Als er selbst lebensbedrohlich erkrankt war, erfuhr er die heilende Wirksamkeit der eigenen Behandlungsmethode am eigenen Leib. In *Die Macht der Wunder* erzählt er von seiner persönlichen Erfahrung, teilt wissenschaftliche Erkenntnisse und bietet konkrete Bewusstseinsübungen an, mithilfe derer wir unsere Selbstheilungskräfte mobilisieren und aus uns heraus selbst zu Schöpfern wahrer Wunder mit anhaltender Wirkung werden.

Autor

Dr. Mark Mincolla studierte Psychologie, Ernährungswissenschaften und Gesundheitsmanagement an der Columbia University, New York. Er kombiniert traditionelle Techniken chinesischer Energieheilkunst mit neuesten Erkenntnissen der Ernährungswissenschaft zu einem individuell ausgerichtetem elektromagnetischen Muskeltrainingsprogramm. Mehr als drei Jahrzehnte unterstützt der charismatische Quantum-Energie-Heiler mit ganzheitlichem Ansatz seine Patienten erfolgreich auf dem Weg zu einem bewussteren und gesünderen Leben.

Dr. Mark Mincolla

DIE MACHT DER WUNDER

Entfalte die verborgene Heilkraft deines höheren Selbst

Aus dem amerikanischen Englisch von Andrea Panster

GOLDMANN

Die englische Originalausgabe erschien 2021 unter dem Titel »The Way of Miracles: Accessing Your Superconsciousness« bei Beyond Words, Portland, Oregon.

FSC www.fsc.org MIX Papier | Fördert gute Waldnutzung FSC® C014496

Penguin Random House Verlagsgruppe FSC® N001967

1. Auflage
Deutsche Erstausgabe März 2023

Dieses Buch wurde vermittelt von Sylvia Hayse Literary Agency, LLC und Agence Schweiger
Umschlag: Uno Werbeagentur, München
Umschlagmotiv: © Daniel Plistier
Illustrationen Innenteil: © Daniel Plistier
Redaktion: Ingrid Lenz-Aktaş
Satz: Satzwerk Huber, Germering
Druck und Bindung: GGP Media GmbH, Pößneck
Printed in Germany
SC · CB
ISBN 978-3-442-22359-6

Für Fabiola Roht,
die mich inspirierte und stets unterstützte.

Unsere Quelle ist unerschöpflich. Sie ist
Teil des unendlichen universellen Felds des
Überbewusstseins. Dieses Feld ist grenzenlos,
und dort geschehen Wunder in Hülle und Fülle!

Dr. Mark Mincolla

INHALT

VORWORT

Dieses Buch ließ mich besser verstehen, wie Wunder geschehen und dass jeder Einzelne dafür verantwortlich ist, sie Wirklichkeit werden zu lassen.

Ich konnte sofort nachvollziehen, wie man Marks Verständnis nach Wunder in seinem Leben vollbringt; ich habe solche am eigenen Leib erlebt, so wie Sie wahrscheinlich auch. Wir merken nicht immer, wenn Wunder geschehen, weil uns niemand gezeigt hat, welche Rolle sie in unserem Leben spielen. Unser analytisches Denken schiebt diese Momente gern als bedeutungslos beiseite, dabei kann schon das kleinste Wunder ein Leben verändern. Mark stellt Methoden und Lektionen vor, mit denen wir das beschränkende Konzept der Nichtakzeptanz überwinden und zu einem allumfassenden kognitiven Gewahrsein gelangen können, das *tatsächlich* Wunder manifestieren kann.

Es ist nicht schwer, Möglichkeiten zum Wirken von Wundern zu schaffen, doch dazu bedarf es mehr als bloßer Absicht. Damit wir Wunder vollbringen können, bedarf es unter anderem der Erwartung; wir müssen lernen, mit dem Herzen zu denken oder ihm zu folgen, und zu guter Letzt im Zustand überbewusster Energie leben.

Wenn wir unser Bewusstsein darin schulen, angstfrei zu leben, die Sicht auf unsere Lebensrealität zu erweitern, sodass sie alle unsichtbaren energetischen Wirklichkeiten einschließt, und empfänglich für die unendliche Macht der Quelle zu sein, ebnet dies Wundern der Heilung und Genesung den Weg, die unser Leben wahrlich verändern können.

– Brit Elders, Geschäftsführerin ShirleyMacLaine.com

EINFÜHRUNG

Wenn ich mich umschaue, sehe ich eine Welt, in der die Krankheit auf dem Vormarsch ist, und eine Gesundheitsindustrie, die zunehmend den Bezug zu den tieferen Heilungsbedürfnissen der Menschen verliert, denen zu dienen sie sich müht. Sie behandelt Symptome, nicht das Wesentliche, und offenbart nur selten, dass wir auf vielen Ebenen unseres Seins der Heilung und der Ganzheit bedürfen. Deshalb ist es mir wichtig, ein Konzept für die optimale Heilung und Gesundheit zu präsentieren, das ich mit enormem Erfolg einsetze.

Ich bin Heiler und praktiziere natürliche Ernährungsmedizin. In den letzten 37 Jahren habe ich über 60 000 Beratungsgespräche geführt, und ich schätze mich glücklich, dass ich in dieser Zeit an einer nie dagewesenen Zahl von wunderbaren Heilungen teilhaben durfte. Andere Ärzte hielten die meisten dieser transformativen Heilungen für unmöglich, und doch sind sie auf wundersame Weise geschehen.

Die Frage ist: Wie konnten sich diese vermeintlich unmöglichen Genesungen ereignen?

Zweifellos haben maßgeschneiderte Ernährungstherapien dazu beigetragen, die Gesundheit wiederherzustellen, aber ich erkannte, dass diese Wunder geschahen, weil da noch etwas war, das über Superfood, Spezialdiäten und Nahrungsergänzungsmittel hinausging. Es war noch etwas ganz anderes am Werk, das sowohl die Patienten als auch mich als Therapeuten auf eine höhere Ebene hob.

Dieses andere ist das Überbewusstsein – eine Energie, die keine Grenzen kennt. Es lässt sich erreichen, indem wir das personale Bewusstsein oder allgegenwärtige Gewahrsein, das wir sind, mit dem universellen Geist verschmelzen.

Indem wir die Ebene unseres Gewahrseins erhöhen, erhalten wir Zugang zur grenzenlosen Macht unseres ganzen Seins, sodass jeder von uns Wunder wirken kann, die unser Leben heilen und inspirieren. Das vorliegende Buch soll allen Menschen helfen, sich mit dieser ultimativen heilenden Kraft zu verbinden.

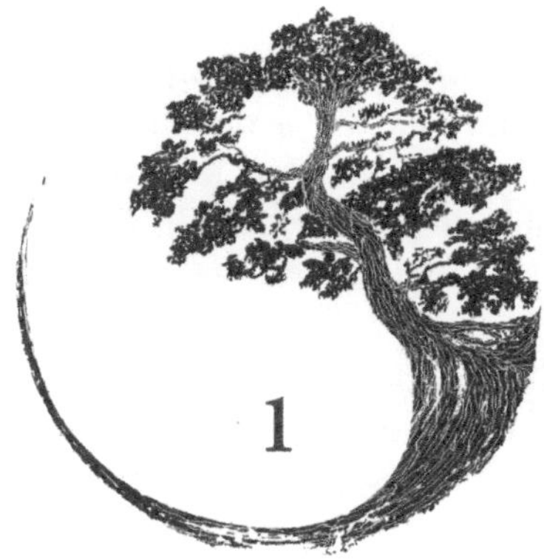

1

Mein unverhofftes Wunder

Es mag sich unglaublich anhören, aber während ich plante, ein Buch über die wunderbaren Heilungen meiner Patientinnen und Patienten zu schreiben sowie einen Dokumentarfilm darüber zu drehen, steckte ich plötzlich in einer Reihe von unerwarteten, lebensverändernden Ereignissen, die dazu führten, dass ich selbst verzweifelt eines Wunders bedurfte. Dies ist mein persönlicher Weg, der von Faktoren, die meine eigene gesundheitliche Krise ausgelöst haben, über mein völliges Gebrochensein bis hin zum Gewahrsein und der Ganzheit einer vollständigen Transformation führte. Ich hätte nie gedacht, dass ich einmal darüber schreiben würde, aber ich tue es, weil ich es für wichtig halte, anderen davon zu berichten. Düstere Faktoren im Leben können jederzeit jeden von uns treffen, und sie können auf vielen Ebenen zerstörerisch wirken. Mein Weg hilft Ihnen vielleicht zu verstehen, wie sich die einzelnen Elemente der überbewussten Heilung gegenseitig unterstützen und wie die ganzheitliche, die vollständige Verbindung aus Körper, Geist und Seele, Wunder Wirklichkeit werden lassen kann, wenn sie mit dem Überbewusstsein des Universums verschmilzt.

Ich glaube zwar nicht, dass ich es je für selbstverständlich gehalten habe, aber ich hatte mich doch an ein gutes, von außergewöhnlicher Gesundheit geprägtes Leben gewöhnt. Ich war ziemlich stolz darauf, mehr als fünfzig Jahre lang weder verschreibungspflichtige noch freiverkäufliche Medikamente benötigt oder genommen zu haben. Ich ernährte mich hervorragend, nahm Nahrungsergänzungsmittel und trieb regelmäßig Sport. Doch Anfang Frühjahr 2014 nahmen die Dinge eine schnelle und deutliche Wendung. Zahlreiche beunruhigende Symptome stellten sich ein. Ich bemerkte eine leichte Einschränkung meiner Mobilität, vor allem auf der linken Seite. Da ich viermal die Woche fünf Kilometer weit marschierte, hatte ich ein sehr gutes Gespür für meinen Gang und meine Haltung, und von Zeit zu Zeit merkte ich nun, dass mein linker Arm auf meinen Morgenspaziergängen nicht so dynamisch mitschwang wie sonst. Außerdem war ich am Ende der Arbeitswoche sowohl körperlich als auch geistig auffallend erschöpft. Die Situation verschlechterte sich allmählich, und nach und nach traten eine Reihe weiterer Symptome auf.

Bis zum Winter 2015 waren alle meine Muskeln und Gelenke entzündet und schmerzten. Obwohl meine Ernährung und Kalorienzufuhr gleich geblieben waren, hatte ich in etwa drei Monaten über acht Kilogramm an Gewicht verloren. Mein ganzes Nervensystem wurde zunehmend überempfindlich und gereizt. Ich war ängstlich und manchmal sogar panisch, was eigentlich nicht meiner Art entsprach. In den darauffolgenden eineinhalb Jahren verschlimmerten sich die Symptome, bis mir im Frühsommer 2016 mit einem Mal die Hände zu zittern begannen und meine motorischen Fähigkeiten deutlich nachließen. Die einfachsten kognitiven Herausforderungen wurden für meinen einst messerscharfen Verstand zu einem Kampf. Ich hatte Schwierigkeiten, mich zu artikulieren und mit dem gewohnten Selbstvertrauen und der gewohnten Flüssigkeit zu sprechen. Aufgaben, die früher ganz einfach gewesen waren, wie aufrecht zu stehen, zu gehen, zu sprechen, mich anzuziehen (Knöpfe zuzuknöpfen, Schuhe zuzubinden und einen Gürtel durch die Schlaufen zu ziehen), zu duschen, mich im Bett umzudrehen und Mahlzeiten zuzubereiten, waren auf einmal ein massives Problem. Trotz meines optimalen Ernährungs- und Bewegungsprogramms produzierte mein Körper entzündungsfördernde Stresshormone im Überfluss, die mich fix und fertig machten. Es kam mir vor, als würden mich mein Körper und mein Verstand verraten. Dieser Eindruck war so stark, dass ich mich im Herbst 2016 selbst kaum noch wiedererkannte. Das Gefühl, mich völlig von meinem einst so starken und verlässlichen Kern meines Selbst entfernt zu haben, ließ mich verdrießlich werden.

Allmählich wurde mir klar, dass ich zum Opfer meiner eigenen Entscheidungen geworden war. Es ist durchaus möglich, dass biochemische Faktoren zu meinem systemischen Zusammenbruch beigetragen haben. Aber ich konnte nicht leugnen, dass auch Stress, Überarbeitung und Selbstverrat eine große Rolle spielten. Angesichts dieser körperlichen und geistigen Herausforderungen musste ich zugeben, dass radikale Veränderungen in meinem Privat- und Berufsleben meine mentale Belastung auf ein Maximum erhöht hatten. Kurz davor hatte ich einen wichtigen Vertrag für eine neue Veröffentlichung unterzeichnet, und es war mir gelungen, innerhalb eines engen Zeitfensters die Abgabetermine zweier unmittelbar aufeinanderfolgender Buchprojekte zu halten. Das Ergebnis waren zwei Bestseller und ein Nautilus Book Award für das visionärste Buch des Jahres. Beide Bücher wurden innerhalb von neun kurzen Monaten geschrieben, hergestellt und ausgeliefert. In dieser Zeit trat ich auch in der *Dr. Oz Show* sowie allerlei anderen Fernsehsendungen auf und gab Hunderte von Interviews fürs Radio. Gleichzeitig tourte ich durchs ganze Land, hielt Seminare und gab weitere Interviews – getragen von der mächtigen Vajra-Energie.

Es gibt einen besonderen Prozess des Aufstiegs und der Vollendung durch Läuterung, der in der esoterischen buddhistischen Vajrayana-Lehre durch den *Vajra*, den »Donnerkeil« oder »Blitzstrahl«, symbolisiert wird. Er steht für eine plötzliche und dramatische Veränderung der Energie, die uns aus dem langen Leidensweg unserer karmischen Evolution heben und aus ihr hinausschleudern kann. Vajra ist wie eine plötzliche und unerwartete Schockwelle, die den Lauf unseres Lebens für immer verändert – ganz anders als der allmähliche Prozess von Sanchita Karma, der uns Schritt für Schritt nach Vollendung streben lässt. Vajra katapultiert uns ohne Vorwarnung jäh zum Erfolg. Die große Intensität und der Schock von Vajra können den Körper extrem belasten und manchmal sogar lebensbedrohlich sein. Durch seine derart drastischen karmischen Veränderungen wirkt Vajra nicht nur Wunder, sondern ist manchmal auch dafür verantwortlich, dass wir selbst eines Wunders bedürfen. Sehr schnell fiel ich in diese Kategorie.

All dies mündete in eine Phase, die mein Leben von Grund auf verändern sollte. Ich war stets der Ansicht gewesen, dass immer alles offen auf dem Tisch liegt, aber jetzt war auf meinem Tisch einfach kein Platz mehr. Es schien, als hätten sich Ursache und Wirkung verkehrt und gerieten immer weiter außer Kontrolle. Es war, als brächte jede negative Wirkung eine neue Ursache hervor, aus der wieder die nächste Welle von Wirkungen entstand. Viele meiner bisherigen karmischen Entscheidungen hatten sich zu einem Kipppunkt summiert, an dem sie sich nun rächten. Mir war klar, dass ich an einer entscheidenden Wende meines Lebens stand. Es war, als gebe es einen Ratenzahlungsplan, um meine karmischen Schulden aus diesem und allen vorherigen Leben zu tilgen.

Zu Hause hatte ich eine florierende Praxis. Ich behandelte jeden Tag ein Dutzend Patientinnen und Patienten, besaß eine wöchentliche Radiosendung und lieferte zweimal im Monat einen Fernsehbeitrag zum Thema Ernährung für eine Tochtergesellschaft des Fox-Networks in Boston. All meine seltsamen körperlichen Veränderungen spielten sich vor dem Hintergrund eines sehr anstrengenden Lebens ab, und ich hatte einfach keine Zeit dafür. Noch schlimmer war, dass ich im Privatleben an eine unnachgiebige Grenze stieß.

Eine wichtige Erkenntnis bezog sich auf meinen Verrat an mir selbst. Bedauerlicherweise hatte ich die meiste Zeit meines Lebens viele meiner wichtigsten Bedürfnisse ignoriert. Ich war darauf programmiert zu geben, konnte aber selbst nichts annehmen. Als jüngstes von vier Kindern war ich in einer Familie aufgewachsen, in der Harmonie ein seltenes und kostbares Gut war, und deshalb von Kindesbeinen an gewohnt, in die Rolle des Friedensstifters zu schlüpfen. Und obwohl ich zum Heilen geboren bin, kostete es mich sehr viel Kraft, ein Heiler werden zu müssen. Meine eigenen Bedürfnisse standen oft hinter einer unendlichen Abfolge von Dramen zurück. Viele Beziehungen, die ich im Laufe meines Lebens eingegangen war, sind deshalb eher unbewusste Reaktionen meines verletzten kindlichen Selbst als das bewusste Handeln meines höheren Selbst gewesen. Ich war selbstlos bis zur Selbstaufgabe geworden. Ich initiierte, ermöglichte, betreute und entschuldigte. Doch nun wurde ich mit dem Karma konfrontiert, das in vielen Jahren echter Selbstverleugnung angewachsen war. Ich hatte das Gefühl, ein wirklich guter Mensch zu sein, weil ich mich eifrig bemühte, alle Menschen gut zu behandeln. Das heißt alle, außer mich selbst. Allmählich dämmerte mir: Wenn ich ein großer Mensch werden wollte, würde ich lernen müssen, ehrlich und gut zu mir zu sein und mich selbst wertzuschätzen.

Ich lernte auf die harte Tour, dass die Selbstlosen einsam leiden. Als ich mich im freien Fall befand, waren viele der Menschen, mit denen ich mich umgeben hatte, entweder nicht willens oder nicht fähig, mich bedingungslos zu unterstützen. Als ich am Boden lag, bürdeten mir einige derjenigen, die mir am nächsten standen, sogar noch zusätzliche Lasten auf. Damals verloren Worte wie *Freund* und *Geliebter* ihre Klarheit. Ich lernte, dass man sich erst dann auf sein eigenes Urteil verlassen und gesunde Beziehungen aufbauen kann, wenn man sich aufrichtig liebt und mit sich selbst anfreundet. Ich wusste, jetzt ging es um mich, und die nackte Wahrheit war, dass sich mein Geist schon so lange un-wohl gefühlt hatte, dass mein Körper nun vor Krankheiten nur so strotzte.

So oder so musste sich etwas ändern, und ich beschloss, umgehend zu handeln. Ich hatte das Gefühl, es mit etwas zu tun zu haben, das sich nur schwer fassen ließ, wie Lyme-Borreliose und/oder einem Retrovirus. Und weil sich meiner Ansicht nach die Schulmedizin mit solchen unklaren Beschwerden schwertut, wollte ich den Heilungsprozess dadurch anstoßen, dass ich selbst tätig wurde. Ich begann, mich anhand meines eigenen energiediagnostischen Systems umfassend zu beurteilen. Meine Analyse ergab als Grundursache meiner Symptome eine akute neurologische Entzündung infolge einer chronischen bakteriellen Infektion, verbunden mit einem begleitenden Retrovirus (das sind chronische RNA-Viren, die sich vermehren, indem sie einen DNA-Strang in das Erbgut von Zellen einbauen) und Pilzinfektionen nach Schimmelkontakt. Ich fragte mich, wie sich meine Situation so schnell und mit einer solchen Wucht hatte entwickeln können. Es war klar, dass Dauerstress und Selbstverrat meine Abwehrkräfte fast vollständig vernichtet hatten. Ich weiß noch, dass ich mich so schnell wie möglich aus dieser schrecklichen Situation retten wollte, da sich mein Zustand mit jedem weiteren Tag verschlechterte.

Ich begann sofort mit einer strengen entzündungshemmenden Diät, an die ich mich erst zu 85 Prozent, dann zu 100 Prozent hielt. Ich sorgte dafür, dass keinerlei Milchprodukte, Weizen, Eigelbe, Mais, Nüsse, Samen, fermentierte Lebensmittel, Alkohol oder raffinierter Zucker auch nur in die Nähe meines Gaumens kamen. Ich begann, antibakterielles kolloidales Silber mit 1100 ppm[1], 3600 Milligramm Monolaurin zur Bekämpfung des Retrovirus und homöopathische Tropfen gegen die Folgen des Kontakts mit Schimmelpilzen zu nehmen. Trotz dieser anfänglichen Bemühungen verschlechterte sich mein Befinden weiter. Auf dem Höhepunkt der Erkrankung hatte ich es nun sowohl mit den Auswirkungen der absterbenden Mikroorganismen als auch mit dem Herxheimer-Effekt der Erstverschlimmerung zu tun. Das heißt, während ich die infektiösen Mikroorganismen abtötete, setzten sie Giftstoffe frei, die geradewegs in meinem Blutkreislauf landeten. Mir wurde allmählich klar, dass dies keine gewöhnliche gesundheitliche Krise war, sondern ich hatte das Gefühl, es mit mutierten und getarnten Mikroben zu tun zu haben.

Ich lenkte ein und kontaktierte einen befreundeten Mediziner, denn ich wusste instinktiv, dass sich die traditionelle westliche Schulmedizin und die Naturheilkunde in diesem Fall ergänzen konnten. Ich hatte vor, mein Blut in einem seriösen Labor gründlich untersuchen zu lassen. Mein Arzt ließ ein umfassendes Blutbild machen. Die Ergebnisse zeigten, dass die Tests auf Neuroborreliose, Mykoplasmose (eine bakterielle Infektion) und das Epstein-Barr-Virus (eine Folge von Stress) tatsächlich positiv waren. Ich gehe oft im Wald spazieren und hatte es offenbar geschafft, mir auf einem meiner Ausflüge eine Zecke einzufangen. Wegen der starken Belastung durch mein hektisches Leben und des Immunschwächeproblems aufgrund der bakteriellen und viralen Infektionen war ich besonders anfällig für die Folgen, die der Biss dieses kleinen Tierchens haben kann.

Was die Behandlungsmöglichkeiten anging, ließ ich nichts unversucht. Zwischen 2015 und 2018 probierte ich 50 bis 60 verschiedene natürliche und pharmazeutische Medikamente aus und nahm die Dienste von Ärzten, Pflegefachkräften, Lasertherapeuten, Akupunkteuren, Chiropraktikern, Masseuren, Qigong-Therapeuten, Reiki-Therapeuten, Psychologen, Energieheilern und Medien in Anspruch. Ich war verzweifelt. Obwohl ich mich den verschiedensten Therapien unterzog, wurden meine permanenten körperlichen, geistigen und emotionalen Schmerzen immer stärker.

Bis zum Jahr 2017 hatten sich die Schmerzen dramatisch verschlimmert, und allmählich schwanden meine Kraft, Mobilität und Balance sowohl in der oberen als auch in der unteren Körperhälfte. Im Herbst 2017 konnte ich kaum noch gehen. Mein Rücken und meine Beine waren nicht einmal mehr stark genug, mich aufrecht zu halten. Es fühlte sich an, als würden meine Muskeln absterben.

Damals gelang es mir nur durch die Kraft meines Geistes und weil ich mich meinen Patientinnen und Patienten verpflichtet fühlte, jeden Tag wieder zur Arbeit zu erscheinen und eine Möglichkeit zu finden, wie ich funktionieren konnte – wenn auch nur gerade so. Meine Patienten kamen, und ich beriet sie, so gut es mir im Sitzen und unter starken Schmerzen eben möglich war. Das war schwieriger, als ich je hinreichend erklären könnte. Ich beschloss, meinen Patientinnen und Patienten ehrlich zu sagen, was ich gerade durchmachte. Arbeitstag für Arbeitstag und Augenblick für Augenblick musste ich mich durch gewaltiges Elend, Schmerz und sogar Scham quälen. Ich bin ein zutiefst spiritueller Mensch und dennoch ein ganz normaler Sterblicher. Ich hatte meinen menschlichen Stolz noch nicht ganz überwunden. Meinen Platz im Leben hatte ich mir sehr hart erarbeitet, und ich hing noch an den äußeren Zeichen des materiellen Erfolgs, der körperlichen Schönheit und egobasierten Macht. Mir war klar, dass das Universum in dieser Phase meines Lebens von mir erwartete, diese ichbezogenen Begrenzungen zu überwinden.

Meine schnell schwindende Kraft, Balance und Mobilität – von Depressionen, Angst und Panik ganz zu schweigen – zwangen mich dazu, den sozialen Rückzug anzutreten. Weil es nicht anders ging, zog ich mich immer weiter ins Privatleben zurück. Ich weiß noch, dass ich mich an früher erinnerte, als ich sehr ungern allein gewesen war. Nun erwies sich diese Zeit des Alleinseins als eine Zeit großen Wandels, da sie mir Gelegenheit gab, meine seelische und geistige Entwicklung noch einmal Revue passieren zu lassen. Mir wurde klar: Indem ich zugelassen hatte, mich für meine hehren Ziele und Visionen aufzuarbeiten und sie mein Mensch-*Sein* in ein *so tun als ob* verwandeln ließ, hatte ich mich selbst verraten. Diese Erkenntnis machte es mir möglich, mir selbst zu vergeben. Mit Meditation und Gebet konnte ich schließlich eine tiefe und liebevolle Beziehung zu meinem vergessenen Selbst herstellen. Dies war ganz offensichtlich eine Phase des Ausgleichs in meinem Leben, in der ich lernen sollte, mit mir allein zu sein; eine Zeit, all die Dämonen der Selbstverachtung auszutreiben. Ich konnte tatsächlich spüren, wie sich mein Geist und meine Seele weiteten, während mein Körper sich zusammenzog.

Schon immer war mir der hinduistische Glaube nahe, demzufolge am Ende alles auf Karma und Moksha hinausläuft. Alles, was wir denken, sagen und tun, erzeugt entweder Karma (negative Folgen unseres Handelns) oder Moksha (Erlösung vom Leiden). Mir wurde klar, dass ich an diesem Punkt in meinem Leben die Quittung für viele karmisch verhängnisvolle Entscheidungen präsentiert bekam. Mein Unbewusstes verbarg tiefe innere Turbulenzen, die in meiner ganzen Seele widerhallten. Mir wurde bewusst, dass die tiefen Wunden meines bisherigen Lebens den Dialog mit meinem Selbst störten. Meine gestörte Beziehung zu mir selbst hatte zu ungesunden Beziehungen zu anderen geführt. Mein Geist fühlte sich un-wohl, und mein Körper konnte der Belastung nicht mehr standhalten. Es gab einen Ratenzahlungsplan, und ich zahlte einen hohen Preis für Moksha. Am 2. Juli 2018 war meine Partnerin Fabiola abends zum Essen bei mir. Nach ein paar schönen gemeinsamen Stunden klang der Abend gegen 23 Uhr allmählich aus.

Sie ging, und wie es meine Gewohnheit war, verriegelte ich die Wohnungstür nicht sofort, sondern wollte erst abschließen, nachdem ich mich fertig zum Schlafengehen gemacht hatte. Als sie fort war, ging ich gleich ins Bad, doch mein Gang wurde nun sehr unsicher. Ehe ich mich versah, lag ich mit dem Gesicht auf dem kalten, harten, gefliesten Boden. Am schlimmsten aber war, dass ich keinen Muskel rühren konnte. Während ich reglos dalag, musste ich eine Mischung giftiger Dämpfe und Substanzen der Badreinigungsmittel einatmen und schlucken, die ich im Fallen umgestoßen hatte. Ich war buchstäblich nicht in der Lage, den Kopf zur Seite zu drehen. Ich war gefangen im eigenen Körper. Ich erinnere mich an folgende Gedanken: »Bin ich gelähmt? Habe ich eine Gehirnerschütterung? Blute ich? Was ist gerade passiert?«

Immer wenn wir uns gegenseitig besuchen, schreiben Fabiola und ich uns vor dem Zubettgehen noch eine Nachricht, um uns eine gute Nacht zu wünschen. Da ich mich nicht bewegen konnte, kam ich auch nicht an mein Telefon heran. Während ich hilflos auf dem Boden lag, hoffte ich inständig, dass ich sowohl wegen des fehlenden Gute-Nacht-Grußes als auch wegen der unverschlossenen Wohnungstür schließlich gefunden würde. Ich erinnerte mich daran, dass wir uns vor Fabiolas Weggang gerade erst drei Stunden lang über »unnötiges Sorgenmachen« unterhalten hatten. Unwillkürlich fragte ich mich, ob das Thema unserer Unterhaltung meine Chancen auf eine rasche Rettung nun schmälern könnte. Die Stunden vergingen, und allmählich wurde mir klar, dass dieses Dilemma einem göttlichen Zweck diente.

Fast fünf Jahre lang hatte ich quälende chronische Schmerzen, Entzündungen, eine überwältigende Erschöpfung und eine tiefe geistige wie emotionale Entkräftung erduldet. Nun lag ich vollständig gelähmt auf dem Boden eines Badezimmers und atmete giftige Chemikalien ein. Ich schwankte zwischen der Frage, ob ich in dieser Nacht sterben würde, und der Unklarheit, ob ich überhaupt weiterleben wollte. Ich war gelähmt, und es war eine niederschmetternde Vorstellung, als Seele ohne einen Körper leben zu müssen.

Während ich verzweifelt auf dem Boden lag, wurde ich von tiefschürfenden, dunklen Gedanken gequält. Ich erinnere mich noch, dass ich glaubte, eine entscheidende Frage beantworten zu müssen, und zwar: »Wie steht es um meinen Geist?« Mir wurde bewusst, dass mir in den letzten höllischen Jahren nur mein Geist geblieben war, und in dieser akuten Notlage musste ich wissen, ob er nach wie vor entschlossen am Leben hing oder eigentlich gar nicht mehr leben wollte. In jenem Augenblick konnte ich das wirklich nicht beantworten. Während mein Körper gebrochen und regungslos auf einem Badezimmerboden lag, kämpfte mein ganzes inneres Sein mit dieser Frage. Jede Sekunde erschien mir wie eine Ewigkeit. Es war der absolute Tiefpunkt meines Lebens und fühlte sich an, als sei jedes Licht erloschen.

Ich fragte mich: »Will ich noch leben?«

Die Antwort lautete: »Ich weiß es wirklich nicht.«

Es gab sogar einen Punkt, an dem ich das Gefühl hatte, bereit zu sein, mein Leben loszulassen und meinen Geist von meinem Körper zu befreien.

Mit einem Mal spürte ich, wie mein Geist auf unerklärliche Weise meinen Körper verließ und nach oben stieg. In einem kurzen Augenblick – oder zumindest fühlte es sich so an – sah ich mein ganzes Leben an mir vorüberziehen. Anfangs war ich mir sicher, dass ich tatsächlich starb und mein Geist meinen Körper nun endgültig verließ. Doch mit einem Mal, als gehörte meine Stimme einem anderen, begann ich, aus vollem Hals zu schreien: »Hilfe! Hört mich jemand?«

Mit der Bitte um Hilfe hatte ich meine Antwort! Mein Geist wollte leben!

Niemand hörte mich, aber das war egal. Ich war in ein tiefes schwarzes Loch ohne Boden gefallen, doch ich wusste, dass mein

Wiederaufstieg begonnen hatte. Während ich reglos auf den harten Fliesen lag, hatte ich die wichtigste Entscheidung meines Lebens gefällt – und ich hatte es mit beispielloser Gewissheit getan. Ich spürte die umwälzende innere Veränderung von der Verzweiflung zur Entschlossenheit. Ich beschloss, dass ich dieses Buch weiterschreiben, die Produktion des Films *The Way of Miracles* fortführen und gegebenenfalls im Rollstuhl Interviews geben, Vorträge und Seminare halten, auf Lesereisen gehen und Patiententermine wahrnehmen würde. Mit einem Mal war ich wild entschlossen, ein Leben ohne Einschränkungen zu führen! Mein Wunsch zu leben war so stark wie nie zuvor. Zudem verstand mein Geist auch, dass ich erst hatte fallen müssen, bevor ich wieder aufstehen konnte, und dass Niedergang und Aufstieg untrennbar miteinander verbunden sind.

Mir war endlich klar geworden, dass ich an diesem Tiefpunkt in meinem Leben ankommen musste, weil es Teil meines transformativen Schicksals war. Ich wusste, ich würde vielen schwierigen Umständen und Menschen in meinem Leben die Stirn bieten müssen. Als ich dort auf dem Boden lag, verstand ich plötzlich, wie kostbar mein ganzes Leben war und wie sehr ich mich brauchte! Vajra, der große Donnerkeil war gekommen, um mich wachzurütteln! Ich hatte zwar immer noch mehr Fragen als Antworten, aber die wichtigste hatte mein Geist gerade beantwortet. Ich wollte leben und ganz und gar lebendig sein – unabhängig von der Leistungsfähigkeit meines Körpers.

Nach über vierzehn endlos langen Stunden hörte ich schließlich, wie Fabiola nach mir rief. Wie sich herausstellte, war sie tatsächlich beunruhigt gewesen, weil ich ihr keinen Gute-Nacht-Gruß gesandt hatte, und vermutete, dass etwas nicht in Ordnung war. Als ich ihre Stimme hörte, atmete ich erleichtert auf. Ich weiß noch, dass ich dachte: »Gott sei Dank habe ich den Riegel an der Tür nicht vorgeschoben!«

Ich antwortete ihr, und sie kam ins Bad. Das Erste, was ich sie sagen hörte, war, dass es keinerlei Hinweise auf eine Blutung gebe. Sie versuchte, mich vorsichtig anzuheben, konnte mich aber keinen Millimeter bewegen. Ich bat sie, meinen Sohn Nick anzurufen, der zu dieser Zeit in der Arbeit war. Er kam ungefähr fünfundvierzig Minuten später, hob meinen reglosen Körper vorsichtig hoch und trug mich zum Bett. In den darauffolgenden zehn Tagen erholte ich mich daheim. Der Aufwand war gewaltig, da ich mich überhaupt nicht bewegen konnte. Ich danke Gott für meine Lieben! In den nächsten zehn Tagen nahmen Fabiola, Nick, meine Tochter Vanessa und meine Freunde Siobhan, Jim, Lisa und Kelly die Dinge in die Hand. Sie mussten mich ins Badezimmer tragen, für mich einkaufen und kochen, mich füttern, rasieren, waschen und anziehen – und wenn sich keiner von ihnen um mich kümmern konnte, fanden sie Ersatz. Sie kümmerten sich um alle meine körperlichen Bedürfnisse, aber vor allem nährten sie meine Seele mit Liebe und sorgten dafür, dass ich guter Dinge blieb. Ihre Fürsorge und ihr Mitgefühl halfen mir, meine dunkelste Stunde zu überstehen.

In jener ersten Woche hegten alle – auch ich selbst – ernsthafte Zweifel daran, ob ich mich je wieder vollständig erholen würde. Ich war gelähmt und fragte mich, ob dies für immer so bleiben würde. In vielen sehr privaten Augenblicken betete und meditierte ich, um Überbewusstsein zu entwickeln. Ich war fest entschlossen, mich auf eine Wunderheilung zu programmieren.

Nach zehn Tagen konnte ich mich immer noch nicht bewegen, und mein Zustand hatte sich nur geringfügig gebessert. Wegen meines ganzheitlichen Hintergrunds nehme ich nur ungern Medikamente und gehe auch nicht gern ins Krankenhaus. Zudem glaubte ich, dass niemand mich dazu würde überreden können. Ich weiß, manche Menschen finden das verrückt, aber so bin ich eben. Dennoch willigte ich nach einigen sehr ernüchternden Gesprächen mit Fabiola ein, meinen teilweise gelähmten Körper aus dem Bett heben, drei Treppen nach unten tragen, in einen Wagen setzen und ins nächstgelegene Krankenhaus bringen zu lassen. Ich wusste, dass es für diese Mammutaufgabe eines Wunders bedurfte. Nick musste mich tragen, und jede Stufe der drei Treppen in meinem Apartmentgebäude war eine Reise für sich. Wenn man dem eigenen Gehirn befiehlt, möglichst viel Energie zu erzeugen, um den Beinen die Nachricht zu senden, dass sie sich bewegen sollen … und keinerlei elektrische Verbindung zustande kommt, ist das eine wahrlich ernüchternde Erfahrung. Aber irgendwie haben wir es geschafft, und bald saß ich in einem bequemen Rollstuhl und meldete mich in der Klinik an.

Im Krankenhaus wurden umfassende Blutuntersuchungen und Hirnscans gemacht. Meine Vitalparameter wurden lückenlos überwacht, was mir schließlich lästig wurde und sich störend auf meinen Schlaf und meine Regeneration auswirkte. Ich erinnere mich daran, wie schockiert ich war zu hören, dass ich nur noch 61 Kilogramm wog! Mein durchschnittliches Gewicht hatte immer um die 73 Kilogramm gelegen.

Ungefähr einen Tag später untersuchte mich ein Team aus Ärzten und Neurologen. Ich erklärte ihnen, dass die zuvor von meinem Arzt in Auftrag gegebenen Blutuntersuchungen ergeben hätten, dass ich an einer Form von Lyme-Borreliose, Mykoplasmose und dem Epstein-Barr-Virus litt. Doch im Krankenhaus wollte man nichts von solchen neuen Diagnosen hören. Die Schulmedizin ist einfach nicht bereit, die Realität der Entstehung dieser »New-Age-Krankheiten« zu akzeptieren. Sie konzentriert sich lieber auf die Symptome und fragt, für welche klassische Erkrankung die Symptome des Patienten sprechen. Anschließend werden Medikamente verschrieben, um die Symptome abzustellen.

Die Neuroborreliose ist eine Form der Lyme-Borreliose, deren Symptome denen der Parkinson-Krankheit ähneln. Ohne eine Lumbalpunktion und ausschließlich aufgrund der Symptome diagnostizieren Ärzte dann häufig Erkrankungen wie Parkinson. So war es auch bei mir. Anschließend verschrieben sie Sinemet – ein Medikament, das den Dopaminspiegel im Gehirn erhöht. Dopamin ist eine biochemische Substanz, die sowohl als Hormon als auch als Neurotransmitter fungiert, und für die Kommunikation zwischen den Nervenzellen zuständig, insbesondere in der zum motorischen System des Gehirns zählenden *Substantia nigra*.

Unter den zahlreichen Blutuntersuchungen, die mein Arzt einige Wochen zuvor veranlasst hatte, war auch ein Dopamintest gewesen. Ich fand es interessant, dass mein Dopaminspiegel diesem Test zufolge eigentlich erhöht war! Dies konnte nur bedeuten, dass das Dopamin nicht richtig verteilt und absorbiert wurde. Stattdessen lagerte mein Körper es so ab, dass es für mein Gehirn nicht mehr verfügbar war. Ich wusste, dass mich die Schulmedizin in diesen Fragen nicht weiterbringen würde. Es freute mich zwar, dass Sinemet meine Symptome offenbar linderte, doch die Debatte um die Diagnose schob ich erst einmal auf.

Nach fünf Tagen im Krankenhaus wurde ich mit dem Krankenwagen in eine Reha-Klinik gefahren, wo ich eine Woche damit zubrachte, das Laufen wieder zu lernen. Meine Ärzte im Krankenhaus waren sicher, dass ich anschließend zu Hause eine mindestens zweiwöchige Rehabilitation und zusätzlich fortlaufend Physiotherapie zwei- bis dreimal die Woche bräuchte. Man sagte mir, dass ich wahrscheinlich nie wieder arbeiten könnte. Auch mein Sehvermögen hatte sich stark verändert. Aber ich hatte mit meiner Seele kommuniziert und wusste, was ich wollte. Ich wollte unbedingt wieder laufen, nach einer Woche nach Hause zurückkehren, die Rehabilitation zu Hause eigenständig fortsetzen und in drei Wochen wieder arbeiten.

Am späten Freitagnachmittag traf ich in der Reha-Klinik ein. Ein kleiner Teil von mir war etwas deprimiert, als ich an die vielen unterhaltsamen Freitagabende und Wochenenden in meinem Leben zurückdachte. Dieses überwältigende Kapitel meines Lebens unterschied sich von allem, was ich bisher erlebt hatte. Das spielte keine Rolle, denn der größte Teil von mir war voll bei der Sache! Ich war fest entschlossen, schon bald wieder zu laufen! Ich konnte es kaum erwarten, mit den Anwendungen zu beginnen. Sehr schnell erhöhte ich auch gleich das Pensum meines Reha-Plans. Ich nahm an allen Kursen, zu denen ich mich angemeldet hatte, auch tatsächlich teil. Obwohl die Kursleiterinnen und Kursleiter offensichtlich von meinen Bemühungen beeindruckt waren, taten sie ihr Bestes, um meine Erwartungen zu dämpfen. In der Tat hatte das gesamte medizinische Personal, mit dem ich in diesen zwei Wochen arbeitete, eine völlig andere Vorstellung als ich. Weil mein Ausgangspunkt ein anderer war, bewegte ich mich auch in eine ganz andere Richtung.

Anfangs fuhr ich im Rollstuhl durch die Flure sowie zu den Anwendungen und wieder zurück. Kurz vor der ersten Anwendung bekam ich einen Rollator für meine Übungen. Das fand ich zwar deprimierend, es änderte aber nichts an meiner Entschlossenheit, meine Ziele zu erreichen. Ich gebe zu, dass die ersten Anwendungen anstrengend und ermüdend waren. Ich musste meine ganze Kraft aufbieten, um fünf, sechs Meter mit dem Rollator gehen zu können, und brauchte mein gesamtes Gleichgewichtsgefühl, damit ich auch tatsächlich in einer geraden Linie ging. Ich weiß noch, dass ich neidisch und ein wenig verbittert war, als ich zusah, wie mühelos die Kursleiter die Übungen demonstrierten, und mir dabei dachte: »Ich will so garantiert nicht weitermachen! Ich werde wieder ganz gesund.«

An meinem zweiten Tag in der Reha begann ich, über die wunderbaren Genesungen nachzudenken, die so viele meiner schwer- und todkranken Patientinnen und Patienten in den vergangenen dreieinhalb Jahrzehnten erlebt hatten. Obwohl die wunderbare Wendung bei jedem Einzelnen von ihnen weitere Gründe hatte, gab es auch einen entscheidenden gemeinsamen Nenner: Unsere gemeinsame Heilungsarbeit war vom Geist des Überbewusstseins durchdrungen. Genau genommen ist dies die entscheidende Quelle der Magie, mit der man Wunder vollbringen kann. Ich dachte: »Jetzt ist es Zeit für mein eigenes Wunder.«

Am Abend widmete ich mich dem überbewussten Gebet, der Meditation und der Trance. Am Tag darauf machte ich die bislang größten Fortschritte in der Physiotherapie. Ich hatte über Nacht einen Quantensprung in den Bereichen Mobilität und Balance gemacht! In den darauffolgenden Tagen setzte ich die überbewusste Arbeit fort und machte weiter erstaunliche Fortschritte. Ich war auf dem besten Wege, mein Wunder zu vollbringen. Rund drei Wochen später konnte ich zumindest ein wenig gehen. Zu diesem Zeitpunkt begann ich, zusätzlich stark antimikrobielle Pflanzenheilmittel einzunehmen: Banderol, Cumanda, Burbur, Houttuynia und Oregano-Öl.

Ich hielt mich 18 Monate lang streng an diesen Plan, dann war ich vollkommen genesen. Obwohl auch jetzt noch manchmal leichte Symptome auftreten, habe ich nach akuten Schmerzen und einer akuten Lähmung die volle Funktionsfähigkeit wiedererlangt. Inzwischen gehe ich rund 13 Kilometer in der Woche in einem recht gemächlichen Tempo, und obwohl viele wichtige Faktoren zu meiner wunderbaren gesundheitlichen Wende beigetragen haben, führe ich meinen Erfolg auf die konsequenten täglichen überbewussten Gebete, Meditationen und Trancen zurück.

Mahnungen meiner Seele, die ich erdulden musste

Wie so viele andere Menschen dachte auch ich, dass die Ereignisse in meinem Leben unzusammenhängend und nicht enger miteinander verbunden seien. Vor meiner überraschenden Wunderheilung lebte ich mein Leben, ohne etwas vom tieferen Zusammenhang zwischen Gebrochenheit und Ganzheit zu ahnen. Ich erkannte nur den Schmerz aufgrund meiner mangelnden Verbindung zu mir selbst. Ich begriff nicht, dass gebrochen zu sein die Gelegenheit bot, zu empfangen und Erfüllung zu finden.

Doch wie es dem universellen Gesetz der Ganzheit entspricht, bewirkten die klaffenden Wunden meiner Gebrochenheit eine Offenheit, die Platz für transformatives Wachstum und Befreiung schuf. Schließlich wurde mir klar: Je gebrochener ich war, desto offener wurde ich. Je größer das Ausmaß und die Tiefe meines Leids, desto stärker war auch mein Bedürfnis nach Erfüllung. Letzten Endes war es meine schmerzvolle Gebrochenheit, die tiefste Erfüllung hervorbrachte.

Die Ganzheit aller Dinge entdecken

Viele heilige Lehren versuchen, uns unmissverständlich klarzumachen, dass Leiden einen Sinn hat. Ich habe diese Botschaft tausendmal vernommen, aber erst angesichts eines überbewussten Wunders verstand ich wirklich, dass das Leiden untrennbar mit einem größeren Ganzen verbunden ist, das auch Heilung und Wiedergeburt umfasst.

Gespräche über das Gebrochensein lassen an Leiden denken. Doch aus der überbewussten Perspektive betrachtet hat das Gebrochensein etwas Heiliges. Um diesen Aspekt würdigen zu können, müssen wir zunächst verstehen, dass Brechen nicht das Ende bedeutet, sondern dass es weitergeht. Das Leben ähnelt einem Fluss, der immer weiterfließt. In jedem Leben bringen wir in jedem Augenblick ein neues »Selbst« hervor, das sich immer weiter entfaltet. Während wir wachsen, überschreiten und überwinden wir die Schwelle des Vertrauten, das einem behaglichen Schoß ähnelt. Der Schritt von der Behaglichkeit ins Ungewisse wirkt meist destabilisierend, denn dabei geht immer etwas zu Bruch.

Gebrochenheit enthüllt unser Ego und führt dadurch zur Läuterung. Sie beseitigt jeden Anschein von Willenskraft, bis nur noch Platz ist für das wahre Selbst. Wenn das Ego aus der Gleichung entfernt ist, bleiben nur noch Seele, Geist und Herz übrig. Gebrochen zu sein, mag sich zwar anfühlen, als sei es das Ende, doch das ist es nicht. In Wirklichkeit stellt es ein karmisches Kontinuum dar, das zyklisch immer wieder von Neuem beginnt.

Nichts dient der Wahrheit so sehr, wie gebrochen zu sein. Es beseitigt alle großen Illusionen und hinterlässt eine nackte, auf das Wesentliche reduzierte Ehrlichkeit. Die Dunkelheit, die mit der Gebrochenheit einherzugehen scheint, ist nur ein Trugbild, das dem strahlenden Licht weicht. Wenn wir völlig gebrochen sind, werden wir eins mit der Wahrheit.

Irrtümlicherweise hielt ich meine Gebrochenheit für den Anfang vom Ende. Es dauerte eine Weile, bis ich verstand, dass es kein Ende gibt und nichts jemals stirbt – die Dinge ändern sich nur. Ich musste eine Möglichkeit finden, die Veränderungen zu verstehen, die meinem Gebrochensein folgen sollten. Mein Wunder half mir dabei. Ich entdeckte, dass gebrochen zu sein uns nichts nimmt, sondern etwas gibt. Es macht uns das ultimative Geschenk des Erwachens, damit wir die Präsenz unserer wahren seelischen Natur erkennen können. Durch die Risse dessen, was wie absolute Zerstörung wirken mag, scheint das ewige Licht, das unser wahres Selbst widerspiegelt.

Ich arbeite mit vielen Patientinnen und Patienten, die einmal todkrank waren, inzwischen wieder gesund sind und der durchlebten Krankheit auf Knien dafür danken, dass sie ihnen gezeigt hat, wer sie wirklich sind. Sie beschlossen, ihre Krankheit als heiliges Geschenk zu sehen. Sie verstanden, dass das Brechen ein Vorgang ist; Gebrochenheit ist ein Zustand – ein Zustand, den wir erreichen, nachdem wir immer wieder gebrochen sind. Niemand bricht nur einmal. Alle Menschen brechen unaufhörlich – doch dies geschieht nur, damit wir immer wieder neu entstehen können.

Der Fluss des Lebens verläuft nicht gerade, sondern im Kreis. Deshalb wird aus Gebrochenheit am Ende immer Ganzheit entstehen. Ich betrachtete die Abfolge der Ereignisse in meinem Leben gern als eine Reihe von isolierten, unzusammenhängenden Standbildern. Ich glaubte, wenn etwas geschah, geschähe es für sich allein und wäre nicht mit dem Vorherigen verbunden.

Mein Wunder brachte mich dazu, stärker im Einklang mit dem Überbewusstsein zu leben, und das Überbewusstsein zeigte mir, dass alle Ereignisse im Leben auf ewig ganzheitlich miteinander verbunden sind. Heute bin ich mir der zyklischen Entstehung aller Dinge besser bewusst. Ich verstehe, dass die Gebrochenheit letztlich über das Einssein in einen Zustand der Ungebrochenheit übergeht. Im Grunde gibt es keine Linie, die sie voneinander trennt. Es gibt nur Ganzheit.

Die Zyklen des Lebens

Und so fand ich mich auf dem kalten Badezimmerboden plötzlich in einer fesselnden Unterhaltung mit dem Tod höchstpersönlich wieder. Ich versuchte unbeholfen, möglichst viele Aspekte dieses großen Mysteriums zu verdrängen, nur um dann die üblichen Fragen zu stellen: Wie würde mein Tod wohl sein? Wäre er schmerzhaft? Würde ich mich nach dem Übergang ins Unbekannte verloren fühlen? Hätte ich noch Ähnlichkeit mit mir selbst, zumindest in meiner Vorstellung? Natürlich waren diese Fragen Ausdruck meiner Reaktion auf den Tod aus der Perspektive des personalen Bewusstseins. Doch ich fand heraus, dass ich auch von einer eher überbewussten Warte auf die Aussicht meines Todes reagieren konnte.

Das Sterben ist ein Prozess, der mit der Geburt beginnt und mit dem Ende unserer Sterblichkeit einen Höhepunkt erreicht. Seine Endlosigkeit hat keinen Anfang. Die völlige Abwesenheit seiner Präsenz hat kein Ende. Trotz unseres hoch entwickelten Intellekts können wir aus der Perspektive des personalen Bewusstseins sehr wenig über den Tod wissen, denn er führt unweigerlich zum Verlust der Erinnerung. Was wir darüber zu wissen glauben, ist lediglich das, was wir aus dem Leben ableiten können. Danach beginnt die Spekulation. Ich weiß darüber auch nicht mehr als Sie. Die meisten, aber nicht alle Menschen, sehen den Tod negativ.

Wie das Gebrochensein ist auch der Tod in all seinen gestaltlosen Manifestationen ganz im Einklang mit dem Leben. Auch der Tod ist Teil einer größeren Ganzheit. Mit der Formulierung »in all seinen gestaltlosen Manifestationen« meine ich, dass wir schon lange vor dem physischen Ableben tausend geistige, emotionale und spirituelle Tode sterben. Was haben wir daraus gelernt, dass diese tausend nichtkörperlichen Tode womöglich zu tiefer Gebrochenheit geführt haben? Glauben Sie, aus diesen schmerzlichen Situationen wirklich etwas gelernt zu haben?

Hatten Sie je das Gefühl, in einem Augenblick von solch tiefer Dunkelheit gefangen zu sein, dass Sie sich plötzlich in einem vertrauten Gespräch mit dem Geist des Todes wiederfanden? Mir ist es so ergangen, und ich lernte daraus, dass es nichts Besseres für mich gab, um ganz und gar lebendig zu werden, als mit dem Tod darüber zu sprechen, wie ich mein Leben lebte.

Spirituell gesehen deutet das Wort »Tod« auf Verwandlung hin. Materiell erinnert es an eine bodenlose Leere, die weit über das Gebrochensein hinausgeht. Die große Kraft dessen, was es bezeichnet, liegt in seiner Eindringlichkeit. Es reißt alle Menschen in die ultimative Transformation, deren Details uns ein Rätsel bleiben – obwohl ich damit vor gar nicht allzu langer Zeit noch sehr vertraut war.

Vor einigen Jahren führte ich ein interessantes Gespräch mit einer praktizierenden Christin. Wir unterhielten uns über einen ihrer Freunde, der gerade gestorben war. Ich sprach ihr mein Beileid aus, worauf sie bemerkte: »Ach, sein Tod ist nicht traurig. Er war ein frommer Christ und ein gläubiger Mensch, der Christus als seinen Retter angenommen hatte. Seine Beerdigung und der Leichenschmaus werden eine Art Siegesfeier für die Rettung seiner Seele sein.«

Dieses Gespräch hat mich stark beeindruckt. Die tiefe Wahrheit der Verbundenheit von Tod und Sieg war ein Erwachen. Viele Weltreligionen und spirituelle Wege teilen diese positive Einstellung zum Tod, die sich radikal von der üblichen materiellen westlichen Sicht unterscheidet.

Hier im Westen wurzelt sogar die Essenz des Lebens im Materialismus. Wir sind eine materielle Kultur, deren Grundlage die Form ist. Wo kein Körper, da keine Grundlage für Leben, wie wir es kennen; und wo keine Grundlage für Leben ist, kann es nur Nicht-Sein geben. Die Menschen im Westen sprechen zwar vielleicht über die Seele und die Aussicht auf ihre Reise durch die Ewigkeit. Aber es fällt uns schwer, mehr zu tun, als darüber zu reden. In großen Teilen der modernen westlichen Welt ist der Tod einfach das Ende des Lebens und damit kein Grund zum Feiern. In einer materialistischen Welt sind Feierlichkeiten ausschließlich dem Leben vorbehalten und spiegeln meist Produktivität, Wachstum und Erfolg.

Das personale Bewusstsein des westlichen Denkens neigt dazu, den Anfang vom Ende zu trennen. Leben ist gleichbedeutend mit

Erfolg, und der Tod kommt einem Scheitern gleich. Im Osten macht man keinen Unterschied zwischen Leben und Tod. Dort glauben die Menschen an ein Gesamtkontinuum aus Leben und Tod, in dem das Leben ganz natürlich in den Tod übergeht und der Tod neues Leben hervorbringt. Diese grundverschiedenen Sichtweisen offenbaren starke Gegensätze bezüglich des Bewusstseins. Das personale Bewusstsein neigt eher zur körperlichen Sicht. Im Überbewusstsein spiegelt sich die Weisheit, dass man Anfang und Ende als ein ganzheitliches ewiges Fortbestehen von Gegensätzen versteht, die unaufhörlich ineinanderfließen.

Im Überbewusstsein entwickelt sich alles Lebendige aus einem Zustand, in dem es etwas ist, in einen Zustand, in dem es nichts ist, woraus die unendliche Gesamtheit aller Dinge entsteht. Jedes Teilchen des Lebens spiegelt gleichzeitig etwas, nichts und alles wider. Das Überbewusstsein durchdringt alle Illusionen. Es weiß: Die Geburt ist die ultimative Illusion des Anfangs, und der Tod die ultimative Illusion des vermeintlichen Endes.

Das personale Bewusstsein lässt uns an ein Ende und an Verluste glauben. Stirbt ein Mensch, den wir kennen und lieben, sagen wir oft, wir hätten ihn »verloren«. Das Überbewusstsein weiß, dass durch den Tod nichts je verloren geht. Es versteht, dass jede Seele ihren Weg durch die Ewigkeit finden muss.

Die Sicht des personalen Bewusstseins auf den Tod ist – genau wie seine Sicht auf das Leben – zutiefst selbstbeschränkend, wenn nicht sogar lähmend. Es stellt das Selbst als gänzlich unabhängig und eigenständig dar. Es betrachtet das Selbst als etwas, das keine feste Verbindung zum Universum hat. Dieses in trostloser Isolation, Machtlosigkeit und Vergänglichkeit gefangene Selbstkonzept ist abgeschnitten von den natürlichen Geboten der universellen Ordnung.

Die Selbstwahrnehmung des personalen Bewusstseins beruht größtenteils auf unseren Schwächen, nicht auf unseren Stärken.

Sie akzeptiert unsere Sterblichkeit. Sie glaubt an die Kraft unseres Willens, nicht an die Kraft unserer Seele. Sie würdigt Leistung, nicht Verwirklichung. Die wohl größte Schwachstelle des personalen Bewusstseins ist seine Fehleinschätzung des Todes, die es uns erschwert, das Leben voll auszukosten.

Wenn wir im personalen Bewusstsein gefangen sind, gehen wir mit Scheuklappen durchs Leben, als würde es niemals enden. Wir ärgern uns über den natürlichen Alterungsprozess und trotzen ihm, denn er stellt ein schrittweises Sterben dar. Wir klammern uns an beinah alle materiellen Aspekte des Lebens und halten an ihnen fest, als fiele nach dieser Inkarnation für immer der Vorhang.

Wir gehören einem techno-mechanistischen Stamm an. Wir sind ein kulturelles Experiment und werden über unsere kollektive Erfolgsvorstellung definiert. Noch nie gab es eine Gesellschaft, die so unbedingt nach materiellem Fortschritt drängte. Wir alle sind mit einer Philosophie aufgewachsen, die sich einem Höchstmaß an sozioökonomischem Wachstum und finanziellem Fortschritt verschrieben hat. Von frühester Jugend an leben wir einen progressiven Prozess, bei dem das, was wir im einen Jahr erreicht haben, als Ausgangsbasis für weitere Fortschritte dient. Ist die Schulzeit vorüber, setzt sich diese progressive Entwicklung in unserer Arbeit fort. Während wir unser berufliches Wissen und unsere Fachkenntnisse immer weiter ausbauen, erhöht sich unser Status, und dafür werden wir belohnt. Unser ganzes Leben dreht sich um Wachstum, Fortschritt und Belohnung – bis wir sterben.

Doch in dieser ganzen Zeit, in der wir uns eine Existenz aufbauen und Erfolge erringen, lauert ein dunkler Schatten im Hintergrund, der ebenso schwer zu ignorieren ist wie ein 300 Kilogramm schwerer Gorilla in einer Zimmerecke. Nichts zerstört Erfolg und Leben so wie der Tod. Wir können ihn ignorieren und sind doch machtlos angesichts seiner kompromisslosen Wahrheit. Es gibt einfach nicht genügend Ablenkungen mit Suchtfaktor, als dass wir seine Gegenwart verleugnen könnten. Er ist eine nackte Realität, vor der wir einfach kapitulieren müssen, damit wir uns auf einen realeren Erfolg zubewegen können.

Um die Ganzheit voll annehmen zu können, sollten wir unser Bewusstsein erweitern und versuchen, den Tod besser zu verstehen. Meditation, Gebet und das Verschmelzen des Unterbewusstseins mit dem kollektiven universellen Bewusstsein stellen den Kontakt zu unserem unsterblichen Selbst her. Indem wir Überbewusstsein entwickeln, verwandeln wir uns in ein Selbst, das den Tod transzendiert. Das Überbewusstsein versetzt unser Sein energetisch in einen unsterblichen Zustand, in dem bereits die Verwirklichung unserer ewigen Natur offenbart, dass der Tod ein Mythos ist.

Wir ähneln den Tropfen des Morgentaus auf den samtigen Blättern einer Rose, die in der Hitze der Mittagssonne verdunsten und deren Schicksal es ist, auf ewig mit dem aufsteigenden Nebel des mitternächtlichen Mondes wiederzukehren.

Wir fallen, um wieder aufzustehen, und kehren zurück, um zu erwachen…

Da wir sterblich sind, altern wir und sterben. Da wir unsterblich sind, entwickeln wir uns weiter und steigen auf. Wir sterben nur, um zu leben, und fallen nur, um wieder aufzustehen. Wenn wir zur Welt kommen, ist es uns bestimmt, häufig und heftig hinzufallen. Denn nur dies drängt uns zum spirituellen Aufstieg, der zur höchsten Vollendung führt. Unser wichtigster Maßstab sind nicht unsere materiellen Errungenschaften, sondern unsere spirituelle Vollendung. Aufstieg und Vollendung sind die natürliche Folge einer langen karmischen Entwicklungskette aus Ursache und Wirkung. Einige wenige werden auch in die reißenden Fluten einer transformativen Veränderung gestoßen, wie die Geschichte meines Wunders zeigt.

Die Ganzheit aller Dinge verstehen

In den meisten uralten spirituellen Traditionen wird die Vollendung als die Entwicklung eines Bewusstseins definiert, das im Einklang mit dem Schöpfer ist. Zudem gehen die meisten Traditionen davon aus, dass wir vor allem deshalb leben, um uns weiterzuentwickeln, uns zu verändern und letztlich die höchste Stufe der spirituellen Vollendung zu erreichen.

Die Vollendung ist die höchste Bestimmung aller Seelen und wird in den meisten Fällen durch einen schrittweisen spirituellen Aufstieg erreicht, den die Hindus Sanchita Karma nennen – die allmähliche Läuterung durch die Beseitigung irdischer Ursachen und Wirkungen. Sanchita Karma bringt uns der Vollendung näher, aber es ist ein unendlich langer Prozess. Indem wir uns auf unserem Weg zur Vollendung über viele Inkarnationen hinweg unaufhörlich zahlreichen karmischen Herausforderungen stellen und sie bewältigen, entwickelt sich letztlich unser Bewusstsein, und wir steigen spirituell auf.

Unser karmisches Verhältnis zu Schmerz und Leid ist von einer natürlichen Reaktion bestimmt, die der Schwerkraft ähnelt. Je größer unser Schmerz und unser Leid, desto größer ist auch unser Bedürfnis nach Aufstieg und Vollendung. Wenn wir uns bewusst dagegen sträuben und die Augen davor verschließen, werden die Kräfte unseres Schmerzes und unseres Leids so lange zunehmen, bis sie eine natürliche Reaktion hervorrufen. Dies ähnelt einem großen universellen Sicherheitsmechanismus, der eine spirituelle Entwicklung garantiert, aber durch den Prozess gemildert ist. Unser Schmerz wird größer und tiefer, und irdische Lösungen scheitern immer wieder, während eine heilige Schwerkraft auf immer tiefer gehende spirituelle Reinigung drängt. Je ausgeprägter unser karmischer Verdrängungsprozess, desto unausweichlicher werden wir es mit dem großen Donnerkeil zu tun bekommen.

Wir dürfen nicht vergessen, dass Vajra kein Phänomen ist, das zufällig in unser Leben tritt. Wir erzeugen es unbewusst. Die Betonung liegt auf *unbewusst.* Die Energie des großen Donnerkeils speist sich aus dem großen Schmerz und dem intensiven Leid, die unser Karma mit sich bringt.

Viele Menschen empfinden die konkreten karmischen Konflikte, mit denen sie es in diesem Leben zu tun bekommen, als höchst verwirrend. Wir wachen jeden Morgen auf und vollziehen das Ritual eines weiteren neuen Tages. Wir sind uns der einzelnen Details der Entfaltung unseres tieferen karmischen Prozesses vielleicht nicht bewusst, doch den damit einhergehenden Schmerz und das Leid spüren wir nur zu gut. Wir versuchen, unempfindlich gegenüber den Qualen zu werden, doch dadurch verstärken wir sie nur. Ein Tag folgt auf den anderen, und auf unbewusster Ebene nehmen Schmerz und Leid immer weiter zu. Der innere Druck wächst, bis er sich schlagartig in einer starken reinigenden Kraft entlädt, die einen ganz neuen Blick öffnen und einen Weg zu dem vielleicht größten aller Wunder bahnen kann: der überbewussten Transformation.

Die Gebete, Meditationen und Tranceübungen, die ich in der dunkelsten Phase meiner Seele praktizierte, waren wichtige Werkzeuge der Manifestation meiner überbewussten Wunderheilung. Aber die *wichtigste* Methode zur Entwicklung von Überbewusstsein ist es, in einem ständigen Zustand der Achtsamkeit zu leben.

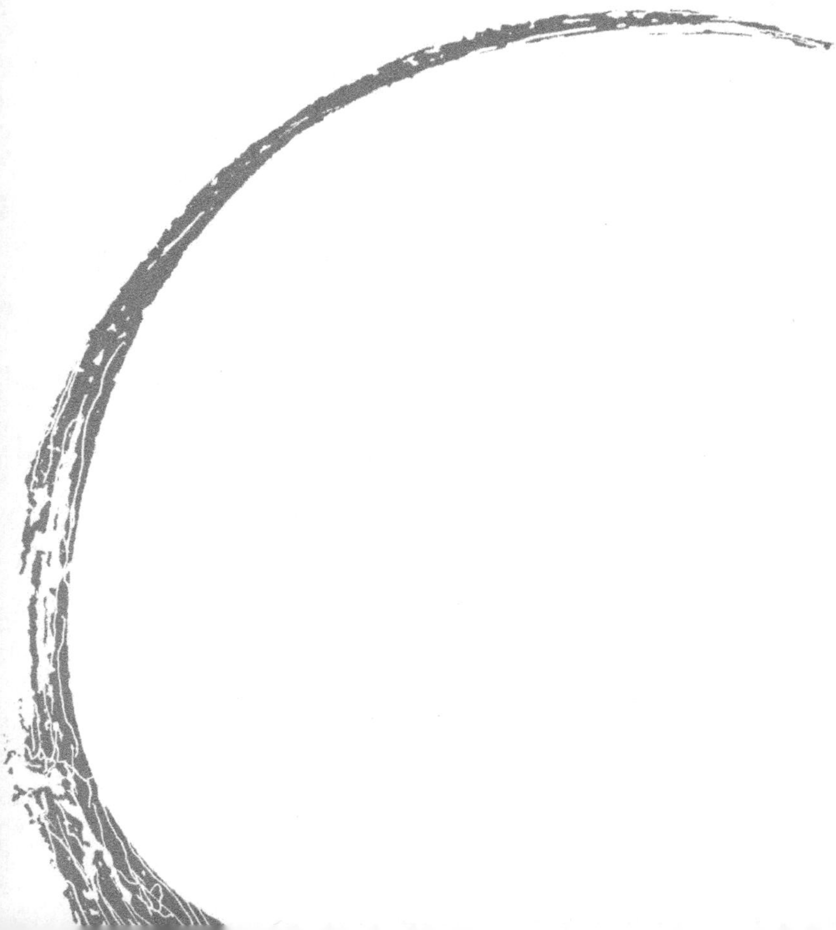

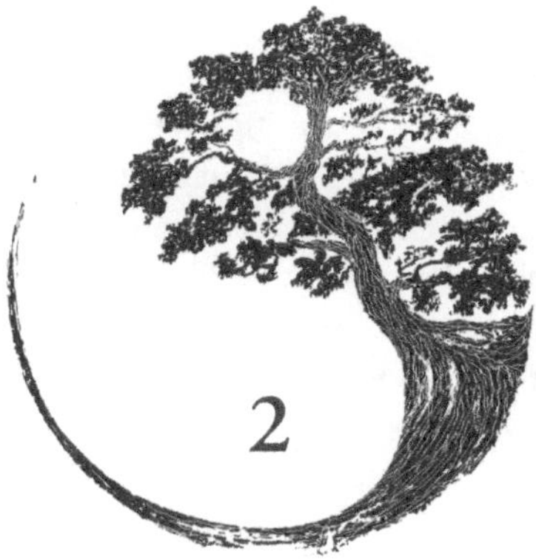

2

Bewusstsein

Wer oder was lässt Wunder geschehen? Die Antwort ist einfach: Sie selbst!

Es geschehen ständig Wunder rings um uns herum. Manche sind klein und gewöhnlich, andere groß und außergewöhnlich. Trotzdem wissen die meisten Menschen nicht, wie sie Wunder definieren, erkennen oder manifestieren sollen, weil sie nicht daran glauben.

Früher fiel auch ich in diese Kategorie.

Ich wuchs in einer bürgerlich-konservativen Gegend der USA in einer unbewussten Kultur auf. Wenn ein Gespräch thematisch von den gängigen Vorstellungen abwich, war ich verloren. Wie die meisten anderen glaubte ich, dass ein Thema, das der Prüfung durch die fünf Sinne und drei Dimensionen – also einem logischen Test – nicht standhielt, nicht weiter der Rede wert sei. Die weitere Beschäftigung mit einer Theorie oder einem kreativen Geistesblitz, die nicht mehr waren als bloße Konzepte, hielt ich für reine Zeitverschwendung.

Doch mein Leben nahm eine radikale Wendung. Wie mein Vater interessierte ich mich für Naturheilkunde und Ernährung, und mit Ende zwanzig arbeitete ich an einem Masterabschluss im Ernährungs- und einer Promotion im Gesundheitsbereich.

Nach Abschluss meines Studiums begann ich, als Heilpraktiker zu arbeiten. Die Heilmethode meiner Wahl war die Ernährung – genauer gesagt die angewandte Ernährungstherapie. Ich eröffnete eine kleine Praxis im Hinterzimmer eines Friseursalons in dem malerischen neuenglischen Ort Cohasset in Massachusetts. Beinah von Anfang an erlebten meine Patienten und ich Erstaunliches. Ich begann, auf diese wundersamen Ereignisse zu achten, die sich auf vielen Ebenen ereigneten. Als die kleinen Wunder größer und häufiger wurden, veränderte sich nach und nach auch meine Sichtweise, bis ich schließlich einer völlig neuen Realität gewahr wurde. Unglaubliche Dinge geschahen, während die wundersamen Phänomene vom winzigen Rinnsal zu einem steten Strom anschwollen, den ich nicht mehr ignorieren konnte. Ich musste herausfinden, wie sie für die Menschen, mit denen ich arbeitete, und für mich selbst Realität wurden.

Gewahrsein

Wissen Sie, dass Sie reines Gewahrsein *sind*? Alles, wovon Sie und ich umgeben sind, beeinflusst und erweitert unser Bewusstsein. Die Interaktion mit anderen Menschen, der Natur und leblosen Gegenständen sowie alles, was unsere fünf Sinne und die Grundlage unseres Wissens prägt, bestimmen unser Gewahrsein und damit unser Bewusstsein. Doch damit unser Bewusstsein zu unserer Realität wird, muss es objektiv oder subjektiv beobachtet werden.

Es bedarf eines Zeugen. Indem wir uns dieses Wechselspiels gewahr werden und es beobachten, treffen wir eine bewusste Entscheidung, die unsere Realitätsvorstellung definiert. Dies macht das Bewusstsein zum wichtigsten Aspekt des Lebens, denn es bestimmt, was wirklich real für uns ist.

Was geschieht, wenn wir die Realität nicht durch Beobachtung beurteilen? Wenn es dem Zeugen an Gewahrsein mangelt? Wenn wir uns unseres Bewusstseins nicht wirklich bewusst sind, fehlt es der Realität an Empfindung, denn sie ist ohne Essenz und Energie.

Bewusstsein und Gewahrsein sind untrennbar miteinander verbunden. Das Universum ist aus Bewusstsein entstanden, doch erst die Fähigkeit des Gewahrseins erlaubt es ihm, sich selbst zu erkennen. Ohne beobachtetes Gewahrsein kann es kein Bewusstsein geben.

Doch wenn wir uns unseres Bewusstseins gewahr sind, eröffnet sich uns eine Vielzahl von Möglichkeiten – vom Alltäglichen bis hin zum Transzendentalen. Leider wird sich die Mehrheit der Bevölkerung radikaler Gedanken nicht bewusst und beschäftigt sich nur selten mit den unzähligen Fragen, die wir stellen können, um unser Gewahrsein zu steigern.

Theoretische Fragestellungen entfachen die Kreativität, welche die Wahrnehmung über das übliche Denken hinausgehen lässt. Haben Sie je über abstrakte Fragen nachgedacht wie:

- Ist das Universum Bewusstsein?
- Ist es sich seines Bewusstseins gewahr?
- Was ist mit Bäumen, Steinen, Grashalmen und Tautropfen? Verfügen sie über Bewusstsein?

Natürlich bringen solche Fragen verrückte Theorien hervor, und die Antworten werden unbestimmter und spekulativer. Aber heißt das, dass man sie deshalb nicht erforschen sollte? Wir leben in einer

Kultur, die nur selten Dingen eine Bedeutung beimisst, die wir nicht anfassen können, und doch können diese esoterischen Betrachtungen unser Gewahrsein und dadurch wiederum unser Bewusstsein erweitern. Und das erweitert die Realität, in der wir leben.

Man sollte jedoch unbedingt mit einer groben Vorstellung beginnen. Auf die einfachste und grundlegendste Weise betrachte ich das Bewusstsein gern als die vom Gewahrsein erzeugte Energie.

Es offenbart alles und durchdringt es mit *Sein*, also Existenz. Vorhandenes Bewusstsein lässt sich am besten durch die Beobachtung von *Da-Sein* nachweisen und bestätigen.

Als Beispiel dafür kann der erste Blick in die Augen meiner neugeborenen Kinder dienen. Als sie ihn erwiderten, wurde ich Zeuge der absoluten Personifikation des Seins.

Während ich meinen Kindern in den ersten Momenten ihres Lebens in die Augen sah, erkannte ich, dass wir Bewusstsein weder erlangen noch verlieren können, da wir es gar nicht besitzen. Es ist die Summe all dessen, was wir sind. Es ist die gestaltlose Verkörperung unserer zeitlosen Essenz. Es ist die Ewigkeit vor unserer Geburt und das ewige Fortbestehen nach unserem Tod. Wir sind reines Bewusstsein und werden es immer sein. Es ist die Allgegenwart des Gewahrseins all dessen, was ist.

Der menschliche Geist ist imstande, sehr unterschiedliche Bewusstseinszustände herbeizuführen und einzuordnen. Jeder dieser Zustände bringt ganz eigene Eigenschaften hervor, wodurch eine Vielzahl unterschiedlicher Fähigkeiten und Kräfte entsteht. Wir müssen ihre besonderen Eigenschaften erkennen und uns ihrer gewahr werden, um den allumfassenden Zustand des Überbewusstseins zu erlangen – die Verbindung zwischen unserem persönlichen und dem universellen Geist. Ich glaube, dass jeder Mensch durch den Wechsel vom personalen Bewusstsein zum Überbewusstsein Zugang zu dieser höchsten Macht er- und beibehalten kann.

Indem wir unser Gewahrsein steigern, bis wir dem kollektiven kosmischen Geist nahekommen und mit ihm verschmelzen können, geht ganz natürlich eine grenzenlose transzendente Kraft auf uns über. Alle Menschen können auf zufällige Weise Wunder wirken. Doch wir verfügen auch über die Fähigkeit, sehr bewusst Wunder zu vollbringen, die dadurch zustande kommen, dass wir unsere Realität ausdehnen, bis sie die Weite des Überbewusstseins umfasst.

Aus Sicht der Wissenschaft, der Psychologie und der Anatomie des menschlichen Geistes repräsentieren die folgenden vier Gewahrseinszustände die verschiedenen Manifestationen des Bewusstseins:

1. **Das Bewusste (oder Bewusstsein)**: unser persönliches Alltagsgewahrsein
2. **Das Unterbewusste (oder Unterbewusstsein)**: unser gespeichertes und vergessenes persönliches Gewahrsein, das unterhalb der bewussten Ebene liegt und das wir uns ins Gedächtnis rufen *können*
3. **Das Unbewusste (oder Unbewusstsein)**: unser gespeichertes und verdrängtes persönliches Gewahrsein, das unterhalb der bewussten Ebene liegt und das wir *nicht* ins Gedächtnis rufen können
4. **Das Überbewusste (oder Überbewusstsein)**: das Verschmelzen unseres Bewusstseins mit einem unendlichen, wunderwirksamen universellen Gewahrsein

Das Bewusste

Das Bewusste (oder Bewusstsein) verkörpert das aktuelle Gewahrsein der Gegenwart. Es umfasst Gedanken, Wahrnehmungen, Empfindungen, Gefühle, Fantasien und Erinnerungen. Oft wird es mit den subjektiven Wahrnehmungen oder Erfahrungen eines Menschen in Verbindung gebracht, den sogenannten Qualia. Das Gehirn kann die synaptischen Verbindungen neu ordnen und neue synaptische Verbindungen schaffen. Es kann bis zu 2000 Bits pro Sekunde verarbeiten, was uns die erstaunliche Fähigkeit bewussten Gewahrseins verleiht.

Solange wir uns im bewussten Rahmen bewegen, geschehen Wunder zufällig. Wenn etwas Unerklärliches, aber Wunderbares geschieht, können wir die daran beteiligte Energie nicht in ihrer Gesamtheit verstehen. Statt uns der Kraft gewahr zu werden, die in diesem Wunder steckt, schmücken wir es mit einem kreativen Adjektiv, stufen es als erstaunlichen Zufall ein und lassen es außer Acht.

Das Unterbewusste

Das Unterbewusste (oder Unterbewusstsein) ist ein Teil des Geistes, der nicht am konzentrierten Gewahrsein beteiligt ist. Es ist ein unendliches Reservoir vergessener oder gespeicherter Erinnerungen, an die wir uns in manchen Fällen auch wieder erinnern können. Das Unterbewusstsein denkt oder folgert nicht selbst, sondern folgt den Anweisungen des Bewusstseins.

Das Gute daran ist, dass es ein äußerst fruchtbarer Teil des Geistes ist, der bei der Neuprogrammierung von Gewohnheiten und Verhaltensweisen hilfreich sein kann. Während das Bewusstsein 2000 Bits pro Sekunde verarbeiten kann, kann das Unterbewusstsein 400 Milliarden Bits verarbeiten und speichern.

Das Unbewusste

Im Unbewussten (oder Unbewusstsein) sind vergangene Ereignisse gespeichert. Anders als das Unterbewusstsein, das die Vergangenheit einfach vergisst, blockiert das Unbewusste dieses Wissen vorsätzlich. Die Erinnerung an Unbewusstes ist oft schwierig, da Körper und Geist eine starke Blockade zum Schutz vor schmerzlichen und leidvollen Erinnerungen erzeugen.

Das Überbewusste

Das Potenzial und die Macht des bewussten, unterbewussten und unbewussten Geistes stehen außer Frage, lassen sich aber in keiner Weise mit dem allwissenden Überbewussten (oder Überbewusstsein) vergleichen.

Im Überbewusstsein verschmelzen der individuelle und der universelle Geist. Das Ergebnis ist grenzenloses Bewusstsein. Manche sehen darin den göttlichen Geist. Der britische Dichter Alfred Tennyson sprach vom Überbewusstsein, als er den Zustand transzendentalen Staunens beschrieb.

Nur indem wir diesen transzendenten Zustand des universellen Bewusstseins ausdehnen, werden wir fähig, Felder mit unendlichen Möglichkeiten zu erschaffen.

Wir *können* über das hinausgehen, was unserer Meinung nach in unserer begrenzten Reichweite liegt. Wir können diese grenzenlosen Möglichkeiten verwirklichen, indem wir ein Bewusstsein entwickeln, das mit dem universellen Geist verschmilzt, um Überbewusstsein zu erreichen. Dies ermöglicht radikale Fortschritte bei der Fähigkeit zu heilen und zu transformieren.

Die ersten drei Aspekte des Bewusstseins sind Zustände des Handelns oder »Tuns«. Das Überbewusstsein ist der einzige Bewusstseinszustand, in dem sich unser eigener Wille dem universellen Willen fügt. Indem wir uns von unserem begrenzten, endlichen Wissen lösen, können wir uns in die unendliche Weisheit des Universums einklinken. Dort sind keine der beschwerlichen Einschränkungen durch den menschlichen Willen zu finden.

Es gibt zwei Urenergien im Universum: Schöpfung und Zerstörung. Dies gilt nicht nur für die physische Welt, in der wir leben, sondern für alle Formen von Energie. Das bedeutet, dass jede Handlung entweder das eine oder das andere, entweder schöpferisch oder zerstörerisch ist. Dies schließt auch das Denken ein. Tatsächlich erzeugt jeder Gedanke letztendlich eine schöpferische oder eine zerstörerische Kraft.

Unsere größten schöpferischen Kräfte verbergen sich in den hintersten Winkeln unserer Seele – der Quelle unseres Seins, die untrennbar mit dem kollektiven universellen Bewusstsein verbunden ist. Das Überbewusstsein ermöglicht den Zugang zu jener grenzenlosen Schöpfungskraft, die jeder von uns besitzt.

Durch das Bemühen und die Ausrichtung auf ein höheres Gewahrsein können wir weltweit eine neue Kultur oder ein neues Ethos inspirieren: ein Ethos der Wunder. Nur dadurch, dass wir dieses beseelte Überbewusstsein entwickeln, können wir den Weg der Wunder finden.

Die Existenz der überbewussten Macht wird oft wissenschaftlich beobachtet, und die wachsende Zahl der Hinweise legt weiterhin nahe, dass das Überbewusstsein in der Tat wunderbare Macht besitzt.

Im Jahr 1982 untersuchte eine Reihe von Studien unter der Leitung des Mediziners Dr. Herbert Benson die Wirkung des Überbewusstseins. Eine davon wurde von der Harvard Medical School finanziert und hatte das Ziel, die überbewussten Kräfte tibetischer Mönche im Himalaya während der sogenannten Tummo-Meditation zu beobachten.[2] Diese wirkungsvolle Mediationspraxis soll den Mönchen dabei helfen, eine derart konzentrierte Kraft zu erzeugen, dass sie mit dieser manifestierten Energie in ihrem eisigen Bergkloster frisch gewaschene, klatschnasse Roben an den eigenen Körpern trocknen können.

Die Mönche wuschen ihre Roben, während Bensons Team im Kloster eine Temperatur von knapp 9,5 Grad Celsius maß. Dann setzten sie sich in den Lotussitz und begannen mit ihrer bewusstseinsverändernden Yogapraxis. Das Team stellte fest, dass innerhalb von fünf Minuten die Kameralinsen beschlugen und sie immer wieder Kondenswasser wegwischen mussten. Die Wissenschaftler berichteten, dass die Mönche und ihre Roben nur dreißig Minuten nach Beginn des Experiments warm und vollständig trocken gewesen seien.

Tibetische Mönche wissen, dass grenzenlose Macht das unmittelbare Ergebnis der Vereinigung des Bewusstseins mit dem universellen Geist ist. Sie begreifen, dass sie Zugang zu transzendenten Erfahrungen jenseits der normalen oder physisch akzeptierten Realität erhalten, indem sie das Fließen überbewusster Energie nutzbar machen. Übung hat sie zu Meistern im Erzeugen der perfekten Leere werden lassen – eines offenen Vakuums, das unaufhörlich von der Unendlichkeit gefüllt wird. Dieses Fließen ist eine natürliche Nebenwirkung des Überbewussten.

Auf dem Weg des Überbewusstseins geht es in erster Linie darum, durch die Vereinigung mit dem Universum Zugang zu dieser besagten grenzenlosen Macht zu erhalten. Wir alle sind Teil eines geeinten Universums und teilen uns eine unendliche Quelle ganzheitlicher Energie.

Unabhängig davon, ob wir Zugang zu einer solchen Macht haben, müssen wir eine wichtige Entscheidung treffen. Wollen wir darauf bestehen, dass wir unsere Energie aus der endlichen Kraft unseres eigensinnigen Egos beziehen? Oder soll sie aus der unendlichen Quelle des endlosen Universums kommen?

Wir *sind* das Universum. Und wie die tibetischen Mönche können wir lernen, den persönlichen Geist mit dem universellen göttlichen Geist zu verbinden und dauerhaft Zugriff auf seine unerschöpflichen Ressourcen zu bekommen. Der universelle göttliche Geist ist eine natürliche und gütige Kraft, die im Überfluss vorhanden und grenzenlos ist. Menschlicher Wille kann sie weder erzeugen noch erschaffen. Wir können sie nur dadurch erwerben, dass wir den Zustand höchsten Gewahrseins erlangen.

Die transzendente Kraft unseres Seins

Stellen Sie sich ein unendliches Meer transparenten Gewahrseins vor. Wenn uns sein gesamter Inhalt zurückgespiegelt wird, wechseln wir vom personalen Bewusstsein zum universellen Bewusstsein. In diesem veränderten Seinszustand können wir auf die höchste Manifestation zugreifen und sie nutzen, da unsere Energie unserer Seele entstammt. Die Essenz unserer seelischen Identität steht für unsere außergewöhnliche göttliche Natur. Wir sind keine gewöhnlichen Wesen; wir sind außergewöhnlich und müssen aufhören, uns selbst aus einer derart begrenzten Perspektive zu betrachten. Unsere tiefsten Wurzeln offenbaren, dass wir aus den Komplexen der Erfahrung und des Bewusstseins bestehen. Das Akronym CHNOPS steht für *Carbon* (»Kohlenstoff«), *Hydrogen* (»Wasserstoff«), *Nitrogen* (»Stickstoff«), *Oxygen* (»Sauerstoff«), *Phosphorus* (»Phosphor«) und *Sulfur* (»Schwefel«), die zusammen die Bausteine des Lebens des menschlichen Körpers bilden. Einer Pressemitteilung des Center for Cosmology and Astroparticle Physics der Ohio State University zufolge sind der Mensch und die Galaxie, zu der wir gehören, aus Atomen der gleichen Art aufgebaut.[3] Auch wenn diese Elemente in unterschiedlichen Relationen vorkommen, bestehen Sie und ich doch aus den gleichen Elementen wie die Sterne im Universum!

Wir sind Teil dieses einheitlichen Mosaiks, das von Magie erfüllt und in dem vom mikrokosmischen Kern bis zur makrokosmischen Unermesslichkeit alles miteinander verbunden ist. Jeder von uns ist einzigartig, und doch ist alles – inklusive des Menschen – untrennbar mit allem anderen verknüpft. Es gibt eine Eigenschaft, die alle Dinge eint – von der kleinsten bekannten Lebensform, der Nanobe, bis hin zu einem schwarzen Loch mit der millionenfachen Masse unserer Sonne. Dieser gemeinsame Nenner ist das, was ich als die »Währung des Universums« bezeichne, und diese Währung ist Bewusstsein. Weit jenseits von und gleichzeitig mitten in unserer Materie spiegeln wir eine beseelende, vernetzende Präsenz, die unsere Existenz ausmacht. Auf das Wort »spiegeln« kommt es an, weil wir Bewusstsein nicht besitzen und – in diesem Zusammenhang – auch nicht verlieren können. Wir *sind* es schlicht und einfach.

Der Inhalt unseres Bewusstseins bestimmt die Qualität unserer Erfahrungen. Qualia werden als subjektive bewusste Erfahrungen definiert, sie erfassen sozusagen Schnappschüsse unseres Bewusstseins in Aktion. Qualia sind die Empfindung der persönlichen geistigen Verfassung oder die individuelle Reaktion auf Reize wie Schmerz, Geruch, Geschmack oder auch Farben. Allerdings bedarf das spannende Mysterium, das tief in diesem Konzept verborgen ist, der gründlicheren Untersuchung.

Dieses Mysterium reicht tiefer als die Dinge, die Empfindungen, Gefühle, Gedanken, Träume und Visionen hervorrufen. Es ist ein handlungsfreier Zustand des Seins, der wie die Qualia in den grenzenlosen Strom des Bewusstseins mündet. In dieser Situation können wir vollkommene Gegenwart und Klarheit empfinden und das Fließen reinen Gewahrseins erleben. In diesem Zustand gesteigerter Erkenntnis werden wir Zeugen unserer eigenen Erfahrungen, können mit unserer unsterblichen Quelle verschmelzen und am Ende eins mit ihr werden. Der einfache Akt des Beobachtens ermöglicht, dass sich dieses vollkommene universelle Handeln manifestiert. Es ist der Beobachter, der innere Zeuge in jedem von uns, der den Weg der Wunder kennt.

Wunder vollbringen

Der charakteristische Geist einer Kultur, einer Ära oder einer Gemeinschaft, der sich in ihren Überzeugungen, Sitten und Gebräuchen, ihren Gefühlen und Sehnsüchten manifestiert, wird *Ethos* genannt. Er spiegelt mehr oder weniger die Grundlage einer Kultur, ihrer Philosophie, ihrer Ideologie und ihrer Art zu denken. Darüber hinaus zeigt er die Grenzen der Realitätswahrnehmung und dessen, was wir gemeinhin für möglich halten.

Das Ethos ist von Kultur zu Kultur, von Mensch zu Mensch sehr verschieden. Wenn sich die Zeiten ändern, verändern sich automatisch sowohl die kulturellen als auch die persönlichen Ansichten, werden weiter oder enger. Entsprechend verändert sich das Ethos. Häufig entstehen aus dem, was einst für unmöglich gehalten wurde, neue Möglichkeiten und sogar Wahrscheinlichkeiten. Unter Berücksichtigung des Ethos-Konzeptes möchte ich Ihnen zwei Fragen stellen:

1. Glauben Sie, Zugang zu einer höheren Macht zu haben?
2. Wenn Sie an die Existenz einer höheren Macht glauben, glauben Sie dann auch daran, sie kanalisieren und mit ihrer Hilfe Wunder wirken zu können?

Oft heißt es, es gebe nur zwei Arten, sein Leben zu leben: entweder so, als wäre nichts ein Wunder, oder so, als wäre alles ein Wunder.

Ich halte es mit Letzterem. Um Wunder vollbringen zu können, müssen wir das eigene Bewusstsein mit dem universellen Bewusstsein verbinden. Mag sein, dass wir unsere Fähigkeit, Wunder zu wirken, derzeit nicht kontrollieren können. Doch das liegt daran, dass wir kulturell darauf programmiert wurden, in einem automatisierten, unbewussten und marginalisierten Zustand der Verwirklichung zu verharren.

Wir haben gelernt, in einem Ethos mangelnden Bewusstseins zu existieren, das den großen Mythos des begrenzten Selbst schürt. Wir haben gelernt zu glauben, dass wir von starren Grenzen umgeben und darin gefangen sind, weil wir in einer dreidimensionalen Welt leben. Eine solche Erziehung erzeugt letztlich eine Identitätskrise epischen Ausmaßes, die alle Menschen betrifft, weil wir dies als gesetzt hinnehmen. Indem wir unsere Grenzenlosigkeit erkennen, können wir uns verändern und diese grundverkehrte Sicht auf uns selbst hinter uns lassen, um so unser Potenzial realisieren und Wunder wirken zu können.

Wir *sind* unendlich viel mächtiger, als man uns glauben macht. Unser voll verwirklichtes Sein repräsentiert höhere Bewusstseinszustände, mit denen wir möglicherweise nicht vertraut sind. Doch wir können im Ethos – der Kultur – für Akzeptanz dafür sorgen, dass wir überbewusste Wesen *sind* und Wunder wirken können. Wenn wir die höchste Stufe unseres personalen Bewusstseins mit dem universellen Geist verbinden, entsteht ein kollektives einheitliches Feld des Gewahrseins, das so viel größer ist als die persönliche Wahrnehmung. Dies ist die Realität, in der wir Wunder wirken können.

Um die Illusion unserer vermeintlichen Grenzen zu zerstören, müssen wir uns zunächst eingestehen, wer und was wir in unserer Gesamtheit wirklich sind. Wir sind viel mehr als ein Name, ein Gesicht und eine Persönlichkeit. Wir sind ein unendlicher Geist, ein unergründliches Herz, eine ewige und unvergängliche Seele. Wir sind Bewusstsein, das mit dem größeren kollektiven universellen Feld verschmelzen soll und dazu bestimmt ist, sich weiterzuentwickeln und einen Zustand wunderwirksamen Überbewusstseins zu erreichen.

Wunder zurückweisen

Meiner Ansicht nach bleibt uns das Geschenk der Wunder versagt, weil wir indoktriniert wurden, die Grenzen eines auf dem Ego, den fünf Sinnen und den drei Dimensionen basierenden Bewusstseins zu akzeptieren. Wir werden nicht zu einer Vision erweiterten Denkens ermutigt, die wir realisieren wollen. Was den Glauben an und das Vollbringen von Wundern angeht, sind wir schlecht gerüstet. Wir benötigen dazu Wissen und Unterstützung, die unser kulturelles Ethos nicht bietet. Niemand hat Schuld daran, dass wir die Fähigkeit, Wunder zu wirken, von uns weisen. Es ist einfach ein Hinweis darauf, dass uns das Handwerkszeug und die Fähigkeiten für diese Aufgabe fehlen.

Wir sind Teilnehmer eines materiellen Experiments. In dieser Welt können Wunder geschehen, und das tun sie auch. Doch sie bleiben meist unbeachtet. Wir haben gelernt, uns auf einer bestimmten Realitätsgrundlage zu verankern, und wagen es nicht, uns weiter von ihrem Kern zu entfernen. Wir lehnen Wunder ab, weil dieses Konzept in einer Welt, die auf dem Physischen beruht, unzulässig ist. Versuchen Sie doch einmal, mit jemandem über das Thema Wunder zu sprechen. Für die meisten Menschen ist diese Möglichkeit zu groß und zu wenig greifbar, um sie überhaupt ernsthaft näher zu bedenken, da ein so eng begrenzter Zustand bewussten Gewahrseins zu einer derartigen Vorstellung einfach nicht fähig ist.

Was können wir dagegen tun? Wie können wir unsere Identitätskrise und die kulturelle Wahrnehmung dessen überwinden, was wir angeblich sind? Wie definieren wir das vollkommene, unermessliche Wesen, das wir in Wirklichkeit sind?

Letzten Endes müssen wir die Verachtung gegenüber uns selbst heilen. Dass wir Wunder ablehnen, spricht Bände über den Zweifel, mit dem wir uns selbst einschränken. Wenn wir Abhilfe schaffen wollen, müssen wir zunächst das *Selbst* neu definieren. Dazu gehört auch, dass wir unsere Unsterblichkeit erkennen und würdigen.

Nehmen wir an, ich würde Sie fragen: »Für wie groß halten Sie Ihre Fähigkeit, Wunder zu vollbringen, auf einer Skala von eins bis zehn?«

Was würden Sie antworten?

Die meisten meiner Patientinnen und Patienten nennen zunächst meist eine relativ niedrige Zahl, weil ihnen gesagt wurde, sie könnten keine Wunder wirken, und sie deshalb glauben, dazu nicht fähig zu sein.

Wenn wir gründlich erforschen möchten, was unsere restriktive Natur hemmt, sollten wir uns zunächst ansehen, wie wir Erfolg messen. Die meisten von uns haben gelernt, einer Vorstellung von Erfolg nachzueifern, den man durch die Vermeidung von Fehlern erreicht.

Erfolg durch Vermeidung macht jegliche Expansion unmöglich. Diese Vorstellung fördert die Krise der Kernidentität, die wir zu überwinden versuchen. Die meisten von uns sind hochkompetente Leistungsträger mit viel Selbstwertgefühl, Selbstvertrauen, Entschlossenheit und Können. Aber wir sind darauf konditioniert zu glauben, dass wir an die Grenzen der materiellen Realität gebunden seien, und sogar die besonders Selbstverwirklichten unter uns haben Probleme oder hadern mit der Vorstellung, selbst Wunder vollbringen zu können.

Wenn ich Patientinnen und Patienten obige Frage stelle, höre ich mit Erstaunen, wie viele von ihnen die Vorstellung automatisch von der Hand weisen, sie würden über irgendeine Macht verfügen – von der Fähigkeit, Wunder zu vollbringen, ganz zu schweigen. Manche haben einfach das Gefühl, sie hätten es nicht verdient, über ein solch gewaltiges Potenzial zu verfügen, und das unterstreicht einen sehr wichtigen Punkt: dass es weniger um das Wunder, als um diejenigen geht, die es vollbringen.

Es geht auch weniger darum, ob wir Wunder für möglich halten, als vielmehr darum, dem großen Mythos von einem aufs Materielle begrenzten Selbst eine Absage zu erteilen. Wir sind Kopf, Herz, Geist und Seele. Wenn wir unser Selbst in seiner Gesamtheit akzeptieren und verstehen, werden wir frei und können an unseren Wundern arbeiten und sie vollbringen.

Wunder annehmen

Damit wir den ersten Schritt tun und Wunder für möglich halten können, müssen wir die grundsätzliche Ablehnung überwinden und eine generelle Bereitschaft entwickeln, etwas zu glauben. Die Akzeptanz ist ein positives Stadium in der Entwicklung der Fähigkeit, Wunder zu vollbringen – auch wenn sie ein wenig passiv ist. Sie stößt die Tür der Möglichkeiten auf und ist ein wichtiger Schritt auf dem Weg zu Größerem.

Auf die Bereitschaft zu glauben, müssen schnell Taten folgen. Ablehnung ist weder mit einer Absicht noch mit Handeln verbunden. Akzeptanz ist die erste Phase des Erwerbs der Fähigkeit, Wunder zu vollbringen, in der wir handeln müssen.

Man könnte sagen, dass alle Emotionen Informationen sind. Aber wir wissen, dass bestimmte Emotionen und ihre Eigenschaften negative Auswirkungen auf den Körper und unsere Gesundheit haben, während andere Emotionen positiv und regenerierend auf unsere Gesundheit und unser Wohlbefinden wirken.

Dr. Rollin McCraty

The Way of Miracles (Film, 2021)

Alles ist Energie, und Gedanken und Worte sind mächtige energetische Manifestationen. Positive Begriffe wie das Wort »Wunder« selbst sind nicht nur energetisierend, sondern transformativ! Die Arbeit an der Akzeptanz beginnt damit, dass wir im Dialog mit uns selbst durchweg positive, stärkende Worte wählen.

Wie Dr. Rollin McCraty sagt, stoßen wertschätzende Affirmationen die Veränderung des Ethos an, in dem wir leben. Die Evolution der Realität beginnt im Kopf mit Worten, Visionen und der Vorstellungskraft. Was, wenn wir Wunder als bislang ungenutzte Energien betrachten würden, die ihrer bewussten Aktivierung harren? Nach ihrer Aktivierung würden die Wunder einen fließenden Prozess immer weiterer Wunder in Gang setzen, weil jedes Wunder das Fundament für das nächste legt.

Wunder erwarten

Da Energie und Materie austauschbar sind, sind Gedanken Dinge. Robert Rosenthal war Wissenschaftler an der Harvard Medical School und untersuchte eine Reihe von doppelblinden Studien, die genauestens beschreiben, wie die Erwartung wissenschaftliche Ergebnisse beeinflusst.[4] Wir bekommen meist genau das, was wir erwarten, wie es die Placebo/Nocebo-Forschung zweifelsfrei nachgewiesen hat. Dies lässt darauf schließen, dass die Erwartung die Energie der Absicht ist, die sich in der Materie manifestiert.

Die neurowissenschaftliche Forschung machte sichtbar, dass die Erwartung die Gehirnwellenmuster mithilfe eines bestimmten Teils des Gehirns verändert, nämlich des Cortex cingularis anterior. Die Studien zeigten, wenn jemand ein Ereignis visualisierte und es zuversichtlich erwartete, produzierte das Gehirn die gleichen neurochemischen Substanzen, die es auch produzieren würde, wenn die Person dieses Ereignis körperlich erleben würde. Das heißt: Alle

Wunder, die sich schließlich physisch manifestieren, werden von visualisierten Gedanken in Gang gesetzt.

In den 1980er-Jahren zeigte eine weitere interessante Reihe von Studien der Harvard Medical School, dass, wenn sich ungeübte Musiker lediglich vorstellten, die ihnen aufgegebenen Musikstücke zu spielen, sie die gleiche Reaktion im Gehirn aktivierten wie geschulte Virtuosen, die diese Stücke tatsächlich spielten.

Der Prozess, der neue Wirklichkeiten hervorbringt, wird von Visionen angestoßen – die Gedankenenergie verwandelt sie in Materie.

Wunder geschehen, wenn Fantasie und Erwartung zusammentreffen!

Es mag den Anschein haben, als seien diese Manifestationen einfach aus der Luft gegriffen, doch tatsächlich beginnen die gedanklichen Energien in der Vorstellung damit, die Realität zu formen. Um jedoch damit beginnen zu können, Realität zu erschaffen, müssen wir zunächst begreifen, dass die Kraft der Erwartung aus der Bereitschaft zu glauben erwächst.

Glaube ist rohe Kraft. Er erzeugt nicht nur Energie, sondern verändert auch nachweislich die physische Realität. Aktuelle Forschungen zeigen immer wieder, dass unsere Zellen gedanklich übermittelte Informationen empfangen und verarbeiten. Dies deutet darauf hin, dass unsere Biologie nicht von den Genen und der DNA beherrscht wird. Es scheint, als würde unsere DNA von unseren Gedanken und unseren feinstofflichen Absichten gesteuert, die ihren Ursprung außerhalb der Zelle haben.

Unsere Gedanken allein haben die Macht, unsere körperliche und geistige Realität zu beeinflussen. Die Erwartung verleiht uns Zugriff auf unsere grenzenlose Macht, die tatsächlich durch den Glauben und die Erwartung entsteht, dass wir Wunder wirken können.

Wunder wirken

Der nächste Schritt nach dem Glauben an Wunder und der Erwartung, dass sie geschehen, ist, sie zu vollbringen. Wenn die Erwartung die Phase der materiellen Verwirklichung eines Wunders einläutet, dann ist die Visualisierung oder die schöpferische Vision, wie ich sie gern nenne, der Schritt, der die Entstehung von Materie in Gang setzen kann. So mächtig die Erwartung auch ist, beinhaltet sie doch immer noch einen Hauch von Passivität. Während es sich bei der Erwartung um eine positive geistige Absicht handelt, ist der folgende Schritt der schöpferischen Vision ein aktives Anschaulichmachen.

Die schöpferische Kraft der Visualisierung wird seit Jahrzehnten gründlich erforscht. Alle entsprechenden Studien zeigen klar, dass wir glauben, was wir sehen – und sei es nur in unserem Bewusstsein. Die andere Seite dieser Gleichung lässt sich am besten mit den Worten des Autors Wayne W. Dyer zusammenfassen, der sagte: »Wir sehen, was wir glauben!«[5]

Die Zeitschrift *Psychology Today* veröffentlichte in der Ausgabe vom 3. Dezember 2009 eine Reihe von faszinierenden Visualisierungsstudien.[6] Eine davon untersuchte die Gehirnwellenmuster von Gewichthebern. Darin hieß es, je mehr sich die Gewichtheber vorstellten, schwere Gewichte zu stemmen, desto wahrscheinlicher war eine Verbesserung ihrer körperlichen Leistungsfähigkeit.

Dies ist die Reaktion auf Gedanken in bestimmten Hirnarealen, die dramatische Auswirkungen auf die Physiologie haben. In der Tat sind sich die Autoren dieser Studien einig, dass mentales Training beinahe ebenso effektiv ist wie körperliches Training und die Kombination aus beidem noch mehr bewirkt als das eine oder das andere allein.

Im Rahmen einer ähnlichen Studie ließ der Sportphysiologe Guang Yue ein Team von Forschenden in einem Fitnessstudio trainieren, das er dann mit Probanden verglich, die das gleiche Training lediglich visualisierten.[7] Yue verzeichnete eine 30-prozentige Steigerung der Muskelkraft bei denjenigen, die ins Fitnessstudio gingen, und eine 14-prozentige Steigerung bei denjenigen, die sich lediglich vorgestellt oder visualisiert hatten, das Trainingsprogramm zu absolvieren. Wie diese erstaunlichen Daten beweisen, erzeugte Gedankenenergie in Verbindung mit aktiver Visualisierung eine physische Reaktion, die ungefähr die Hälfte dessen ausmachte, was durch körperliche Anstrengung erzielt wurde.

Folglich setzt das Gehirn den Prozess einer wunderwirksamen Realität auf der Grundlage des Bildes in Gang, das wir in unserem Geist erzeugen. Unser Gehirn kann bei Ereignissen, die wir uns nur vorstellen, also tatsächlich die gleiche neurologische Reaktion auslösen wie bei Dingen, die wir auch wirklich tun. Unabhängig davon, ob wir tatsächlich Klavier spielen oder es uns nur vorstellen, registriert unser Gehirn das Konzept und übermittelt es mit der gleichen Intensität an den Rest unseres gesamten Seins. Was wir mithilfe der gedanklichen Vorstellung erzeugen, wird also sofort tief in der Realitätsmaschinerie unseres Gehirns verankert. Unser Gehirn soll den Vorgang des Wunderwirkens offenbar dadurch unterstützen, dass es die Wunder mit fantasievollen Gedanken nährt.

Unser wunderwirksames Selbst

Unser Selbst besteht aus zwei grundverschiedenen Aspekten, und jeder davon erzählt eine völlig andere Geschichte darüber, wer wir sind. Das materielle Selbst erzeugt sein eigenes endliches Feld, das dem Diktat und den Einschränkungen von Raum und Zeit unterworfen ist. In diesem endlichen materiellen Feld lassen sich im Allgemeinen keine Wunder vollbringen.

> Wenn Atome aus Energie bestehen und das Universum aus Energie besteht, dann ist alles im Universum miteinander verbunden. Da Energie keine Grenzen kennt, ist alles Teil der gleichen Energie, was wiederum bedeutet, dass es keine Trennung gibt.
>
> Dr. Bruce Lipton
>
> *The Way of Miracles* (Film, 2021)

Unser anderes Selbst ist grenzenlos. Es ist Teil des unendlichen universellen Felds des Überbewusstseins. Dieses Feld ist grenzenlos, und dort gibt es Wunder zuhauf.

Jeder Mensch kann Wunder vollbringen.

Doch damit diese wunderwirksame Kraft auch zum Ausdruck kommt, müssen wir uns zunächst mit dem unbegrenzten Selbst identifizieren, das grenzenlose Kraft aus dem unendlichen universellen Feld bezieht, und letztendlich darin und aus ihm heraus leben.

Die eigentliche Herausforderung besteht darin, dass wir Teil eines dualistischen Universums sind. Alles ist eins, besitzt aber auch eine duale Natur. Alles – Sie und mich eingeschlossen – besteht aus Energie und Materie, Geist und Körper, Seele und Ego. Die Herausforderung wird dadurch noch größer, dass wir Teil eines kulturellen Experiments sind, dessen Ethos der Materie, der physischen Form und dem Ego klar den Vorzug gibt. Unser grundsätzliches Überleben mag von unserem materiellen und unserem physischen Bewusstsein sowie unserem Egobewusstsein abhängen, doch unsere Fähigkeit, Wunder zu wirken, bedarf der Energie, des Geistes, der Seele und letztlich des Überbewusstseins.

Es geht darum, welches Bewusstsein wir stärken. Das ist entscheidend. Indem wir unsere Aufmerksamkeit verstärkt auf das Gebet, die Meditation und die spirituelle Kontemplation richten, erhöhen wir die energetische Frequenz unseres Bewusstseins. Diese Praktiken helfen uns dabei, uns mit unserem grenzenlosen, wunderwirksamen Selbst zu identifizieren und aus ihm heraus zu leben.

Durch die Verfeinerung unseres Bewusstseins entwickeln wir ein besseres Verständnis für das wahre Wesen unserer Macht.

Wegen unserer Vorliebe für das Materielle, das Physische und das Ego verwechseln wir Macht oft mit roher Gewalt. Doch im Bereich der Energie, des Geistes und der Seele ist Macht etwas sehr Feinstoffliches. Genau genommen gilt, je feinstofflicher die Energie, desto mächtiger ist sie. In dieser Realität ist weniger mehr. Es erscheint ein wenig paradox, wie eine Art Umkehreffekt: je schwächer die materiellen Eigenschaften, desto stärker die energetischen. Dies lässt sich vielleicht am besten am Beispiel der energetischen Medizin zeigen, die als Homöopathie bezeichnet wird. Die Homöopathie ähnelt dem Konzept der Impfung, bei der der Körper mit der winzigen Spur eines Giftstoffs konfrontiert wird. Das soll sicherstellen, dass das Immunsystem des Körpers auf mögliche Kontakte mit ihm reagiert. Der Unterschied besteht darin, dass in der

Homöopathie kein materieller Kontakt mehr zustande kommt, da das Homöopathikum so stark verdünnt wird, bis nur noch die Energie einer molekularen Erinnerung übrig bleibt. Je größer die Verdünnung der materiellen Eigenschaften, desto stärker sind die energetischen Eigenschaften der Medizin. Während der materielle Aspekt schwindet, nimmt die Energie zu – und bei uns verhält es sich ebenso. Während unsere materielle Macht schrumpft, dehnt sich unsere wunderwirksame Macht aus.

Wir dürfen nie vergessen, dass wir Wunder nicht nur vollbringen, sondern selbst ein Wunder sind. Die Fließrichtung der Schöpfung geht nicht nur von uns weg, sondern auch zu uns hin. Macht ist der ewige Funke, der das Kontinuum der Schöpfung beseelt. Und sosehr wir vielleicht zögern, es uns einzugestehen, so sind wir doch göttlich. Unsere Präsenz ist grenzenlos und unendlich und lässt sich auch durch unsere vermeintliche Sterblichkeit nicht hemmen. Es ist in Ordnung, wenn wir unser sterbliches mit unserem unsterblichen Selbst verbinden; es ist sogar unerlässlich. Es ist der Grund, weshalb wir Bewusstsein sind.

Tatsache ist: Wir können nicht weniger göttlich oder mehr menschlich sein, als wir es sind. Wir sind eine herrlich unvollkommene Dichotomie. In unserer Grenzenlosigkeit sind wir eins mit unserer menschlichen Natur. In unserer Endlichkeit sind wir verbunden mit unserer göttlichen Natur.

Die entscheidende Frage ist: Können die beiden divergenten Aspekte unserer Natur in wunderwirksamer Harmonie miteinander leben?

Die gute Nachricht lautet, dass in jedem von uns ein kleiner Zauberer steckt. Im Laufe der Jahrhunderte hat ihm die organisierte Religion großen Schaden zugefügt. Statt zu akzeptieren, dass die Fähigkeit, Wunder zu vollbringen, eine Erweiterung des Bewusstseins ist, bei der unser höheres Gewahrsein mit dem Geist Gottes verschmilzt, hat sie ihrer Schönheit den Stempel der bösen, dunklen Kräfte, der Verurteilung und der Verfolgung aufgedrückt. Der Calvinismus ist der Ursprung des Irrglaubens, dass wir alle Sünder seien und deswegen keine Wunder wirken könnten, indem er behauptete, dass nur die Makellosen Zugang zu der rechtmäßigen Macht hätten, Wunder zu vollbringen.

Seltsamerweise zeigt sich die Essenz unserer wunderbaren Heilkraft in einer grundlegenden Diskussion über unsere Dualität. Im Überbewusstsein verschmilzt unser sterbliches Gewahrsein mit dem transzendenten universellen Bewusstsein, und es wird offenbar, dass wir sowohl menschlich als auch göttlich sind. Im Zustand des Überbewusstseins verstehen wir uns sowohl als Heilige als auch als Sünder und können uns deshalb unsere sündhafte Natur vergeben. Diese Solidarität zwischen den beiden Aspekten unseres Selbst, dem materiellen und dem grenzenlosen Selbst, bringt Wunder hervor.

Die Macht ausbilden, Wunder zu wirken

Das Universum ist nicht nur ein weiter, kalter, lebloser Ort, der zur Definition des Weltraums zählt. Es ist eher ein Lebewesen wie Sie und ich. Es ist ein Energiewesen mit einem Pulsschlag, einem Herzen, einer Seele und einem Geist. Es fühlt, es benötigt, es liebt und ist zutiefst dankbar dafür, wenn man ihm aufrichtige Fürsorge und Mitgefühl entgegenbringt. Wenn wir Zugriff auf unsere überbewusste Macht haben und Wunder wirken wollen, müssen wir das Konzept des Universums auf ein liebenswertes Format schrumpfen, damit wir es in die Arme nehmen und an uns drücken können.

Haben Sie eine Beziehung zum Universum? Ist diese Beziehung liebevoll? Ist sie persönlich?

Wir haben gelernt, »zu« etwas zu beten, was – so gaukelt man uns vor – größer ist als wir selbst. Unsere Gebete sind »Bitten um« etwas, aber wir kommen nie auf den Gedanken, uns dafür zu revanchieren. Wir neigen dazu, in dieser Beziehung die Perspektive zu vergessen. Aber man lässt uns auch fälschlicherweise glauben, dass wir von dieser göttlichen universellen Energie getrennt seien. Da sie so mächtig und groß ist, kann sie doch unmöglich etwas von uns brauchen. Nicht wahr?

Was wäre, wenn wir unsere Vorstellung ändern und eine auf Gegenseitigkeit beruhende Beziehung zum Universum aufbauen würden – liebevoll und persönlich? Es mag schwierig sein, sich diese Möglichkeit vorzustellen. Doch indem wir uns bewusst darum bemühen, eine enge Beziehung zum Universum aufzubauen, beginnen wir damit, überbewusste Macht zu entwickeln.

Wenn wir uns zum Ziel setzen, Wunder wirken zu wollen, sollten wir in Erwägung ziehen, *für* das Universum zu beten, nicht *zu* ihm. Warum ist das Wörtchen »für« wichtig? Indem wir für das Universum beten, mit ihm kommunizieren, uns dafür interessieren und ihm unsere Liebe schenken, werden wir zu einem festen Bestandteil der ultimativen Geschichte des Wunderwirkens, welche die gesamte Existenz umfasst. Das Universum ist bereits vollkommen; das Einzige, wovon es nicht genug bekommt, ist die Liebe.

Hier ist eine ganz einfache Formel am Werk. Es ist eine Formel, die Ihre gegenwärtigen Grundsätze und Ansichten von der Zerstörung hin zur Schöpfung verwandeln wird. Kurz gesagt: Schenken Sie dem Universum Ihre grenzenlose Liebe und werden Sie zu einem Wunder, das Wunder wirkt! Wenn Sie Ihrer Liebe zum Universum mehr und mehr Ausdruck verleihen, wird Ihre Fähigkeit, die Segnungen der Wunder zu erfahren, in gleichem Maße mitwachsen. So einfach ist das.

Was ist Heilung?
Alle Heilenden sagen
das Gleiche: Im Grunde
ist es Liebe.

Dr. Shamini Jain

The Way of Miracles (Film, 2021)

Die überbewusste Macht bedingungsloser Dankbarkeit

Das Wort »Dankbarkeit« hat eine stark spirituelle Bedeutung, doch unsere häufigste Auslegung wurzelt im Materialismus. Es beschreibt zwar ein tiefes Gefühl der Wertschätzung, doch für gewöhnlich handelt es sich dabei um die Wertschätzung von etwas Materiellem, das man erhalten hat. Meist glauben wir, dass wir nur dann Grund zur Dankbarkeit hätten, wenn wir etwas bekommen. Diese Perspektive ist nicht im Einklang mit dem Überbewusstsein, denn reine Dankbarkeit ist bedingungslos. Wir brauchen kein physisches Objekt, um Dankbarkeit auszulösen; sie sollte allumfassend sein.

Wir haben gelernt: Wenn jemand etwas bekommt oder etwas Gutes geschieht, ist der Empfänger dankbar. Geschieht dagegen etwas Schlechtes, müssen wir nicht dankbar sein.

Das Überbewusstsein ist im Einklang mit dem Universum in seiner Gesamtheit, was bedingungslose und ungeteilte Ganzheit impliziert. Gutes und Schlechtes sind untrennbar miteinander verbundene Teile des Ganzen.

Das Überbewusstsein versteht, dass man einen wichtigen Unterschied zwischen bedingungsloser und bedingter Dankbarkeit machen muss. Die bedingungslose Dankbarkeit ist eine der höchsten Energiefrequenzen überhaupt.

Die bedingte Dankbarkeit ist eher eine emotionale Reaktion als ein Seinszustand und besitzt nicht die gleiche transformative Kraft. Da sie eine Reaktion auf das Empfangen eines Geschenks oder von Segen ist, können wir sie nicht als Aktion betrachten. Die bedingte Dankbarkeit ist eine wunderschöne Sache, doch die bedingungslose Dankbarkeit ist ein ganzheitlicher und allumfassender Zustand. Sie ist keine Reaktion auf irgendetwas und muss nicht durch einen Gegenstand oder eine Handlung angestoßen werden.

Bei der bedingungslosen Dankbarkeit geht es weniger darum, dass man sich gesegnet fühlt, als vielmehr darum, selbst zu einem Segen zu werden; es geht mehr ums Geben als ums Nehmen. Je mehr wir eins mit diesem höheren Bewusstseinszustand werden, desto mehr werden wir zum Geschenk. Dieser Zustand reiner Dankbarkeit entspricht der Freude darüber, selbst zum Geschenk zu werden.

Wir bemühen uns nur deshalb um Überbewusstsein, um uns spirituell weiterzuentwickeln und unsere transformative Kraft zu vergrößern. Ohne Dankbarkeit fehlt uns der Anstoß zur spirituellen Entwicklung oder dem Erwerb transformativer Kraft.

Denken Sie an eine Situation, in der Sie ein wunderbares Gefühl der Dankbarkeit und der Würdigung dafür empfanden, einfach nur zu »sein«. Spüren Sie in diese Situation hinein, in der sie das Gefühl hatten, in der eigenen subjektiven und objektiven Realität präsent zu sein. Das transpersonale Selbst macht dem individuellen Selbst das ultimative Geschenk der Erleuchtung. Das bedeutet, dass wir sowohl Gebende als auch Empfangende sind. Wir aktivieren einen energetischen Kreislauf, in dem wir ebenso viel geben wie empfangen, da die bedingungslose Dankbarkeit zwischen Subjekt und Objekt eine natürliche energetische Anziehung erzeugt.

Stellen Sie sich einen verletzlichen Persönlichkeitsanteil vor, der große Wertschätzung für einen starken Persönlichkeitsanteil empfindet, oder umgekehrt. Sie verbinden Ihr gesamtes Sein. Der Zustand der Wertschätzung, der in jedem von uns existiert, ist immer da und weder an Bedingungen noch an Voraussetzungen geknüpft. Wenn Sie dies erkennen, werden Sie die überbewusste Macht bedingungsloser Dankbarkeit empfinden.

Die überbewusste Macht luzider Stille

Bewusstseinszustände erzeugen starke Energiefelder. Sie können zutiefst heilende oder krank machende Gedanken oder Gefühle hervorbringen. Akut oder chronisch negative Gedanken und Gefühle können zerstörerisch wirken. Sie können die sensible Balance unseres ganzheitlichen Gleichgewichts gefährlich stören. Unterschätzen Sie negative Gefühle nicht, denn ein einziger negativer Gedanke kann ein unauslöschliches zerstörerisches Potenzial bergen. Auf der bewussten Ebene können Gefühle wie Eifersucht oder Wut unser Schicksal von einem Augenblick auf den anderen verändern.

Aus all diesen Gründen glaube ich, dass wir uns mit einem positiveren, beglückenderen inneren Dialog unterstützen müssen. Das Überbewusstsein kann uns dabei helfen, zerstörerische Zustände zu transformieren, indem wir die Macht der luziden Stille nutzen, um diesen krank machenden Prozess zu beenden und ihn letztlich zu heilen.

Die luzide Stille ist eine natürliche Begleiterscheinung des Überbewusstseins. Wir können einen negativen Zustand bewusst beenden, indem wir den Augenblick mit Achtsamkeit und der Macht der luziden Stille meistern.

Das Wort »luzid« ist im wörtlichen Sinne als »lichtvoll« oder »Licht ausstrahlend« zu verstehen. »Stille« lässt sich vielleicht am besten als »absolute innere Ruhe« beschreiben. Deshalb könnte man die luzide Stille als »lichterfüllte innere Ruhe« definieren. Anders als die vielen zerstörerischen Zustände, die von Unruhe und Verwirrung gekennzeichnet sind, ist die luzide Stille der einzige Zustand, den das Überbewusstsein erzeugt. Es ist ein Zustand der Ruhe und des Friedens, der sowohl das Licht unseres Bewusstseins als auch das göttliche Licht des universellen Bewusstseins widerspiegelt. Der Quantensprung von einem zerstörerischen zum überbewussten Zustand ist Sinnbild für die nie endende Reise eines einzigen Schritts vom ruhelosen, verwirrten Gedankenkarussell zum ganzheitlichen und erfüllten göttlichen Geist.

Der göttliche Geist strahlt durch alles hindurch. Unsere Seele, die Quelle unseres Seins, ist ein Mikrokosmos, wie das Universum ein Makrokosmos aus Licht ist. In der luziden Stille richten sich die beiden Lichtkegel aufeinander, und dann beginnt das wunderwirksame Licht des Überbewusstseins zu leuchten.

Zweifellos können Praktiken wie Meditation, Tiefenentspannung und Trancezustände die Entwicklung des Überbewusstseins unterstützen. Für die überbewusste Heilung ist es jedoch zwingend notwendig, dass wir uns bei all unserem Tun um nachhaltige luzide Stille bemühen. Erst wenn wir dazu fähig sind, inmitten all unseres Tuns zu *sein*, erreichen wir tatsächlich die Ebene des Überbewusstseins.

Praktisch alle Patientinnen und Patienten, mit denen ich gearbeitet habe, waren sich der krank machenden feinstofflichen Wurzeln ihrer Erkrankungen bewusst. Viele verstanden, dass sie einer tragischen Geschichte zum Opfer gefallen waren, die sie – ohne es zu wollen – selbst geschrieben hatten. Dieses Narrativ von

Schmerz und Leid wirkte zerstörerisch, und es versklavte sie in vielerlei Hinsicht. Sie sprachen von beunruhigenden Gedanken, die sie unerbittlich in endlosen Wellen heimsuchten und zuweilen überwältigten. Viele erfuhren auch, dass die Kraft dieser Dunkelheit der Kraft der luziden Stille niemals standhalten konnte.

Sich selbst zu langanhaltenden Phasen luzider Stille zu verpflichten, ist die wunderwirksamste Manifestation überbewusster Heilung. Dies ist das Mittel der Wahl, da so Veränderungen durch die unendliche Kraft des Friedens herbeigeführt werden. Die luzide Stille schafft einen Frieden, der augenblicklich entsteht und ewig währt.

Überbewusste Seelenelternschaft

Die überbewusste Heilung ist fest im Konzept spiritueller Autonomie verankert. Die spirituelle Autonomie ist die größte ganzheitliche Kraft – vor allem, wenn man bedenkt, dass die Seele der hervorragendste Aspekt unserer Ganzheit ist. Einfach gesagt ist die Seele die Quelle – der Ursprung – unseres Seins und deshalb unsere größte Kraft.

Unlängst hatte ich einen sehr erfreulichen Folgetermin mit einer 50-jährigen Frau, die vor vier Jahren zum ersten Mal zu mir gekommen war. Sie hatte die Diagnose erhalten, an Brustkrebs im Stadium 4, dem letzten Krebsstadium, zu leiden. Unser Termin war ein wahres Fest, da ihre Onkologen sie vor Kurzem für tumorfrei erklärt hatten.

Ich legte großen Wert darauf, ihr zu ihrem beachtlichen Erfolg zu gratulieren. Sie hatte die Krankheit mit disziplinierter Ernährung und überbewusster Transformation besiegt. Erstaunlicherweise hatte sie sich von einem Zustand totaler Angst zu einem transzendenten Zustand des Friedens und der Zuversicht weiterentwickelt. Beim

Rückblick auf unsere gemeinsame Arbeit erinnerte sie sich an eine Sitzung, die nach ihrem Empfinden alles verändert hatte. Zum damaligen Zeitpunkt hatte sie sehr große Angst gehabt und war so gelähmt von ihr, dass sie in ihrer Funktionsfähigkeit eingeschränkt war. Sie erinnerte sich daran, dass ich sie dazu ermutigt hatte, Kontakt zu ihrer *überbewussten Seelenmutter* oder ihrem *überbewussten Seelenvater* aufzunehmen.

Ich erklärte ihr, dass jeder Mensch in seiner Kindheit in akuten Belastungsphasen Irritationen in irgendeiner Form erlebt. Diese werden in unser Unbewusstes eingebettet. Ich erläuterte ihr, dass solche »Erstarrungszustände« neurobiologisch im Körper gespeichert sind und man sie später immer wieder durchlebt, wenn ähnliche Emotionen ausgelöst werden. Das hat zur Folge, dass erwachsene Menschen neurobiologisch gesehen oft auf ihr verängstigtes kindliches Selbst reduziert werden.

Ich verriet ihr, dass wir unsere Eltern wählen, während wir uns auf der geistigen Ebene zwischen Inkarnationen befinden. Wir wählen sie, da ausschließlich ihre charakteristischen Schwächen uns die schmerzlichen Lektionen erteilen, die uns letztlich dazu veranlassen, uns selbst spirituelle Geborgenheit zu schenken. Ich erinnerte sie daran, dass es genau dieser elterlichen Schwächen bedurfte, damit sie all jene Facetten der Liebe und der Führung ihrer persönlichen überbewussten Seeleneltern wecken konnte, die ihre irdischen Eltern ihr nicht geben konnten.

Ich erwähnte auch, dass es viele weitere wichtige sekundäre Gründe gibt, weshalb wir auf diese Welt gekommen sind. Einer der Hauptgründe ist jedoch, die Liebe und Führung unserer überbewussten Seeleneltern zu aktivieren. Man könnte auch sagen, dass dieses Leben uns die Gelegenheit gibt, uns selbst »Eltern« zu sein. Wir alle sind hier, um intensiv daran zu arbeiten.

Vergessen Sie nicht, dass wir aus zwei grundverschiedenen Aspekten unseres Selbst bestehen: einem sterblichen Selbst, dem Ego, und einem unsterblichen Selbst, der Seele. Das sterbliche Selbst ist temporär. Es ist mit Fehlern behaftet und verwundbar. Das unsterbliche Selbst ist ewig. Es ist vollkommen und allmächtig. In den gewaltigen unbewussten Tiefen unseres sterblichen Selbst liegt ein Archiv karmischen Leids. Diese schmerzlichen Lebenserfahrungen treiben uns unerbittlich dazu, dem Schmerz zu entfliehen, ihm auszuweichen und ihn betäuben zu wollen. Leider gibt es kein Entrinnen. Unser sterbliches Selbst ist ein ewiger Quell eigenen Schmerzes und eigenen Leids. Die Folge davon ist, dass sich unser sterbliches Selbst von unendlich vielen Vergnügungen ablenken lässt, sodass eine Endlosschleife aus Leid und Sucht entsteht.

Das unbewusste sterbliche Selbst ist das Vehikel von Karma oder Lektionen; das überbewusste seelische Selbst ist das Vehikel unserer Transformation. Der Prozess der überbewussten Seelenelternschaft ist schwierig, aber das Universum sieht ein paar zuverlässige Mechanismen vor, um ihn zu erleichtern. Ein wichtiger Sicherheitsmechanismus besteht darin, dass Vollkommenheit mit Unvollkommenheit verwoben ist. Im Universum wird nichts verschwendet. Das ist so zu verstehen, dass die Unvollkommenheit am Ende in die Weite der Vollkommenheit mündet. Wie beim Placeboeffekt stößt uns häufig das, woran wir glauben, tatsächlich zu oder geschieht für uns. Jede karmische Lektion bringt uns unweigerlich Moksha oder der Befreiung näher.

Es gibt also eine Symmetrie zwischen Karma und Moksha, die der erleuchtete Geist akzeptieren und verstehen kann. Ist Ihnen aufgefallen, dass ich das Wort »akzeptieren« vor das Wort »verstehen« gesetzt habe? Das habe ich getan, weil Erleuchtung erst dann in uns erwacht, wenn wir losgelassen haben.

Wir müssen lernen, den Kampf aufzugeben und alle Schuldzuweisungen und allen Groll loszulassen, die fälschlicherweise mit unseren unvollkommenen sterblichen Eltern und übrigens auch allen anderen karmischen Beziehungen verbunden sind. Dann wird es uns dank der vollkommen symmetrischen Physik von Moksha gelingen, zu dem zu werden, was wir brauchen. Wir werden zu den Eltern, die unsere weltlichen Eltern nicht sein konnten. Aber vergessen Sie nicht: Wir suchen uns unsere Eltern aus. Sie sind Teil unseres Lebens, damit wir die gewünschten Lektionen lernen, die Elternrolle für uns selbst übernehmen und so auf vielen Ebenen heilen können.

Der schmale Grat des Überbewusstseins

Überbewusstsein ist ein Quantensprung in Richtung Erleuchtung. Allerdings muss man sich darüber im Klaren sein, dass Einsicht gelegentlich mit großen Qualen verbunden sein kann. Wenn man von einer akzeptierten Vorstellung abrückt, bringt dies oft Unbehagen mit sich. Der Wechsel von der Wahrnehmung einer bisherigen Wahrheit zu ihrer tieferen Identität ist meist unangenehm. Doch er dient einem wichtigen Zweck, denn er ermöglicht die Neustrukturierung unserer bewussten Absicht und Identität.

Der renommierte spirituelle Lehrer Adyashanti sagte es vielleicht am besten: »Ich rate den Leuten immer, sich nichts vorzumachen – Erleuchtung ist etwas, dem eine Menge zum Opfer fällt. Erleuchtung hat nichts mit besser werden oder glücklicher werden zu tun. Erleuchtung lässt nur alles Unwahre zerfallen. Sie durchleuchtet alles bloß Vorgespiegelte. Sie vernichtet absolut alles, was wir für wahr gehalten haben, ob es uns oder die Welt betrifft.«[8]

Ein solcher Transformationsprozess verursacht häufig eine Heilungskrise. Je weiter die überbewusste Verfeinerung unserer energetischen Entwicklung fortschreitet, desto empfindlicher werden wir gegenüber der blendenden Dunkelheit der Welt.

Während sich unser Bewusstsein weitet und unser Gewahrsein wächst, werden wir meist empfänglicher – sowohl für unsere inneren Energien als auch für die uns umgebenden äußeren Energien. Absichten, Gedanken, Gefühle, Erinnerungen, Träume, Menschen, Nahrung, Lärm, Umgebungen, Umstände und Zustände aller Art werden wahrscheinlich eine stärkere Wirkung auf uns haben. Der Grund dafür ist: Während wir Überbewusstsein entwickeln und unsere Schwingung entsprechend erhöhen, schwindet unsere Toleranz für unverfeinerte Energien erheblich.

Die Menschen, mit denen wir uns umgeben, die Nahrung, die wir zu uns nehmen, und die Dinge, die wir tun, müssen auf einer höheren Frequenz schwingen, sonst passen sie nicht in unser Leben. Während sich unsere Schwingungsfrequenzen erhöhen, stellen wir vielleicht fest, dass wir uns radikal verändern und uns nach Frieden und dezenter Verfeinerung sehnen.

Als Anwärter auf das Überbewusstsein leben wir vorübergehend auf der *Welt*, müssen aber verstehen, dass wir ewig zum *Universum* gehören. Die Identifikation mit unserem universellen Wesen isoliert uns wirksam gegen den äußeren Lärm und die destabilisierenden Kräfte der Welt.

Die materiellen Dinge, mit denen wir versorgt und umgeben zu sein scheinen, sind nur eine Illusion. Es geht nicht darum, in der Illusion der äußeren Welt Erfüllung zu finden; es geht darum, ganz und gar von der ewigen Quelle in unserem Inneren erfüllt zu werden.

Die überbewusste Transformation ist nicht einfach. Sie vernichtet alle Illusionen, mit denen wir uns identifizieren, und zwingt uns zu der Erkenntnis, dass zu unserem alten Selbst kein Weg zurückführt. Es gibt nur eine Möglichkeit: Wir müssen auf dem heiligen Weg zum Überbewusstsein auf diesem schmalen Grat weitergehen.

Übung: Selbstbeobachtung

Wenn Sie dieses Kapitel fertig gelesen haben, legen Sie das Buch einen Augenblick zur Seite und stellen Sie sich vor einen Spiegel.

Schauen Sie hinein. Richten Sie den Blick auf den Mittelpunkt Ihrer Augen. Was sehen Sie?

Während Ihr Spiegelbild zurückstarrt, fragen Sie sich, wer Sie wirklich sind.

Können Sie spüren, wie Ihr sterbliches Selbst von Ihrem unsterblichen Selbst beobachtet wird?

Sind Sie der Beobachtete und der Beobachter?

Spüren Sie die Verbindung?

Wenn ja, erkennen Sie gerade, dass Sie eine bewusste Seele sind.

Diese Übung soll Sie unter anderem zu Selbst-Bewusstsein inspirieren.

Ich verwende den Begriff *Selbst-Bewusstsein* mit Bindestrich in einer Bedeutung, die über das gängige Verständnis hinausgeht. Normalerweise verbinden wir das Konzept des *Selbst* mit einer objektiven Perspektive. Nur selten betrachten wir das Selbst sowohl aus einem objektiven als auch aus einem subjektiven Blickwinkel, wie es bei der Selbstbetrachtung im Spiegel der Fall war.

Indem Sie die Essenz Ihres Seins objektiv und subjektiv betrachten, stellen Sie sich zwangsläufig stärker auf die Präsenz Ihrer Seele ein.

Hinter der Übung der Selbstbeobachtung verbirgt sich die Absicht, dass Sie intensiver über Wahrnehmung, Identität und Bewusstsein nachdenken, da sie Ihnen in einem Moment der Erkenntnis das reine Gewahrsein vor Augen führt, das Sie sind!

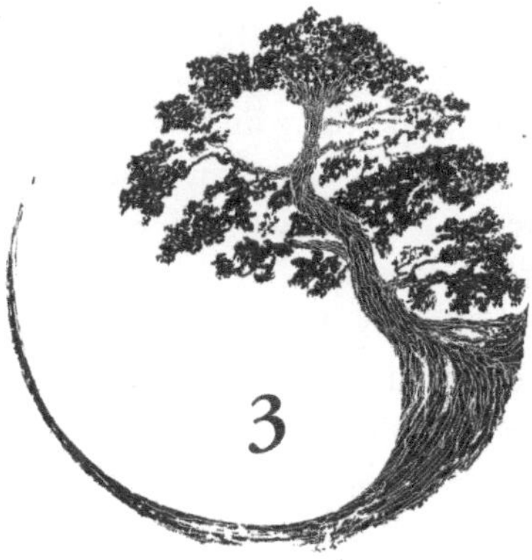

3

Zustände

Das Substantiv »Zustand« bezeichnet die Verfassung, eine Eigenschaft oder den Status einer Sache oder in unserem Fall einer Person. Wenn wir vom Bewusstseinszustand eines Menschen sprechen, meinen wir im Allgemeinen seine Gemütsverfassung, sein emotionales Sein, seine Einstellung und die Präsenz seines Gewahrseins. Alle Zustände sind miteinander verbunden, voneinander abhängig und für unser Verständnis des Überbewusstseins von Bedeutung, denn unsere tieferen Zustände bergen ein unendliches Reservoir ungenutzter Kraft. Wir werden uns hier auf das Spektrum der bewussten Zustände konzentrieren.

Die potenzielle Kraft dieser Gewahrseinszustände beflügelt seit Langem die Fantasie der Menschen, die sich um Überbewusstsein bemühen. Dies galt besonders für Menschen aus alten östlichen Kulturen. Ihre heiligen Riten und Rituale erzeugten oft meditative und tranceähnliche Zustände. Diese Praktiken führten häufig zu Visionen, und wenn die Menschen sie meisterten, erzeugten sie transzendente Kräfte.

Die Upanishaden sind heilige hinduistische Abhandlungen, die zu den Veden genannten uralten Sanskrittexten des Altertums gehören und bis ins 8. Jahrhundert v. Chr. zurückreichen. Die Veden werden gelegentlich als höchste Form menschlicher Weisheit bezeichnet und beschäftigen sich mit den spirituellen Grundthemen, die Hinduismus und Buddhismus gemein sind.[9] Die Texte wurden verfasst, um die Realität von *Atman* zu offenbaren. Dieser Sanskritbegriff bezeichnet das höchste wahre Selbst – die Seele.

Die uralten Texte der Mandukya-Upanishad zählen zu den frühesten spirituellen Weisheiten, die geltend machen, dass es unterschiedliche Bewusstseinszustände gibt. Ihr zufolge gibt es vier davon:

1. Wachen (*Jagarita*)
2. Träumen (*Svapna*)
3. Tiefschlaf (*Sushupti*)
4. Reines Bewusstsein (*Turiya*)

Jagarita entspricht den sogenannten »Gamma-Bursts« (kurzzeitigen »Ausbrüchen« von Gamma-Wellen-Schwingungen), die sich als Zustand ruhiger, aber erhöhter Wachsamkeit manifestieren. In diesem Zustand sind der wachsame Geist und der auf das Überleben bedachte Hirnstamm eins. Die Wahrnehmung ist darauf gerichtet, in der materiellen Welt auf überwiegend sensorische, vorausschauende Weise, aber mit ruhiger, zielgerichteter Klarheit zu arbeiten.

Im östlichen Altertum wollte man die verschiedenen Bewusstseinszustände vor allem deshalb verstehen, um das höchste, wahre, ewige Selbst identifizieren zu können. Jagarita ist ein Spiegelbild des in der westlichen Welt üblichen, aber weitgehend falschen Zustands der Selbstidentifikation. Grundlage der westlichen Selbstwahrnehmung ist vor allem die materielle Welt. Im Westen ist das Selbst Ausdruck des Körpers, der Persönlichkeit und des Egos. Im Osten glaubt man, dass man sich im Zustand von Jagarita sehr leicht dazu verleiten lässt, die flüchtige materielle Illusion als real zu akzeptieren.

Die Menschen des Altertums glaubten, wir würden sowohl die nächtlichen Träume als auch die Tagträume, Fantasien, Erinnerungen und Vorstellungen im Wachzustand in Svapna oder dem Traumzustand erleben. Wir treten kurz vor dem Einschlafen und unmittelbar vor dem vollständigen Erwachen in Svapna ein. Wir täten gut daran, Svapna für einen Alpha-Wellen-Bereich zu halten, der für einen entspannten, meditativen Geist steht. In diesem klaren, friedlichen Zustand können wir einen ersten Blick auf Atman, die Seele, werfen. Wir können sehen, wie sich die Türen zu höherem Bewusstsein öffnen und wir Zugang zu transzendenter Macht bekommen.

Sushupti ist der Tiefschlaf oder das, was Schlafexperten als den Delta-Wellen-Bereich bezeichnen. Da es in ihm kein Ego gibt, gilt er als ein reiner Bewusstseinszustand. Wir können ihn als Spiegelbild unseres Überbewussten betrachten.

Turiya ist reines Bewusstsein. Man kann es sich als den Bereich der Theta-Wellen vorstellen, in dem unsere Sinne von der Außenwelt zurückgezogen und ausschließlich auf die Signale gerichtet sind, die unserem Inneren entspringen. In diesem Zustand ist man imstande, die wahre Identität der Seele vollständig zu erkennen.

Bedenken Sie, dass die meisten Bewusstseinszustände sowohl Ursache als auch Wirkung sind. Wenn wir schlecht geträumt haben, folgt darauf meist auch ein schlechter Tag; und wenn wir einen schlechten Tag haben, träumen wir im Allgemeinen auch schlecht. Bei Turiya ist das anders. Turiya ist ein reiner Zustand, der Ursache und Wirkung transzendiert, da er uns einen unverstellten Blick auf Atman gewährt.

Die östlichen Kulturen des Altertums identifizierten vier Bewusstseinszustände. Der modernen westlichen EEG-Forschung zufolge gibt es nicht weniger als acht Gehirnwellenzustände oder Frequenzbereiche, die in Zyklen pro Sekunde oder Hertz (Hz) gemessen werden. Die unterschiedlichen Frequenzen haben auch unterschiedliche Auswirkungen auf die Messung unserer Hirnwellen. Diverse Studien zeigen, dass acht verschiedene Bewusstseinszustände bestimmten Hertz-Bereichen entsprechen, nämlich:

1. Beta-Wellen, 13 bis 30 Hz, Wachsein
2. Alpha-Wellen, 8 bis 13 Hz, Meditation
3. Delta-Wellen, 0,5 bis 4 Hz, Trance
4. Theta-Wellen, 4 bis 8 Hz, reines Bewusstsein
5. Gamma-Wellen, 30 bis 100 Hz, Einheitsbewusstsein
6. Hyper-Gamma-Wellen, 100 Hz, transzendentes Bewusstsein
7. Lambda-Wellen, 100 bis 200 Hz, Plenarbewusstsein
8. Epsilon-Wellen, 0,1 bis 0,5 Hz, Zirzinärbewusstsein

Diese Frequenzen verstärken Entspannung, Gewahrsein, Fokus und Konzentration meist so, dass sich die geistige Kapazität erhöht und verbessert. Jeder dieser Gehirnwellenzustände leistet einen speziellen Beitrag zur Entwicklung des Überbewusstseins. Von diesen acht Bereichen können uns die Alpha- und Delta-Wellen am besten beim Zugriff auf das Überbewusstsein unterstützen. Mit Alpha-Meditation und Delta-Trance-Entspannung erzeugen wir Frequenzen, die unser personales Bewusstsein über eine virtuelle Brücke tragen können, damit es mit dem universellen Geist verschmelzen kann.

Obwohl Meditations- und Trancezustände eine Schlüsselrolle spielen, sollten wir unbedingt versuchen, uns an jedem Tag und in jedem Augenblick um einen höheren Geisteszustand zu bemühen. Wenn wir zweimal täglich 20 Minuten meditieren, ist dies ein wunderbares Werkzeug. Doch wir sollten die energetische Konstitution unseres Geistes verändern und unser Bewusstsein dahingehend entwickeln, dass es meditativ *wird.* Es geht darum, dass wir die in der Meditation erzeugte Energie annehmen und sie erneuern, erhalten und weiterentwickeln, bis sie transzendent wird. Wir müssen lernen, unser Denken anzupassen. Diese Energie ist mehr als ein Geisteszustand, dem wir von Zeit zu Zeit einen kurzen Besuch abstatten können. Wir müssen verstehen, dass wir zu diesem höheren Bewusstsein *werden* können.

Traumzustände

Träume sind sensomotorisch. Das heißt, dass sowohl sensorische als auch motorische Funktionen oder Nervenbahnen im Gehirn daran beteiligt sind. Sie lassen sich oft einem laufenden Narrativ des Wachzustands zuordnen. Manchmal machen sie uns auf Themen aufmerksam, die wir uns genauer ansehen müssen. Der Traumzustand greift auf das verdrängte Unbewusste zu und ist eine Art Ventil für mögliche schmerzhafte unbewusste Erinnerungen oder Leid, das wir erlebt haben. Denken Sie daran: Das Unterbewusstsein vergisst, aber es blockiert nicht. Der geistige Blockademechanismus sitzt im Unbewussten. Dies macht das Träumen zu einem heilenden Zustand. Der berühmte Schweizer Psychiater Carl Gustav Jung glaubte, Träume dienten der Integration unseres bewussten und unbewussten Lebens.[10] Ein Prozess, den Jung Individuation nannte, verleiht uns die Fähigkeit, Konflikte zu lösen und Heilmethoden zu entdecken, die tief in unserem Inneren verborgen sind.

Träume lösen Spannungen in Form von Geschichten, die uns das Gehirn im Schlaf erzählt. Sie sind eine Sammlung von Erinnerungen, Gefühlen, Symbolen und Bildern, die unwillkürlich in den bis zu sieben REM-Schlafphasen auftauchen. Üblicherweise dauert ein Traum zwischen drei Sekunden und 30 Minuten, im Durchschnitt etwa 15 bis 20 Minuten. Traumforscher haben zigtausend Bedeutungen, Symbole und Schlüsselwörter zur Deutung von Träumen entdeckt, aber Sie sollten sich darüber im Klaren sein, dass Träume etwas Individuelles sind.

Das Träumen manifestiert sich in den tieferen Bewusstseinsschichten, findet aber meist auf spiritueller Ebene statt. Träume aktivieren unsere tiefere spirituelle Realität, sodass wir höhere Stufen himmlischen Gewahrseins erreichen können. Indem sie diese Verbindung herstellen, eröffnen sie uns unbewusst und unterbewusst größere übernatürliche Möglichkeiten. So manches Wunder entsteht in der Welt der Träume.

Zustände bildlicher Vorstellung

Realität und Vorstellung strömen vom Gehirn aus in unterschiedliche Richtungen, aber sie aktivieren die gleichen Nervenbahnen. Visuelle Informationen, die wir über die Augen aus realen Ereignissen beziehen, werden im Gehirn vom Hinterhauptlappen nach oben zum Scheitellappen übertragen. Bildhafte Vorstellungen, die wir vor dem geistigen Auge sehen, fließen vom Scheitel- hinunter zum Hinterhauptbereich. Die Bilder fließen mal auf- und mal abwärts, aber das Ergebnis ist das gleiche. Wie schon beschrieben stimulieren sie unabhängig davon, ob es sich um einen optischen Eindruck oder eine Vorstellung handelt, die gleiche Neurochemie im Gehirn. Die Vorstellung ist ein höherer Zustand, der uns Macht verleiht. Deshalb ist es so wichtig, dass wir mit ihrer Hilfe persönliche Macht entwickeln.

Als Vater lernte ich, die Kreativität der Vorstellungskraft zu nutzen, um gewisse Situationen zu entschärfen. Als meine drei Kinder klein waren, etablierte ich eine wundervolle Tradition. Das große Mysterium der Dunkelheit macht vielen Kindern Angst – das war bei meinen nicht anders. Deshalb dachte ich mir jeden Abend, bevor sie schlafen gingen, eine Parabel oder eine symbolische Geschichte aus, um sie von ihrer Angst und Unruhe abzulenken. Ich ließ mir ein paar wirklich witzige, spannende und magische Geschichten einfallen. Von Zeit zu Zeit war ein echter Knaller dabei!

Zu den Erzählungen, an die ich mich am besten erinnern kann, gehört die Fortsetzungsgeschichte von Smitty, einem Fantasiewesen mit zwei Fingern, das immer für meine Kinder da war, wenn sie es besonders dringend brauchten. Wenn sie abends nicht aufessen wollten oder nicht einschlafen konnten, tauchte Smitty wie durch ein Wunder auf, um sie zu beruhigen und zu trösten. Es brauchte nur ein klein wenig Fantasie, um Smitty zum Leben zu erwecken. Das Wissen, dass sie nie weiter als einen Gedanken von Smitty und seiner magischen unsichtbaren Präsenz entfernt waren, spendete den Kindern großen Trost. Diese bezaubernde Figur inspirierte uns dazu, die aus spontanen Erzählungen bestehende Geschichte immer weiter auszubauen, und gab uns die Chance, die unerschöpfliche Fantasie der ganzen Familie zu nutzen.

Eine der Lieblingserzählungen meiner Kinder handelte von einem kleinen Jungen namens Joey. Joey war einsam, deshalb wünschte er sich eines Abends vor dem Einschlafen, dass er bald einen besonderen Freund finden würde. Gleich am nächsten Tag bot sich ihm beim Spaziergang im Wald ein wahrhaft wunderbarer Anblick! Er entdeckte einen riesengroßen Zaubervogel!

Der Zaubervogel war sehr freundlich und forderte Joey auf, auf seinen Rücken zu steigen und mit ihm die unendlichen Weiten des Universums zu erforschen. Jeden Abend vor dem Schlafengehen erfreuten wir uns an einer neuen Geschichte von Joey und dem Zaubervogel. Gemeinsam erkundeten wir die spannenden neuen Welten des Universums, die Joey und der Zaubervogel besuchten. Diese Erinnerungen sind etwas ganz Besonderes für mich, und obwohl sich das merkwürdig anhören mag, tat es mir ebenso gut, mir diese magischen Geschichten auszudenken, wie meinen Kindern, sie zu hören.

Es besteht kein Zweifel daran, dass diese fantasievollen und üppig ausgeschmückten Geschichten ihre Vorstellungskraft enorm anregten. Ich weiß auch, dass diese Abende mit den mystisch-fantastischen Höhenflügen viel dazu beigetragen haben, aus ihnen die höchst kreativen Meister im Manifestieren zu machen, die sie nun als junge Erwachsene sind.

Es bleibt jedem selbst überlassen, seine Fantasie zu nutzen, um Wunder Wirklichkeit werden zu lassen.

Fantasie kann die Zukunft vorhersagen. Sie kann sie auch verändern. Immer dann, wenn wir uns etwas vorstellen, setzen wir einen kreativen Prozess in Gang, der die Realität verändern kann. Das liegt daran, dass Gedanken wie alles andere im Universum Energie und Materie sind. Dabei kommt es auf das Verhältnis an: Gedanken sind zu 99,999 Prozent Energie und zu 0,001 Prozent Materie. Es liegt an der Erziehung in unserer materiellen Welt, dass wir Materie eher anerkennen als Energie.

Die meisten von uns lernen von Kindesbeinen an, die Fantasie lediglich als kindische Abweichung von der Wirklichkeit zu sehen. Dabei ist sie die mächtigste Schöpferin der Realität!

So gut wie alles, was derzeit in der materiellen Welt existiert, hat als Gedanke seinen Anfang genommen. Im Laufe der Zeit wurden diese Gedanken so oft wiederholt, dass daraus der mächtige Bewusstseinsstrom wurde, den wir Fantasie nennen.

Schauen Sie sich doch einmal um: Angesichts des Wissens, dass alles, was Sie umgibt, einmal ein Gedanke war, sollten Sie sich fragen, ob Sie die Macht der Fantasie nicht unterschätzen.

Ich erinnere mich an ein Beratungsgespräch mit einer Patientin vor einigen Jahren. Sie war mit ihrem Mann aus Florida angereist, um über zwei Tage hinweg mehrere längere Termine bei mir wahrnehmen zu können. Ihr Mann, der erheblich älter war als sie, saß still hinten im Raum. Er hatte eine außergewöhnlich friedliche, beinah engelsgleiche Aura. Das war so auffallend, dass es meine Aufmerksamkeit immer wieder auf sich zog und mich ablenkte. Nach etwa eineinhalb Stunden bat die Frau um eine Toilettenpause. Als sie den Raum verließ, entspann sich zwischen ihrem Mann und mir ein Gespräch. Wir unterhielten uns eine Weile, eins führte zum anderen, und irgendwann erfuhr ich, dass er ein Überlebender des Holocaust war. Er sagte, dass ihm seine Fantasie das Leben gerettet und er die Realität bewusst der Kraft seiner Vorstellung überantwortet habe. In jener höllischen Zeit war jeder einzelne Augenblick zutiefst von seiner Vorstellungskraft durchdrungen. Um zu überleben, machte er seine Fantasie zu seiner Realität.

Auch die Wissenschaft beschäftigt sich mit der Vorstellungskraft. Forscher widmen sich eingehend ihrem Potenzial und ihrer Macht. Bei einigen Studien steht das Zentrum der Vorstellungskraft im Gehirn im Fokus, der Cortex cingularis anterior, während andere die enormen Auswirkungen der Vorstellungskraft auf Materie und Biologie untersuchen. Die meisten Forschungen zeigen, dass wir uns lediglich vorstellen müssen, eine Handlung vorzunehmen und etwa wie bereits erwähnt Klavier zu spielen, um die gleichen Nervenbahnen im Gehirn zu aktivieren, als würden wir es tatsächlich tun. In der Welt des Gehirns und des Verstands überlappen die materielle Realität und die Realität unserer Vorstellung.

Die Psychologen Christopher Davoli und Richard Abrams von der Washington University haben vor Kurzem eine Studie verfasst, die in der Fachzeitschrift *Psychological Science* veröffentlicht wurde. Sie berichten darin, dass die Vorstellungskraft mächtiger sein könnte als wir denken.[11]

Die Forscher baten eine Gruppe von Studierenden, verschiedene Abbildungen nach bestimmten Buchstaben abzusuchen. Sie waren zwischen andere Buchstaben eingestreut, die der Ablenkung dienten.

Die Studierenden bekamen einen kleinen Monitor in die Hand gedrückt mit der Anweisung, die Buchstaben so schnell wie möglich zu identifizieren und auf einen Knopf zu drücken, wenn sie fertig waren. Alle hatten ein kleines Gerät in den Händen. Die eine Gruppe sollte sich vorstellen, dass sich ihre Hände frei hinter ihren Rücken befänden, obwohl sie die Monitore in ihren Händen hielten. Die andere Gruppe sollte die Monitore in den Händen halten und sich dies auch vorstellen.

Die Studierenden, die sich vorgestellt hatten, die Hände frei zu haben, waren erheblich schneller und geschickter. Diejenigen, die sich vorgestellt hatten, dadurch eingeschränkt zu sein, dass sie den Monitor mit beiden Händen festhielten, identifizierten die Buchstaben erheblich langsamer und weniger effizient.

Dieses Experiment bringt uns zurück zu der Vorstellung, dass alles Energie ist und Energie sich mit der Kraft des Geistes kontrollieren, ja sogar erschaffen lässt. Die Quantenmechanik hat zweifelsfrei bewiesen, dass die physische Welt in der Tat ein Meer von Energie ist, das sich in Bruchteilen von Sekunden immer wieder materialisiert und dematerialisiert. Diese Forschung zeigt, dass es die Gedanken sind, die das in ständigem Wandel begriffene materielle Feld in der Gestalt der von uns wahrgenommenen Formen und Objekte zusammenhalten. Wir könnten dies mit einem alten Fernsehgerät vergleichen, bei dem der von einer Kathodenstrahlröhre erzeugte Elektronenstrahl auf den Bildschirm trifft und die Illusion sich ständig verändernder Formen und Bewegungen erzeugt.

Der ultimative Katalysator ist unser Denken. Unaufhörlich verändert es die materielle Realität. Dies gilt vor allem für das stark aufgeladene Denken, das wir bildliche Vorstellung nennen.

Gedanken bestehen aus Lichtteilchen, die sich von der Formlosigkeit zur Form weiterentwickeln, indem sie Energie in elektrochemische Materie verwandeln, was einfach heißt, dass die materielle Realität unaufhörlich von der Formlosigkeit in die Form übergeht.

Dies lässt darauf schließen, dass die Materie dichter wird, je größer die Energie ist. Die Vorstellung ist die am stärksten aufgeladene gedankliche Energie, und die Wiederholung verleiht ihrem Feld so viel Masse, dass sie sich irgendwann als Form manifestiert. Auf eine ganz ähnliche Weise können wir unsere Wunder mit zutiefst inspirierten, visuell anschaulichen Gedanken vom Erreichen eines übernatürlichen Ziels ins Dasein denken.

Die Vorstellung findet auf der seelischen Ebene statt, die auch als Astralebene bezeichnet wird. Jedes Mal, wenn wir uns in unserer Vorstellung verlieren, und sei es nur für einen kurzen Moment, leben wir aus unserer Seele heraus! Mit der bemerkenswerten transformativen Kraft unserer Vorstellung können wir von der Ebene der Seele ausgehend Wunder wirken.

Einige meiner Patienten wollen wissen, ob die bildhafte Vorstellung ein astrales Vehikel ist, das Seelenreisen einleitet, bei denen sich unser Bewusstsein einer höheren Ebene nähern kann.

Ihnen erkläre ich, dass wir uns alle auf Seelenreisen begäben und dies – wenn auch unbeabsichtigt – recht häufig geschehe. Als einfaches Beispiel können wir etwa aus dem Fenster eines fahrenden Wagens starren. Unsere Vorstellung schweift ab zu einem Gedanken, der nichts mit der Situation zu tun hat. In diesem Augenblick befindet sich unsere Seele tatsächlich auf Reisen. Man könnte auch sagen, dass wir eine außerkörperliche Erfahrung machen. Wir bezeichnen dieses Abdriften als »abschweifen«, und das passt perfekt. Denn genau das tun wir auch! Doch weil wir es unbewusst, ohne Vorsatz tun und den Körper nicht mitnehmen, lassen wir uns leicht einreden, dass es nicht von Bedeutung sei.

Indem wir uns von der Vorstellung zur Astralprojektion oder Seelenreise weiterentwickeln, können wir unsere Energie weit über die einschränkenden Grenzen der Materie hinaus ausdehnen. Wunder bedürfen einer Schwingung, die sehr viel höher ist als alles, was auf der materiellen Ebene existiert. Deshalb wird unsere Seele auf jeder Reise zur Astralebene mit der Energie dieser höherfrequenten Ebene aufgeladen. Eine durch die Schwingungen der Astralebene gestärkte Seele hat einen viel besseren Zugang zu grenzenlosen Möglichkeiten. Wunder manifestieren sich zwar auf der materiellen Ebene, aber sie werden zunächst auf höherfrequenten Ebenen erschaffen.

Von Seelenreisen hörte ich zum ersten Mal Ende der Sechzigerjahre, als ich im Fernsehen in der *John Ankerberg Show* ein Interview mit Paul Twitchell sah. Damals war Twitchell der »Lebende ECK-Meister« und einer der Gründer einer Religion namens Eckankar, die auch heute noch viele Anhänger hat. Eckankar legt den Fokus auf Seelenreisen, um auf diesem Wege das seelische Bewusstsein weiterzuentwickeln. Twitchell erklärte in dem Interview, dass Seelenreisen ganz einfach und sicher seien. Er schlug vor, man solle sich hinlegen, es sich bequem machen, die Augen schließen und die Energie des innersten Kerns durch die Brustmitte lenken und durch das Dritte Auge zwischen den Augenbrauen hinausprojizieren, um auf die Astralebene zu gelangen. Mit geschlossenen Augen lässt man dann die Lebensenergie ungehindert in die Dimensionen fließen, von denen sie gerade angezogen wird. Anschließend muss man die Reise nur noch genießen. Weil in unserer Kultur das Materielle im Mittelpunkt steht, halten wir die Bilder, die in unseren Köpfen auftauchen, oft nur für abstrakte Tagträume ohne relevanten Bezug zur Wirklichkeit.

Ich fand das Interview mit Twitchell höchst faszinierend und kaufte mir gleich am nächsten Tag sein Buch *Eckankar: Der Schlüssel zu geheimen Welten.*[12] Es enthält erstaunliche Details und Berichte über Seelenreisen. Vor allem aber ließ es mich verstehen, wie normal Seelenreisen eigentlich sind, und verdeutlichte mir, wie sehr mich die materielle Welt beschränkte. Es ist ein großes Abenteuer zu erkennen, dass die eigene Seele das Universum bereisen kann, während man fest im physischen Körper verankert bleibt, und dass es sich bei dem, was man bei seinem Ausflug sieht, tatsächlich um andere Ebenen und Dimensionen handelt.

Die häufigsten Fragen zu Seelenreisen lauten: »Wozu das Ganze?«, und: »Bringen Seelenreisen etwas – und wenn ja, was?« Eckankar beantwortet diese Fragen. Die Lehre gründet auf dem Prinzip, dass wir ein stärkeres Empfinden von Universalismus entwickeln, unser Bewusstsein erweitern und spirituell erwachen, wenn wir uns mehr mit unserer Seele beschäftigen und Seelenreisen unternehmen. Sie postuliert, Seelenreisen würden die heilende Energie und die Heilkraft stärken, die persönliche Entwicklung beschleunigen und die eigene Macht mehren, indem sie Gehirnwellenzustände unterstützen, die uns den Zugang zu den höheren Dimensionsbereichen erleichtern, in denen Wunder entstehen.

Zustände des Herzens

Wie achtsam ist eigentlich das Herz? Wir wissen eine Menge über seine Biologie, aber wie steht es um seine Intelligenz? Besitzt das Herz die Fähigkeit zu denken?

Seit über fünfzig Jahren beobachtet die Wissenschaft regelmäßig tiefgreifende psychische Veränderungen bei Empfängern von Herztransplantaten. Verblüffenderweise scheinen diese Veränderungen die Persönlichkeit der Spender zu spiegeln. Die Empfänger von Spenderherzen berichteten unter anderem über dramatische Veränderungen beim Wortschatz, den Redewendungen, Vorlieben, Meinungen und sogar emotionalen Befindlichkeiten.

Das Buch *Heilung aus dem Herzen* des Neurophysiologen Paul Pearsall erzählt die erstaunliche Geschichte eines dreijährigen arabischen Mädchens, dem das Herz eines achtjährigen israelischen Jungen transplantiert wurde.[13] Eines Tages verlangte es aus heiterem Himmel nach seltenen jüdischen Süßigkeiten, von denen weder es selbst noch andere Mitglieder seiner Familie je gehört hatten. Es war etwas, das der Junge, dessen Herz das Mädchen bekommen hatte, besonders gern gegessen hatte. Unglaubliche Geschichten wie diese erinnern uns daran, dass das Herz unabhängig vom Gehirn seine eigene Intelligenz besitzt.

Im Jahr 1991 gründete der bekannte Stressforscher Lew »Doc« Childre das HeartMath Institute im kalifornischen Boulder Creek. Inspiriert von den erstaunlichen Ergebnissen seiner fortlaufenden Körper-Geist-Forschungen begann Childre, ein Konzept auszuarbeiten, das heute unter der Bezeichnung »Herzintelligenz« bekannt ist. Die Herzintelligenz wird als ein Fließen intuitiven Gewahrseins, tieferen Verständnisses und innerer Führung beschrieben, auf die wir zugreifen können, wenn sich Herz und Kopf elektromagnetisch im Einklang befinden oder synchron sind. Die Forschung basiert auf wissenschaftlichen Messungen der elektromagnetischen Rhythmen des Körpers während der vergangenen 30 Jahre. HeartMath-Teams haben zweifelsfrei bewiesen, dass anhaltende positive Gefühle wie Liebe, Mitgefühl und Fürsorge gleichmäßige, geordnete, sinuskurvenartige Wellenmuster erzeugen können, die einen Zustand herbeiführen, den sie *Herzkohärenz* nennen. Sie fanden heraus, dass Herzkohärenz eine Fülle starker, positiver, körperlicher, geistiger und emotionaler Auswirkungen hat.

Etwa zur gleichen Zeit, als Childre das HeartMath Institute gründete, machte Dr. J. Andrew Armour – einer seiner Forscherkollegen – eine wirklich erstaunliche Entdeckung. Armour identifizierte Bündel leitender Nerven im Herzen, die sogenannten intrinsischen Herzganglien. Er nannte sie »das kleine Gehirn im Herzen«.

Seither entdeckten HeartMath-Forscher, dass ein großer Teil des sensorischen Informationsflusses dem Herzgehirn entspringt. In der Tat zeigen laufende Forschungen, dass 65 Prozent unseres gesamten sensorischen Gewahrseins vom kleinen Gehirn des Herzens zum großen Gehirn fließen. Wir halten das große Gehirn in unserem Kopf schon viel zu lange für das Zentrum unseres körperlichen Universums. Doch bedenken Sie: Das Herz erzeugt ein elektromagnetisches Feld von 50000 Femtotesla, das Gehirn erzeugt ein elektromagnetisches Feld von 10000 Femtotesla. Hinzu kommt, dass die elektrische Amplitude des Herzens 60-mal größer ist als die des Gehirns. Das kleine Gehirn im Herzen ist elektrisch 100-mal und magnetisch 5000-mal stärker als das große Gehirn!

Nicht das Gehirn, sondern das Herz ist das Zentrum unseres Denkens!

Das Gehirn ist das anatomische Organ in unserem Kopf, und obwohl der Geist nicht lokal oder gewissermaßen überall ist, sind derzeit viele Forschende der Überzeugung, dass er zum überwiegenden Teil im Gehirn des Herzens, nicht im großen Gehirn verortet ist. Stellen Sie sich vor – in Ihrer Brust schlägt ein Gehirn!

Forschern wie Armour verdanken wir das Wissen, dass das Herz ein intelligentes, denkendes Organ ist und in ständigem Austausch mit dem ganzen Körper steht. Es weiß immer, was vor sich geht – und vor allem weiß es dies zuerst! Studien des HeartMath Institute aus den Jahren 2004 bis 2007 zur Elektrophysiologie der Intuition zeigen: Das Gehirn des Herzens weiß volle acht Sekunden vorher, was geschehen wird.[14] Dieses erstaunliche Phänomen hat seinen Ursprung in der Kohärenz. Wenn Herz, Geist und Gefühl in positivem Einklang sind, entsteht daraus eine wahrhaft erstaunliche Kohärenz.

Die aktuelle HeartMath-Forschung offenbart allmählich, dass es möglicherweise noch einen viel größeren Kohärenzfaktor gibt, der über den menschlichen Körper hinausgeht. Forschende haben entdeckt, dass das elektromagnetische Feld des Herzens alle Zellen unseres Körpers umhüllt und sich weit über unsere anatomischen Grenzen hinaus in den umgebenden Raum erstreckt, wo es sich mit dem universellen Feld verbindet.

Inzwischen zeigen mehrere Studien, dass es eine aufbauende Wirkung auf andere Menschen in unserem Feld hat, wenn wir uns in einem Zustand der Herzkohärenz wie Liebe, Mitgefühl, Güte befinden. Offenbar ist unser Nervensystem bestens auf das Magnetfeld anderer eingestellt.

Dr. Rollin McCraty

The Way of Miracles (Film, 2021)

Derzeit beschäftigen sich die HeartMath-Forscher Rollin McCraty, Mike Atkinson und Jeff Goelitz mit einem Bereich, der als Wissenschaft der Interkonnektivität bezeichnet wird. Sie haben nachgewiesen, dass das menschliche elektromagnetische Feld erheblich stärker ist und sich viel weiter ausdehnt, wenn man Herzkohärenz erzeugt. So wird ein viel größerer Zusammenhang sichtbar, der darauf schließen lässt, dass unser Herz, unser Geist und das ganze lebendige Universum in Einklang kommen, wenn wir aus tieferen zusammenführenden Bewusstseinszuständen heraus leben.

Diese Forschung nutzt die Naturwissenschaften, um die kohärente Verbundenheit zwischen dem menschlichen Selbst und dem Universum nachzuweisen und zu zeigen, dass sie tatsächlich miteinander verknüpft sind. Dazu untersuchen die Wissenschaftler die energetische Verbindung zwischen allem, was lebt. Sie analysierten zunächst die Beziehung zwischen menschlichen Gefühlen und Bäumen, hauptsächlich Eichen und Mammutbäumen. Dabei entdeckten sie, dass die elektromagnetischen Felder der Bäume positive Gefühle in Menschen auslösen. Dies war die erste Forschungsphase. In der zweiten untersuchten sie genauer, wie menschliche Gefühle die elektromagnetischen Felder der Bäume beeinflussen. Dazu versahen sie die mächtigen kalifornischen Eichen- und Mammutbäume mit empfindlichen Elektrodensensoren. Die Resultate zeigten Energiemuster, die auf menschliche Emotionen reagierten.

Ein Ergebnis dieser Untersuchungen ist die Entdeckung der Wissenschaftler, dass Bäume über Gewahrseinsdetektoren verfügen, was beweist, dass sie ein größeres Wahrnehmungsbewusstsein haben, als man je für möglich gehalten hätte. Außerdem wies das HeartMath Institute nach, dass die elektromagnetischen Felder der Bäume unterschiedlich auf Änderungen des zyklischen Rhythmus' von Sonne und Mond reagieren. Die Forschung richtet sich auf ein tieferes Verständnis der energetischen Verbindung zwischen Menschen und Bäumen, insbesondere die Reaktion von Bäumen auf positive menschliche Gefühle. Auch werden vor Erdbeben Daten gesammelt, um die Prognostik zu unterstützen und möglicherweise Leben zu retten.[15]

Die HeartMath-Forschung behauptet, wenn Herz, Kopf und Gefühl im Einklang sind, werden wir eins mit der universellen Lebensenergie. Zustände tiefen Bewusstseins, die über Kohärenz, Meditation, Trance, Gebet usw. Positivität und Frieden spiegeln, erzeugen eine transzendente, einende Energie – jene Art von Energie, die uns die Macht verleiht, Wunder zu vollbringen.

Kohärenz ließe sich etwas großzügiger als »die Bildung eines einheitlichen Ganzen« definieren. Die Vereinigung zum Ganzen vollzieht sich im Fließen der energetischen Ebene, dem »Flow«. Je intensiver man die Natur und die Eigenschaften der universellen Energie untersucht, desto klarer erkennt man die immer wiederkehrenden zentralen Themen von Ganzheit und Fließen.

Fließen ist wesenhaft für die Bewegung aller Dinge im Universum. Der regelmäßige Transit der Planeten und Sterne sowie das der Schwerkraft folgende Fließen des Wassers offenbaren eine starke Dynamik, die ein endloses natürliches rhythmisches Bewegungsmuster lenkt. Nur wir Menschen wurden mit einem freien Willen geboren, um dem fließenden »Lauf der Dinge« zu trotzen. Wir können aus der Reihe tanzen, indem wir ein unnatürliches Tempo vorlegen. Ich habe dies getan und massive gesundheitliche Schäden davongetragen, weil ich zu schnell war und alles auf einmal machen wollte. Für uns sollte das Fließen zunächst ein Zustand sein – ein Zustand, der seinen Ursprung im Herzen hat. Wenn aus der tieferen bewussten Verbindung mit dem eigenen Herzen Kohärenz entsteht, zeigt dies, dass wir im Einklang mit dem universellen Fluss sind.

Auf der anderen Seite der Gleichung stehen natürlich Stress, Anspannung und Beta-Wellen-Zustände. Sie stehen für die unbewusste und unnatürliche Rebellion gegen den Strom. Diese Auflehnung gegen das natürliche Fließen der Energie ist die am wenigsten verträgliche und am stärksten zerstörerisch wirkende Form unserer eigenen Ganzheit. Wenn wir bewusst im »Flow« mit der Energie unseres Herzens sind und uns positiv emotional ausrichten, schaffen wir Kohärenz in unserem ganzen Sein und mit dem gesamten Universum. Die Intelligenz des Herzens kann eine gewaltige einende Kraft erzeugen, sofern wir es zulassen.

Wenn wir uns im Hinblick auf das Herz mit der Macht des »Flow« beschäftigen, gibt es noch einen weiteren Aspekt, den anzusprechen nicht leicht, der aber sehr wichtig ist: das emotionale Herz. Sie werden etwas länger suchen müssen, um ein paar Informationen über das emotionale Herz zu finden – wenn überhaupt. Durch unsere kulturelle Prägung wurden wir von diesem vitalsten Aspekt des Selbst getrennt, der eine so zentrale Rolle für unser Wohlbefinden spielt. Ich halte es sogar für unsere oberste überbewusste Priorität, unser Herz zu heilen.

Wir hören nicht mehr auf unser Herz, haben die Verbindung zu ihm vielleicht sogar gekappt. Die Ethik des Erfolgs, in der wir erzogen wurden, duldet nicht, dass etwas mächtiger ist als sie selbst. Unsere Art zu leben hat sich dahingehend verändert, dass es nicht mehr um Qualität, sondern um Quantität geht. Noch nie war die Qualität des emotionalen Lebens so gering, und noch nie waren unsere Herzen so entbehrlich wie heute. Es ist eine Sache, dass man uns systematisch darauf programmiert, unsere Herzen voreinander zu schützen; doch es ist etwas anderes, dass wir uns inzwischen sogar schon vor unseren eigenen Herzen schützen. Es ist, als verachteten wir sie dafür, dass sie einen Schmerz in sich tragen, dem wir offenbar nicht entrinnen können.

Wir lernen ausschließlich, in der materiellen Welt zu überleben. Gehen Sie in einer beliebigen Großstadt eine Straße entlang und sagen Sie mir, was Sie sehen. So gut wie alle Menschen machen einen gepanzerten und unzugänglichen Eindruck. Trotz unseres zwanghaften Strebens nach Erfolg wird die grundlegende Wahrheit, wie die Liebe und ihr Verlust auf das menschliche Herz wirken, immer bestehen bleiben. Liebe ist die wichtigste Nahrung für das menschliche Herz. Ein Herz, das nach Liebe hungert, kann nicht überleben. Ein durch Liebe genährtes Herz kann fast alles ertragen. Das Herz ist der einzige Aspekt der Quelle, der sowohl im wörtlichen als auch im übertragenen Sinne Leben schenken und Leben nehmen kann.

Es wird Zeit, das Herz zurückzuerobern. Wir sehnen uns so sehr danach, die von unserem Herzen verkörperte Energie und Weisheit der Liebe in ihrer Gesamtheit zu erfahren. Wir müssen lernen, uns der mit der Ganzheit des Universums verbundenen Intelligenz des Herzens zu öffnen. Das können wir erreichen, indem wir auf einer höheren Bewusstseinsebene leben, was die Wahrscheinlichkeit der Liebe deutlich erhöhen wird.

Eine einfache Übung, um das Herz ins Gleichgewicht zu bringen

Das HeartMath Institute lehrt eine einfache, aber wirksame einminütige Technik namens »Schnelle Kohärenz« (HeartMath.com/quick-coherence-technique). Ich nutze sie selbst und habe sie im Laufe der Jahre vielen gestressten Patientinnen und Patienten beigebracht. Sie hilft, dem Herzen wieder die Kraft des Fließens zu verleihen und es auszubalancieren. Die Übung besteht aus einem halben Dutzend tiefer, langsamer, fünf Sekunden langer Atemzüge, bei denen Sie sich bildlich vorstellen, durch Ihr Herz einzuatmen und dabei an einen Menschen oder eine zu denken, die Sie sehr lieben.

Es ist wirklich verblüffend, wie schnell diese Übung einen mächtigen »Flow« erzeugt. Spüren Sie die fließende Energie, die sie hervorruft, und wenden Sie diese Technik immer dann an, wenn Sie das Gefühl haben, aus dem Gleichgewicht geraten zu sein.

Zustände der Liebe

Die Liebe ist der Zustand mit der größten Macht. Und obwohl es keine mächtigere Energie gibt als die Liebe, wurde sie noch nie so missverstanden wie heute. Um Wunder vollbringen zu können, müssen wir uns zunächst darüber klar werden, was wir unter Liebe verstehen, sodass sie uns Macht verleihen kann.

Der Prozess beginnt damit, dass wir das Selbst nicht mehr mit dem Ego, sondern wieder mit Herz, Geist und Seele identifizieren. So kommt der Prozess in Gang, durch den wir die Selbstverachtung überwinden und durch Selbstliebe ersetzen. Es ist viel einfacher, eine Seele, einen Geist und/oder ein Herz zu lieben als ein Ego. Indem wir unsere Identität entsprechend verändern, können wir besser lernen, uns selbst zu lieben. Wenn wir die Selbstliebe meistern, ist dies der erste Schritt, um die selbstlose und letztlich auch die beständige Liebe zu meistern.

Das Thema Liebe anzugehen ist nicht leicht. Zwischen dem Wort »Liebe« und dem Bereich ganzheitlicher Gesundheit und Heilung besteht offenbar ein wichtiger Zusammenhang. Ohne Liebe sind Ganzheit und Gesundheit schließlich unmöglich, nicht wahr? Ich habe fünfzehn Bücher im Regal, in denen erklärt wird, wie die Liebe uns ganz und gesund machen kann. In jedem einzelnen davon habe ich das Register nach dem Wort »Liebe« durchforstet. Keines enthielt diesen überbeanspruchten und missverstandenen Begriff.

In der tieferen Bedeutung des Wortes »Liebe« verbirgt sich das größte Wunder von allen. Liebe bezeichnet einen transzendenten Seinszustand, der die Lebensenergie mit der höchsten Frequenz erzeugt. Der wichtigste Einzelfaktor, der die Lebensqualität stärker beeinflusst als alles andere, ist die beständige Liebe. Sie ist ein Wunder, das Wunder vollbringt. Neben dieser besonders mächtigen Form der Liebe gibt es viele weitere Variationen.

Es ist wirklich erstaunlich, wie viele verschiedene Bedeutungen ein Wort haben kann. Da ist die Liebe zu Gott, Vaterland, Familie und Freunden. Dann haben wir verschiedene Abstufungen der romantischen Liebe, leidenschaftlichen Liebe und sinnlichen Liebe. Es gibt die Liebe zum Erfolg, zu materiellen Annehmlichkeiten und zum Geld – die Liste nimmt kein Ende.

Die alten Griechen gingen von acht Hauptformen der Liebe aus:

Eros: die erotische Liebe
Philia: die Freundesliebe
Storge: die familiäre Liebe
Ludus: das Liebesspiel
Mania: die besitzergreifende Liebe
Philautia: die Selbstliebe
Agape: die selbstlose Liebe
Pragma: die beständige Liebe

Offensichtlich inspirierten die Schönheit und die Stärke dieser unvergleichlichen Herzensmacht die Griechen dazu, sie in ihren vielen magischen Ausprägungen besser verstehen zu wollen. Wir werden uns an dieser Stelle auf die drei letztgenannten Formen der Liebe konzentrieren: die Selbstliebe (Philautia), die selbstlose Liebe (Agape) und die beständige Liebe (Pragma).

Der Zustand der Selbstliebe

Der folgende Abschnitt über die Liebe könnte auch unter der Überschrift der Ganzheit stehen. Die Selbstliebe ist der Anfang und die Vollendung unserer Ganzheit. Das Selbst kann ohne Liebe nicht ganz sein. Die selbstlose Liebe kann ohne Selbstliebe nicht ganz sein. Die Selbstliebe ist der Ursprung. Wenn sie vorhanden ist, ist dies gleichbedeutend mit Autonomie, Überleben und Wohlstand. Obwohl wir nicht ohne sie leben können, tun dies viel zu viele Menschen und leiden deshalb sehr.

Ich praktiziere seit dreieinhalb Jahrzehnten Naturheilkunde, und in dieser Zeit habe ich eine starke Verbindung zwischen Selbstverachtung (der Abwesenheit von Selbstliebe) und Un-Wohlsein bemerkt. Ich glaube sogar, dass die Formel etwa so lautet: Selbstverachtung führt zu Un-Wohlsein, und dieses Un-Wohlsein macht krank. Selbstverachtung ist das Gegenteil von Liebe und deshalb eine der Hauptursachen für den körperlichen, geistigen und seelischen Zusammenbruch. Ich bin überzeugt davon, dass nichts die Verwirklichung dauerhaften menschlichen Wohlbefindens stärker stört als Selbstverachtung.

Ich werde sowohl im Beruf als auch im Privatleben regelmäßig Zeuge von Selbstverachtung. Ihre heimtückischen Muster sind tief in der Psyche vieler Menschen verwurzelt, die ich beobachte und mit denen ich arbeite. Selbstverachtung kann in Form von Sucht, Selbstzerstörung, Scham- oder gar Schuldgefühlen zum Ausdruck kommen. Solange sie im Weg steht, geht in Sachen Heilung so gut wie gar nichts vorwärts. Ich glaube, dass der erste und wichtigste Schritt in Richtung vollständige Genesung stets darin besteht, dass man Selbstverachtung durch Selbstliebe ersetzt.

Wir haben im Wesentlichen zwei »Brillen«, durch die wir das Leben betrachten und unsere eigene Realität definieren. Die eine ist die Brille unseres Egos, die andere ist die Brille unseres höheren Selbst oder die Brille von Seele/Geist/Herz. Selbstverachtung ist nur durch die Brille des Egos sichtbar, die sich unaufhörlich auf alle unsere menschlichen Fehler fokussiert.

Wir besitzen diese Brille, weil sie zu unserem Überlebens-Sicherungs-System gehört, das uns vor potenziell lebensbedrohlichen Fehlern schützen soll. Nennen wir es kritische Wachsamkeit. Hier werden alle verletzlichen und menschlichen Aspekte zu Schwächen, denn wir werden ständig an all das erinnert, was wir nicht haben und was wir – so folgern wir daraus – nicht verdienen. Das Ego hat nie oder nur selten das Gefühl, etwas zu verdienen, da es sogar die Reinheit der kindlichen Unschuld in Abrede stellt. Wenn wir durch diese Zerrbrille blicken, wirkt das Selbst alles andere als liebenswert. Unsere Leistungen und materiellen Erfolge werden entweder als lieblose Gier gedeutet, weil es uns nach mehr verlangt, oder als quälende Schuld, weil wir zu viel haben. Da das Ego widerspiegelt, durch welche Brille unsere Kultur blickt, gilt das für den Großteil der Bevölkerung. Im Grunde ist die Selbstverachtung, unter der so viele Menschen leiden, ein außer Kontrolle geratender Mangel an Selbstliebe.

Wir alle durchlaufen im Leben verschiedene positive und negative Entwicklungsstufen, während wir uns weiter- und/oder zurückentwickeln. Was wir in der Jugend gelernt haben, bildet die Basis für einen großen Teil der Selbstverachtung, die das natürliche Fließen der Selbstliebe blockiert. Wir haben gelernt, uns gut zu fühlen, wenn wir etwas leisten. Wenn wir etwas geleistet haben, werden wir dafür vom Selbst oder der Kultur materiell belohnt. Materielle Belohnungen für das Streben nach Selbstverbesserung sollen es uns ermöglichen, ein Gefühl von Stolz zu entwickeln, oder etwas, das ich als eine bedingte Selbstliebe erachte. Wir sagen: »Ich mag mich nur, wenn ich Erfolg habe.«

Eine solche Vorgabe greift zu kurz, denn in einer wettbewerbsorientierten Kultur, in der die Masse der Menschen darauf programmiert ist zu tun, statt zu sein, wird es automatisch mehr Arme als Reiche geben. Die Gewinner werden dadurch belohnt, dass sie etwas bekommen und besitzen. Die Verlierer kämpfen mit einem schwindenden Selbstwertgefühl und dem Streben nach mehr. Am Ende bleibt jedoch die brennende Frage nach dem wahren Wert dessen, wonach wir streben.

Viele kulturell einprogrammierten Vorstellungen von Liebe und Wert sind materiellen Ursprungs. Wir leben in einer Welt, in der es einen direkten Zusammenhang zwischen materiellem Überfluss und dem Anschein von Selbstliebe gibt. »Solange ich etwas bekommen und besitzen kann, fühle ich mich beinah geliebt.« (Beachten Sie, dass ich hier das Wörtchen »beinah« eingefügt habe.) Nichts zu haben oder zu bekommen, schürt letztlich die Selbstverachtung. »Wenn ich nichts habe oder bekomme, fühle ich mich wertlos, und weil ich mich wertlos fühle, schäme ich mich.«

In der heutigen Kultur dient der Materialismus, oder das große goldene Kalb, als Ersatz für die Selbstliebe. Das Problem ist nur, dass sich Selbstliebe nicht ersetzen lässt. Es ist eine Frage des inneren Werts. Das goldene Kalb kann zwar ein oberflächliches Bedürfnis befriedigen, doch das Bedürfnis tief in unseren Herzen und Seelen befriedigt es nicht. Wir zahlen mit Blut, Schweiß und Tränen. Und was bekommen wir dafür? Ist irgendetwas davon von sich aus nachhaltig? Wenn man nicht bereit ist, einen auf Dauer untragbaren, künstlichen Ersatz für die Selbstliebe zu akzeptieren, ist die Antwort darauf ein schallendes Nein.

Im Laufe der Jahre habe ich mit vielen Patientinnen und Patienten gearbeitet, die tiefsitzende Probleme hinsichtlich ihrer Selbstverachtung zu lösen versuchten. Diese Erfahrung hat mich gelehrt, dass sich die meisten von uns sehr schwertun, wenn sie vor die Aufgabe gestellt werden, sich selbst zu lieben. Endlich erwachsen sind wir aufgrund der vielen an Bedingungen geknüpften Urteile, die die Gesellschaft oder wir selbst über uns gefällt haben, so tief in Schuld- und Schamgefühle verstrickt, dass wir den Zugang zur Selbstliebe verloren haben. Gleichzeitig wissen wir, dass wir ganz sein sollten; und dass wir ganz sein müssen, um Wunder wirken zu können. Um ganz zu sein, müssen wir lernen, uns selbst zu lieben, und das geht nur mithilfe des höheren Selbst.

Im Tai-Chi sind alle Menschen und Dinge – auch Sie und ich – Teil einer unendlichen Dualität. Das *Selbst* besteht aus zahllosen positiven und negativen Energien, die sich zu einem Gesamtwesen zusammenfügen. Wir sind Ego und Seele. Das Ego macht es uns schwer, zu vergeben oder zu lieben. Es beäugt sich kritisch durch eine stark verzerrte Brille. Deshalb müssen wir die kritische Brille unserer Selbstwahrnehmung weicher einstellen, damit wir die Tür zur Selbstliebe aufstoßen können.

Ich habe festgestellt, dass zwei Begriffe die kritische Selbstwahrnehmung dämpfen und die Tür zur Selbstliebe aufstoßen: »unschuldig« und »wohlverdient«. Oft bitte ich meine Patientinnen und Patienten, in ihren Alben nach Fotos von sich als Baby oder Kleinkind zu suchen. Ich bitte sie, Abzüge machen zu lassen, ihre Kinderfotos in ihrer Wohnung und ihrem Wagen zu verteilen und die Bilder stets im Blick zu behalten. Anschließend bitte ich sie, sich auf die Fotos zu konzentrieren und sie direkt mit den beiden Begriffen »unschuldig« und »wohlverdient« zu verbinden. Diese Übung ermöglicht es ihnen schließlich, ihre kritische Selbstwahrnehmung zu dämpfen und ihr Bewusstsein auf Selbstvergebung zu programmieren.

Im nächsten Schritt müssen wir die Brille unserer Wahrnehmung komplett austauschen. Die zweite Wahrnehmungsbrille ist die des höheren Selbst. Anders als die Egobrille, die sich nur auf unsere Sterblichkeit und unsere menschlichen Unzulänglichkeiten beschränkt, zeigt die Brille unseres höheren Selbst unsere Unsterblichkeit, unsere Grenzenlosigkeit und unser tiefstes liebendes Wesen. Wenn wir das Selbst aus dieser Perspektive sehen, betrachten wir es aus der Perspektive unseres höheren Selbst und richten uns auf die stärkende Solidarität der Selbstliebe aus.

Schwierigkeiten mit der Selbstliebe haben viel mit der kulturellen Programmierung zu tun. In den stärker spirituell ausgerichteten ostasiatischen Ländern mit ihren buddhistischen, taoistischen und hinduistischen Einflüssen beruht die kulturelle Programmierung im Allgemeinen auf der Identifikation mit einem Selbst, das gestaltlos und unfehlbar ist. Das höhere Selbst ist unendlich, grenzenlos und ohne Tadel. Deshalb ist es viel leichter, das höhere als das niedere Selbst zu lieben. Und da es für vollkommene Weisheit steht, versteht es auch, dass wir komplizierte Wesen sind.

Der Zustand der selbstlosen Liebe

Die Selbstliebe mündet automatisch in den endlosen Strom der selbstlosen Liebe. Wer selbstlos Liebe schenkt, erzeugt dadurch eine unendliche Aufladung mit grenzenloser Energie. Das bedingungslose Geschenk der Liebe des seelischen Selbst produziert eine kraftvolle Energie, die bis in alle Ewigkeit weiterschwingt. Die selbstlose Liebe ist ein wahres Füllhorn mit Gaben nicht nur für den Augenblick und nicht nur für den Empfänger. Ein erfülltes Selbst kann aus seiner seelischen Quelle geben – ohne Erwartungen und frei von jeglichem Groll. Bereits das Geben ist komplett wechselseitig. Es gibt keinen Unterschied zwischen Geben und Nehmen. Der Schlüssel zur wunderwirksamen Macht der selbstlosen Liebe liegt darin, dass es sich dabei um eine höhere Form des Gebens handelt, bei der man automatisch etwas zurückbekommt; sie ist bedingungslos.

Sogar die Wissenschaft kommt allmählich dahinter, dass der Dienst am Nächsten und das selbstlose Geben tatsächlich eine heilende Wirkung sowohl auf den Gebenden als auch auf den Empfangenden haben können. Die Wissenschaftlerin Emily Ansell von der Yale School of Medicine berichtete unlängst in der Zeitschrift *Clinical Psychological Science* von einer ihrer Studien. Sie hatte herausgefunden, dass es die Auswirkungen von Stress lindert, wenn man anderen hilft. Einige Experten glauben, dass es sich dabei um eine evolutionäre Neuprogrammierung des menschlichen Gehirns handeln könnte.[16]

Einige frühere Studien aus dem Bereich der psychologischen Wissenschaft deuteten an, dass der Mensch egoistisch veranlagt sei. Doch die aktuelle Forschung liefert immer mehr Beweise für das Gegenteil. Sie zeigt, dass sich der Mensch womöglich gerade verändert, und lässt vermuten, dass wir in dem Bestreben, uns über den reinen Überlebenstrieb hinaus zu entwickeln, ein großzügigeres und mitfühlenderes Selbstbild aufbauen. Während sich unser kollektives Bewusstsein immer mehr weitet, empfinden wir es deshalb als immer natürlicher, selbstlos Liebe zu schenken. Je entwickelter unser Bewusstsein, desto größer unser Einfühlungsvermögen. Je größer unser Einfühlungsvermögen, desto mehr neigen wir dazu, uns ganz automatisch der Wunder wirkenden Erfahrung der selbstlosen Liebe zu öffnen.

Bei der Arbeit mit Patientinnen und Patienten achte ich meist besonders darauf, sie bei der Entwicklung selbstloser Liebe zu unterstützen. Ich gehe weit über die Grenzen meines intellektuellen Verstandes hinaus und lasse liebevolles, heilendes Mitgefühl aus den tiefsten Tiefen meines Herzens und meiner Seele fließen. Wenn ich meine Liebe und meine Energie in der Meditation mit meinen Patienten teile, hat dies stets eine erstaunliche Wirkung sowohl auf sie als auch auf mich. Wir beschenken uns gegenseitig mit einer aufrichtigen, von Herzen kommenden Offenheit, die das Bewusstsein erweitert. Diese Methode zur Entwicklung selbstloser Liebe erzeugt ein starkes Gefühl von Empathie, das eine kraftvolle, den Heilungsprozess in Gang setzende Frequenz erzeugt – ein direkter Beweis für die Kraft der selbstlosen Liebe. Ich glaube, dass dies der Macht des Mitgefühls geschuldet ist. Mitgefühl ist die treibende Kraft der selbstlosen Liebe.

Die Macht des Mitgefühls und dessen Potenzial verstärken sich tief im Inneren aller Menschen. Es spiegelt unsere aus tiefstem Herzen kommende Anteilnahme am Schicksal derer, denen es weniger gut geht als uns, und inspiriert uns dazu, mit liebevollen, lebensverändernden Taten zur Stelle zu sein. Mitfühlen heißt dienen, und das Motto des Mitgefühls lautet: »Es hätte ebenso gut mich treffen können.« An diesem Punkt spornt uns die Liebe dazu an, die Grenzen zwischen dem Selbst und dem Universellen zu überwinden, wo es sich in allen Menschen und Dingen widerspiegelt. Unser Mitgefühl öffnet eine Tür höheren Bewusstseins, die an einen Ort der Einheit führt, wo alles eins und Trennung nur eine Illusion ist. Indem wir mitfühlend selbstlose Liebe schenken, finden wir den Weg zu dem heiligen Ort der Selbstverwirklichung im tiefsten Inneren unseres Seins. So können wir unseren angestammten Platz in der Gemeinschaft der Menschen einnehmen. An diesem Ort tiefen, liebenden Mitgefühls und hingebungsvollen Dienens können wir Zugang zu unendlicher Macht und zu Wundern erlangen.

In meinem Buch *Whole Health* habe ich geschrieben: »Das Wort Passion (oder Leidenschaft) erzeugt eine starke körperliche Wirkung. Alles ist Energie. Dies gilt auch für Worte. Sie können eine starke Reaktion hervorrufen, weil sie parallel die Frequenz des Konzepts beinhalten, die unser Verständnis dieses Wortes erzeugt. Im Grunde wird die Energie eines Wortes durch die geistigen Vorstellungen und Bilder verstärkt, die seine Bedeutung hervorruft. Und wenn es ein Wort gibt, das Energie erzeugt, so ist es der englische Begriff *passion* (»Leidenschaft«). Das Wort *compassion* (»Mitgefühl«) besitzt die gleiche Kraft. Ich sage immer: Die Energie des Mitgefühls ist Leidenschaft minus Feuer.«[17]

Jenseits der Worte liegt die Energie der mitfühlenden Leidenschaft – der »compassionate passion« – mit ihrer fundamentalen Wirkung auf alle Menschen.

Die Macht des Mitgefühls ist unstrittig. Das menschliche Gehirn erzeugt eine Reihe unterschiedlicher Gehirnwellenzustände, von denen sich die meisten auch feststellen lassen. Der sogenannte Beta-Wellen-Burst gilt als der mächtigste von ihnen und galt früher als nicht nachweisbar – bis man ihn dann doch beobachten konnte.

Die Probanden waren buddhistische Mönche. Wissenschaftler brachten Elektroden an ihren Köpfen an, um ihre Gehirnwellenzustände während einer tiefen Meditation, in deren Mittelpunkt das Mitgefühl stand, zu messen. Im Rahmen dieser Meditation erzeugten die Mönche die starke Absicht, selbstloses, liebevolles Mitgefühl und heilende Energie überall dorthin zu schicken, wo sie am dringendsten gebraucht wurden. Zu ihrer Überraschung gelang es den Forschern zum ersten Mal überhaupt, Beta-Wellen-Bursts zu messen.[18] Die Demonstration durch die Mönche machte den Wissenschaftlern klar, dass die gebündelte Absicht ihres Mitgefühls feststellbar war und diese Macht ihren Ursprung nicht nur im Mitgefühl hatte, sondern auch in der schieren Entschlossenheit, zu lieben und zu dienen. Letzten Endes ist es die Sanftheit der selbstlosen Liebe, die ihre wunderbare Macht ausmacht.

Der Zustand der beständigen Liebe

Zeit und Raum sind nur eine Illusion – vor allem, wenn es um die beständige Liebe geht. Sie kennt weder Anfang noch Ende, denn sie ist unsterblich. Bei der sterblichen Liebe ist die materielle Illusion von Zeit und Raum in der physischen Realität von Bedeutung. Menschen lernen sich in einem bestimmten Jahr und an einem bestimmten Tag kennen, sie heiraten, feiern Jubiläen und lassen sich an bestimmten Daten scheiden. In diesem Seinszustand spielt sich das Leben innerhalb seines eigenen relativen Vakuums ab. Die sterbliche Liebe folgt dem Diktat der Schwerkraft, das ihr Grenzen setzt. Sie manifestiert sich ausschließlich innerhalb der Grenzen einer dreidimensionalen Realität. Die sterbliche Liebe ist an den sich immer wieder neu entfaltenden Moment gebunden. Bei der beständigen Liebe ist dies nicht der Fall, denn sie ist zeitlos.

Es gibt Phänomene, die Zeit, Raum und die dreidimensionale Realität vollständig transzendieren. Die mit beständiger Liebe verbundene Energie ist eines davon. Wir wissen, dass Energie weder erschaffen noch vernichtet, sondern nur umgewandelt werden kann. Unsere Körper sterben, aber unsere Energie wandelt sich. Ähnlich ist es mit der beständigen Liebe, bei der nur die materiellen Aspekte vergehen. Ihre Energie kann niemals sterben, sie bleibt und nimmt immer wieder neue Formen an. Die beständige Liebe ist eine unsterbliche Energie, die unaufhörlich in neues Sein übergeht. Diese Vorstellung beantwortet die Frage nach Beziehungen aus früheren Leben.

Es gibt einerseits die Liebe in diesem Leben, andererseits die beständige Liebe aus früheren Leben. Liebesbeziehungen aus früheren Leben unterscheiden sich grundlegend von allen anderen. Bei einer Liebe, die die Zeit überdauert, handelt es sich um den seltenen Zustand der Einheit, der zwischen zwei unzertrennlichen Seelen besteht. Oft gibt es bemerkenswerte Ähnlichkeiten bezüglich der Denkmuster, Gewohnheiten und Eigenheiten sowie ganz allgemein ein starkes Gefühl instinktiven Verständnisses zwischen zwei Individuen. Möglich ist auch, dass Bilder und Erinnerungen an vergangene, gemeinsam erlebte Inkarnationen auftauchen. Der vielleicht bedeutendste Faktor einer beständigen Liebe ist, dass die Liebenden immer wieder zueinanderfinden und dies in vielen Fällen sofort zu spüren und zu wissen scheinen.

Vor Jahren kam ein älteres Ehepaar zu mir in die Praxis und erzählte mir die wunderschöne Geschichte ihrer beständigen Liebe. Maureen und Robert sagten, dass sie als Kinder im gleichen Stadtviertel von Boston aufgewachsen seien und zusammen gespielt hätten. Schon als Kinder seien sie besonders liebevoll miteinander verbunden gewesen. Sie hätten gespürt, dass da etwas ganz Ungewöhnliches zwischen ihnen war, aber keiner habe so recht ausmachen können, was es war. In ihrer Jugend reifte ihre Beziehung allmählich heran, und sie entwickelten eine tiefe Liebe zueinander. Aber gerade, als ihre Liebe zu erblühen begann, zog Maureens Familie nach Columbus, Ohio.

Zehn Jahre vergingen. Sie verloren einander aus den Augen. Doch beide sagten, ihre Liebe zueinander habe auch in den zehn Jahren weiterbestanden, in denen sie keinerlei Kontakt hatten. Mit Ende zwanzig wurde Robert nach Seattle versetzt, und als er sich eine Wohnung in einem Vorort der Stadt nahm, stellte er fest, dass Maureen nebenan wohnte! Innerhalb eines Jahres waren sie verheiratet und sind seither unzertrennlich.

Ich zweifle nicht daran, dass Maureen und Robert ewig Liebende sind, deren Liebe Zeit und Raum überwindet und sich rational nicht erklären lässt. Ich fragte sie, ob sie an Liebesbeziehungen aus früheren Leben glaubten. Sie bejahten dies und meinten, wenn es möglich sei, dass sich zwei Menschen eine Ewigkeit lang lieben könnten, dann gelte dies gewiss für sie beide. Sie bekräftigten, es habe schon immer eine unerklärliche magische Vertrautheit zwischen ihnen gegeben, die sich wie etwas Ewiges anfühle.

Herz, Seele und Unterbewusstsein ewig Liebender könnte man mit einem unendlichen Archiv vergleichen. Ihre Archive sind wie die Akasha-Chronik angefüllt mit Erinnerungen an ein gemeinsames Jahrtausend und all die Liebe, die dazugehörte. Ewig Liebende sind ein lebendiges Beispiel für das höchste Potenzial menschlicher Liebe. Die Liebeserfahrungen dieser Menschen dienen allen Liebenden der Welt als inspirierender Beweis. Sie zeigen klar, dass das Wunder der Liebe nicht nur möglich, sondern der Grund ist, weshalb wir hier sind.

Die beständige Liebe erinnert uns daran, dass die wahre Vermählung in den ewigen Tiefen zweier Seelen geschieht, die eins werden. Sie hat nichts mit Egos, rechtlichen Verträgen und kostspieligen Feierlichkeiten zu tun, die nur allzu häufig mit der Aufteilung materieller Güter und Sorgerechtsproblemen enden.

Wenn es uns nicht gelingt, Selbstliebe und selbstlose Liebe zu lernen, werden wir unweigerlich feststellen, dass wir uns mit dem Schmerz und der Verwirrung verlorener Liebe und quälender Einsamkeit herumschlagen müssen. Nie bedurfte die Welt des Wunders der beständigen Liebe so sehr wie heute. Das ist auch der Grund, weshalb das Universum derzeit so viele reinkarnierte, ewig Liebende zusammenführt.

Die beständige Liebe ist die höchste Form menschlicher Beziehung. Sie ist die vollkommene Verbindung aus Selbstliebe und selbstloser Liebe. Sie ist die vierfache Vermählung zweier Seelen: Ich bin mit meiner Seele und Deiner Seele vermählt. Du bist mit Deiner Seele und meiner Seele vermählt. Die beständige Liebe ist zwar die wahre Vermählung zweier Seelen, und sie wird von einem erstaunlichen Prozess der nonverbalen Kommunikation zweier Herzen inspiriert und in Gang gesetzt.

Beständige Liebe spricht ihre ganz eigene wunderschöne und geheime Sprache. Es ist eine Sprache, die viele Menschen auf dieser Welt nie verstehen werden, denn sie ist nur den zeitlosen, miteinander verschlungenen Herzen zweier vereinter Seelen bekannt. Die von zeitlichen und räumlichen Fesseln befreite beständige Liebe wird auf einer übersinnlichen Ebene aktiviert und bewahrt. Ewig Liebende kommunizieren über ihre Energiefelder. Die nonverbale Kommunikation ihrer Herzen beginnt schon lange, bevor sie körperlich zusammenfinden. Jenseits von Raum, Zeit, Form und menschlicher Inkarnation erblüht die beständige Liebe im magischen Universum des ewigen Herzens der Seele. Ewig Liebende haben das Gefühl, sich schon immer zu kennen, weil dies tatsächlich der Fall ist. Die Macht beständiger Liebe ist grenzenlos.

Der Zustand des ewigen Jetzt

Zeit und Raum sind abstrakte intellektuelle Vorstellungen und mit den bedeutendsten Aspekten unseres Alltags verflochten. Sie entziehen sich auf ewig unserem Zugriff und bleiben doch unmittelbar mit den Kernerfahrungen von Geburt, Tod und der Lebensreise dazwischen verbunden. Und obwohl sich ihre Bedeutung für unser Leben nicht leugnen lässt, bleiben sie doch intellektuell viel zu abstrakt, um uns spirituell oder emotional zu inspirieren.

Unbestritten liefern die klassische Physik und die Quantenmechanik tiefe Einsichten in das intellektuelle Dilemma von Zeit und Raum. Die klassische Physik kennt das mathematische Modell der Raumzeit, das die drei räumlichen Dimensionen mit der zeitlichen Dimension zu einem vierdimensionalen Kontinuum verbindet. Quantenphysiker haben unlängst festgestellt, dass die *Raumzeit* ein »Produkt der Verschränkung zwischen Objekten« sei. Das heißt, dass sie von ihrer Beziehung zu umgebenden Objekten definiert und bedingt wird. Aufgrund der Verschränkung gibt es eine klare Übereinstimmung zwischen der Raumzeit und den Grundsätzen des Überbewusstseins, da sie auf einen Zustand der Ganzheit hinweist. Zeit und Raum verleihen dem Leben eine Tiefe und eine Dimension, die eine klare spirituelle und emotionale Basis haben, aber zu wissenschaftlich und abstrakt bleiben, um ein nennenswertes Maß an Inspiration zu erzeugen.

Die zeit- und raumlosen Konzepte JETZT und EWIG hingegen sind inspirierend. Der Zustand des EWIGEN JETZT steht für eine vor überbewusster Macht strotzende Realität.

Aber wir sind duale Wesen. Wir sind verletzliche, endliche Materie, die der Sterblichkeit ins Auge sieht, und gleichzeitig unzerstörbare, unendliche Energie, der die Illusion von Zeit und Raum gleichgültig ist. Wenn die negativen Regungen des zeitlich und räumlich begrenzten Unbewussten unsere Version der Wirklichkeit beherrschen, bleiben wir im Zustand des NIE gefangen.

Wo es weder JETZT noch EWIG gibt, bleibt nur das NIE. Viel zu viele Menschen sterben an dem Un-Wohlsein, das dem täuschenden NIE entspringt. Das unbewusste Mantra, das den inneren Dialog der dieser falschen Versprechung verfallenen Menschen steuert, lautet: *Ich habe NIE die Fülle, nach der ich mich so verzweifelt sehne, und werde sie vielleicht auch NIE bekommen. Aber ich werde weiter darum kämpfen!*

JETZT und EWIG bedeutet nicht, dass wir kämpfen, um Fülle zu erlangen. Es bedeutet, wir fügen uns der Erkenntnis, dass die

Fülle unseres EWIGEN Selbst existiert und wir, wenn wir den JETZIGEN Augenblick mit unserem EWIGEN Selbst durchdringen, stets im beglückenden Flow unendlicher Fülle bleiben.

Wenn wir in einer in der Unendlichkeit verankerten Realität geerdet bleiben, können wir die Qualität der Unsterblichkeit nutzen, die das körperliche Leben transzendiert. Und wenn wir unser Bewusstsein auf JETZT und EWIG richten, befreien wir uns von allen Einschränkungen der materiellen Illusion.

Wir werden das, was wir denken. Wenn wir aus unserer unsterblichen Seele heraus leben, werden wir unsterblich. Indem wir unsere Selbstwahrnehmung so verändern, dass wir uns als unvergängliches, ganzes Wesen sehen, und sie stärken, erlangen wir schließlich Macht über die Illusion der Vergänglichkeit. Es gibt keine größere Macht als diejenige, die in den Zuständen von JETZT und EWIG gründet.

Die Geburt des Gewahrseins unseres wahren, zeitlosen Selbst ist nur das Fundament. Der Schlüssel liegt darin, den Zustand des JETZT durch die bewusste Identifikation mit dem unsterblichen Selbst immer wieder neu zu erschaffen.

Die Gnade, die ein solches Überbewusstsein gewährt, ist so gewaltig wie unmittelbar – vorausgesetzt, dass wir dieses Überbewusstsein auch während der größten Prüfungen unseres sterblichen Lebens bedingungslos leben.

Im Auf und Ab des Alltags kommt es häufig zu spirituellen Schwankungen. Wir sind spirituell inspiriert, so lange die negativen unbewussten Herausforderungen nicht größer sind als die Überzeugung von unseren hehren Absichten.

Die Absoluta JETZT und EWIG verändern die spirituelle Diskussion, denn sie verlangen, dass wir uns unseren Weg bedingungslos immer weiter geradeaus bahnen. Immer dann, wenn wir es mit etwas Absolutem zu tun haben, ist der Nutzen mindestens ebenso groß wie die Schwierigkeiten, auf die wir stoßen können. JETZT und EWIG mögen kompromisslos sein, aber sie verleihen auch unendlich viel Kraft.

Jeder Mensch kann sich tiefer in sich hineinversenken. Wir haben Zugriff auf eine Quelle unendlicher Kraft, die wir über den Zugang zu unserer Seele erreichen können. Wir sind aus Unendlichkeit gemacht; und da wir zur Unendlichkeit gehören, sind auch wir unendlich. Wir sind so viel mehr als nur die gewöhnliche, sterbliche Illusion unseres Selbst: Wir sind außergewöhnlich. Dieses außergewöhnliche Selbst ist dazu bestimmt, im Bereich von JETZT und EWIG zu agieren. Dieses außergewöhnliche Selbst ist in der Lage, das JETZT immer wieder neu zu erschaffen und es mit dem unverfälschten Bewusstsein unseres EWIGEN Selbst zu erfüllen.

So entsteht eine perfekte Symmetrie. Es kommt nicht nur darauf an, woher wir kommen; es kommt auch darauf an, wie wir uns entwickeln. Wenn unser Ursprung die Seele ist, sind wir im Einklang mit den Kräften von JETZT und EWIG, sodass wir ganz automatisch aus der Tiefe unserer unendlichen Seele hervorgehen. Spirituelle Absicht und Ziel werden eins.

Der Zustand reiner Präsenz

Unser Leben auf Erden ist ebenso kurz wie kostbar. Ich habe im Laufe der Jahre mit vielen todkranken Menschen gearbeitet und dabei oft tödlicher Verzweiflung ins Auge geblickt. Ich habe das gequälte Flehen vernommen: »Helfen Sie mir! Lassen Sie mich nicht sterben!«

Je weniger Zeit uns offenbar auf dieser Welt bleibt, desto mehr wissen wir sie zu schätzen. Meine todkranken Patientinnen und Patienten haben mich gelehrt, wie heilig das Leben ist, wenn es allmählich entschwindet. Jedes Wort, jede Berührung und jeder Atemzug nehmen ein unendliches eigenes Leben an, und sogar die Qualität unserer Präsenz verändert sich. In unseren letzten physischen Augenblicken sind wir vollkommen bewusst und zutiefst präsent. Deshalb frage ich mich, wie viel wertvolles Leben wir vergeuden.

Wenn wir nicht ganz und gar präsent sind, sind wir niemals voll und ganz lebendig.

Das Konzept der Präsenz steht für die Lebensenergie auf der tiefsten innersten Ebene. Es zeigt, wie lebendig wir das Voranschreiten unseres Lebens erfahren. Unsere Liebe, unsere Nähe, unsere Kreativität, unsere Erfolge und sogar die Lehren, die wir aus unseren Misserfolgen ziehen, werden stark vom Ausmaß und der Tiefe unserer Präsenz beeinflusst.

Statt den gegenwärtigen Augenblick einzufrieren, in der Hoffnung, die Erfahrung dadurch tiefer oder bedeutsamer zu machen, nehmen wir, was wir kriegen können, eilen ungeduldig weiter und nehmen alles mit, was in den nächsten Augenblicken oberflächlich daherkommt. Es scheint, als seien wir nie wirklich dort, wo wir gerade sind. Wir sind immer schon einen Schritt weiter, abgelenkt von unserer ständigen fragmentierten Bewegung. Wir leben, aber da es uns an ungeteilter Präsenz fehlt, sind wir nicht lebendig.

Um voll und ganz lebendig zu sein, müssen wir lernen, ungeteilt präsent zu sein. Der Schlüssel liegt darin, dass wir das Bewusstsein auf unseren Atem richten. Wir müssen lernen, in jedem einzelnen Atemzug ein ganzes Leben zu leben – und das ist durchaus wörtlich gemeint. Wir holen im Laufe unseres Lebens Millionen Mal Luft. Wie viele von den Tausenden von Atemzügen des gestrigen Tages haben Sie bewusst erlebt? Was gibt es Wichtigeres als Ihren Atem? Haben Sie sich mehr auf irgendwelche negativen, unbedeutenden Gedanken konzentriert als auf Atem Ihres Lebens? Bedenken Sie, wie destabilisierend viele, wenn nicht sogar die meisten Gedanken sind.

Der Atem ist der ultimative Ruhepunkt. Atem ist Leben. Das Atmen ist auch der elementarste Vorgang, um unser Bewusstsein zu bündeln und die Kraft unserer Präsenz zu erden. Indem wir die Präsenz unseres Gewahrseins ganz auf den Rhythmus unserer Atmung richten, erwecken wir unsere ungeteilte Präsenz wieder zum Leben. Wenn wir uns auf diese Übung konzentrieren und sie ständig wiederholen, entfalten wir unsere Möglichkeiten weit über die Grenzen von Zeit und Raum hinaus.

Die ungeteilte Präsenz ist ein Energiefeld mit einer mächtigen, geheimen Qualität. Sie entspricht der Führungskraft. Wer ungeteilte Präsenz manifestiert, zeichnet sich durch die angeborene Fähigkeit aus, die Aufmerksamkeit auf sich zu ziehen und Engagement zu wecken. Man spürt, wenn solche Menschen den Raum betreten. Ihre Energie scheint ihnen auf Schritt und Tritt vorauszueilen. Doch diese Macht ist keine Frage des Tuns, sie ist eine Frage des Seins.

Ungeteilte Präsenz ist eine Manifestation des Überbewusstseins, die ein hochfrequentes Feld erzeugt. Dieses Feld ermöglicht mühelos radikale Transformationen. Es ist kein Feld des Handelns, Tuns oder Denkens. Es ist ein Feld des Nicht-Handelns und existiert als Zustand bewussten Seins. Die Kraft der ungeteilten Präsenz erwächst aus dem Nicht-Handeln. Im Zustand bewussten Seins laden wir das Universum ein, uns mit der reinen Kraft der ungeteilten Präsenz zu erfüllen.

Der Zustand der Liminalität

Wissenschaftler scannen die Gehirne von Yogis, Mönchen, berühmten Künstlern, großen Denkern und besonders erfolgreichen Menschen in der Hoffnung, Einsichten ins liminale Bewusstsein zu gewinnen. Ursprung des Wortes *liminal* ist seine lateinische Wurzel *limen*, »Schwelle«. Das liminale Bewusstsein ist jene Energie, die immer dann entsteht, wenn wir eine wichtige Schwelle überschreiten und etwas zurücklassen, um etwas Neues zu erschaffen.

Viele buddhistische Schulen bezeichnen die höchste liminale Energie als Bardo, und sie lässt sich am besten am Beispiel der letzten Schwelle oder dem Übergang vom sterblichen zum unsterblichen Leben veranschaulichen. Diesen Schulen zufolge verleiht uns ebenjene mächtige Energie des liminalen Bewusstseins die nötige Durchschlagskraft, um den himmlischen Schleier zwischen der sterblichen und der unsterblichen Existenz zu durchbrechen. Doch die größte liminale Energie ist nicht auf unseren letzten Befreiungsschlag weg vom Körperlichen beschränkt. Liminale Energie entsteht immer dann, wenn wir ein Risiko eingehen oder etwas hinter uns lassen, um etwas Neues zu schaffen.

Das liminale Bewusstsein offenbart weniger die Bereitschaft, etwas Neues zu erleben, als vielmehr einen unersättlichen Hunger danach, unsere irdische Wissensgrundlage zu erweitern. Es geht darum, aus der Vergangenheit in die Gegenwart zu kommen, wo wir die Zukunft manifestieren können. Die Wissenschaft hat festgestellt, dass uns das liminale Bewusstsein dazu befähigt, die höchsten Stufen wahrer Freude, der Selbsterkenntnis, des Friedens und des dynamischen Fließens im Auf und Ab des Lebens zu erleben. Das liminale Bewusstsein entspricht der maximalen Fähigkeit, aus dem, was verschwindet, etwas Neues zu erschaffen. Um diesen Zustand ohne Weiteres erreichen zu können, müssen wir die Gehirnhälften synchronisieren.

Das menschliche Gehirn verfügt über zwei klar voneinander getrennte Hälften. Die linke Hemisphäre ist in erster Linie analytisch, die rechte eher intuitiv. Die meisten Menschen bevorzugen die eine oder die andere. Die Dominanz einer Hemisphäre erzeugt ein spürbares Ungleichgewicht im Gehirn, das unser liminales Denken erheblich einschränkt. In den letzten drei Jahrzehnten gab es viele Studien, bei denen die Wissenschaftler immer wieder feststellten, dass die meisten Yogis, Mönche, großen Denker, Erfinder, Künstler und besonders erfolgreichen Menschen beide Gehirnhälften gleichzeitig nutzen. Die meisten liminalen Denker – das sind die Menschen, die Veränderungen bereitwillig annehmen und sich von der großen Herausforderung, etwas aufgeben zu müssen, nicht einschüchtern lassen – erkennen, dass sie etwas Kühnes und Neues erschaffen können.

Wie werden wir zu liminalen Denkern? Indem wir zunächst einmal die Gehirnhälften synchronisieren.

Wir können lernen, die beiden Hemisphären des Gehirns zu synchronisieren, um den Zustand der Liminalität zu verstärken. In den wachen Stunden des Tages pendeln sich unsere Gehirnwellen meist irgendwo zwischen Alpha und Beta ein. In Phasen der Ruhe und der tiefen Entspannung wechselt unser Gehirn ohne Weiteres zwischen den verschiedenen Bereichen. Wenn wir durch und durch entspannt sind, durchläuft es die Bereiche der Alpha-, Theta- und Delta-Wellen. Dann ist die Wahrscheinlichkeit am größten, sogenannte hypnoide (also hypnoseähnliche) Zustände zu erleben. Die Hypnagogie ist der Übergang vom Wachzustand zum Schlaf. Die Hypnopompie ist der Bewusstseinszustand, der aus dem Schlaf herausführt. Beide sind tranceähnlich und bringen unser Bewusstsein unmittelbar in die liminale Synchronisation. Indem wir in der fruchtbaren Phase kurz vor dem Einschlafen oder dem vollständigen Erwachen am Morgen unsere sehnlichsten kreativen Träume visualisieren, können wir die schöpferische Kraft des liminalen Bewusstseins aktivieren.

Der Zustand der Vereinigung

Erfüllung bedeutet, ausgefüllt zu sein. Alle Seelen streben nach ewiger Erfüllung, und so merkwürdig das auch klingen mag, begünstigt nichts ewige Erfüllung so sehr wie vollkommene Leere. Überbewusstsein ist vollkommene Leere. Es ist kein Spiegelbild unseres bedrängten, sterblichen Geistes, sondern steht für unseren höchsten Geist und seine Vereinigung mit dem höchsten, kollektiven Geist des unendlichen Universums.

Das Überbewusstsein ähnelt keinem anderen Zustand, denn die vier anderen Bewusstseinszustände gehören zu unserer sterblichen Natur, doch das Überbewusstsein ist ein präexistenter Zustand universellen Bewusstseins.

Alles, was lebt, hat ein Bewusstsein, und der daraus resultierende Ozean unendlichen universellen Gewahrseins ist ein kollektiver Zustand. Manch einer behauptet vielleicht sogar, dass aus pan-psychistischer Sicht sogar unbelebte Objekte ein Bewusstsein haben und Bewusstsein eine Eigenschaft, wenn nicht sogar die Essenz aller Dinge im Universum ist.

Um auf diese Ebene zu gelangen, müssen wir das große Paradox des aktiven Nicht-Handelns meistern. Mehrheitlich werden die Menschen zu unbewusstem Tun erzogen. Es ist nicht weiter ungewöhnlich, wenn wir im Streben nach Perfektion irgendwann arbeitswütig werden und zwanghafte Verhaltensweisen entwickeln. Wir sind bewusst übertrieben aktiv und müssen immer irgendetwas zu tun haben. Ist das zu irgendeinem Zeitpunkt einmal nicht der Fall, empfinden wir Gefühle der Schuld oder der Demütigung, weil wir nichts leisten. Denn das, so haben wir gelernt, ist das höchste Ziel im Leben.

Wir verstehen nicht, dass, je weniger wir tun, wir das Universum umso stärker auffordern, durch uns zu *wirken*. Wir müssen lernen, bewusst weniger zu tun – weniger zu tun, in der klaren Absicht, weniger zu tun. Wenn wir uns bewusst dieses Ziel setzen würden, würden wir immer weniger tun und schließlich in die egolose Dimension des Nicht-Seins eintreten. Das Nicht-Sein arbeitet zu unseren Gunsten und stößt die Tür zum All-Sein des Universums auf. So können wir den Wechsel vom Denken zum Gewahrsein, vom menschlichen Tun zum spirituellen Sein, von einem Subjekt, das von der Welt betrachtet wird, zu einem Objekt vollziehen, das Menschen und Dinge mit den Augen des Universums sieht. So können wir die vollkommene Leere nutzen, um vom unbewussten in den überbewussten Zustand zu wechseln.

Vollkommene Leere ist die natürliche Folge des Bemühens um No-Mind (»Nicht-Bewusstsein«). Nach alter taoistischer Lehre erreichen wir die höchste Form des spirituellen Aufstiegs, wenn wir uns in Wuxi-, also tiefer Meditation üben, die Wuxin erzeugt – einen Zustand der Leere oder des No-Mind. Bei dieser Meditationsform geht es darum, mit Bewegung, Atem und Klang den energetischen Brückenschlag des Gewahrseins zwischen Herz und Geist zu unterstützen. Ganz ähnlich sprechen die Buddhisten im Rahmen der Praxis der Kampfkünste und der spirituellen Meditation von Mushin, dem japanischen Wort für das chinesische Wort Wuxin. *Mushin* lässt sich auch als »Bewusstsein ohne Bewusstsein« übersetzen. Ähnlich auch das Wort *Karate*, »leere Hand«. Karate lehrt, dass sich mit leerer Hand die göttliche Hand des Universums besser beschwören lässt. Die Konzepte zeigen, um Überbewusstsein zu erlangen, müssen wir die Tür zum überfüllten Egobewusstsein schließen, welches das Konzept des Wunderwirkens nicht begreifen kann.

Das Überbewusste bildet den Kern vieler kultureller Praktiken des Ostens, des Buddhismus, des Hinduismus und des Taoismus, die schon immer stärker dazu neigen, das Weltliche zu transzendieren und das Außergewöhnliche zu erreichen. Hier im Westen wachsen wir mehr oder weniger in bewussten, unterbewussten und unbewussten Zuständen auf. Das liegt vor allem daran, dass unsere kulturellen Gepflogenheiten in erster Linie von der freien Marktwirtschaft bestimmt sind. Es kommt ganz darauf an, welche Ziele man sich im Leben setzen möchte. Die Dominanz des Bewussten, Unterbewussten und Unbewussten mag dafür sorgen, einen sicheren Wochenlohn zu bekommen; ein Wunder können wir uns damit aber eher nicht kaufen.

Ich beobachte, dass sehr viele meiner Patientinnen und Patienten ihre Schwierigkeiten mit dieser Dichotomie haben, und erkenne klare Muster. Denjenigen, die sich am stärksten um geistige Transzendenz bemühen, gelingt es auch ganz klar am besten, Wunder der Heilung zu vollbringen. Viele von ihnen machen sich eine magische Eigenschaft mit einer starken *Transformationserwartung*, wie ich es nenne, zu eigen. Sie sind sich sicher, dass sie eine wirklich einzigartige Erfahrung bewirken und machen werden. Ich sehe, wie diese Menschen wunderbare Ergebnisse erzielen – obwohl die Erfolgsaussichten in manchen Fällen sehr gering sind. Ich bezeichne meine ersten Ausnahmepatientinnen und -patienten gern als meine Lehrer, die mich dazu inspiriert haben, ebenfalls zu handeln und mich sehr viel aktiver darum zu bemühen, die Voraussetzungen für Wunder zu schaffen. Indem ich sie motiviere und dazu ermutige, an ihrem alles entscheidenden Plan festzuhalten, kann ich sehen, wie wichtig es ist, sich mit dem Geist zu beschäftigen und ihn neugierig zu machen. Ich habe gelernt, vorsichtig zu sein und auf zweifelnde oder fragende Einwürfe zu verzichten. Weil meine Patientinnen und Patienten so wunderbare Lehrer waren, nutze ich das Überbewusstsein inzwischen wie eine Art göttliche Energiespritze bei allem, was ich tue, und auch für mich selbst.

Bei einer meiner Patientinnen wurde Brustkrebs im Stadium 4 diagnostiziert. Bei unserem ersten Treffen hatte ich nicht den Eindruck, dass sie besonders religiös war, doch diese große Prüfung schien eine sehr starke spirituelle Persönlichkeit in ihr zu wecken. Ich kenne viele Fälle, in denen stark geschwächte und todkranke Patienten eine tiefgreifende Transformation erleben. Ich habe gesehen und gelernt, dass es bei der Manifestation von Wundern ebenso wichtig ist, ein meditatives Leben zu führen, wie sich häufig in Meditations- und Trancezustände zu versetzen. Es geht um das, was ich als *Transformaktion* (transformative Aktivierung) bezeichne – die Steigerung der Energie all dessen, was unserem »wahren Ich« gefällt. Jeder von uns trägt eine sehr viel höher entwickelte, überbewusste Version seiner selbst in sich. Sie wird meist durch eine Krise aktiviert. Die Onkologen erklärten die Frau schließlich für krebsfrei. Am letzten Tag unserer Zusammenarbeit brach sie in Freudentränen aus. Im Gehen wandte sie sich noch einmal um und sagte: »Ich danke Gott dafür, dass der Krebs in mein Leben gekommen ist, um mich zu lehren, wer ich wirklich bin.«

Die Heilung negativer Zustände

Der menschliche Geist besitzt eine beinah grenzenlose Fähigkeit, Gedanken und Gefühle zu erzeugen. Wir sind sogar in der Lage, uns in beinah unendlich viele verschiedene geistige Zustände zu versetzen. Dennoch wird unser Zustand im Allgemeinen von folgenden fünf Primäremotionen gesteuert: Ärger, Angst, Sorge, Freude und Traurigkeit – aber es gibt noch mehr. In der Kindheit mag es normal sein, dass unsere Zustände Reaktionen auf äußere Umstände sind. Aber auch als Erwachsene bleiben wir in einem Labyrinth der Reaktivität gefangen. Dies macht es uns so gut wie unmöglich, ein verantwortungsvolles Leben zu führen, gesunde Beziehungen aufzubauen und gefährlichen Krankheiten zu entgehen. Es ist wichtig, dass wir als Erwachsene die Zustände kindischer Reaktivität hinter uns lassen und uns von der Verletzlichkeit des Unbewussten zur Macht des Überbewusstseins weiterentwickeln. Die überbewusste Heilung des Geistes beginnt damit, dass wir uns unseres Denkens gewahr werden. Das Denken entspringt dem sterblichen Selbst, das Gewahrsein unserer unsterblichen Quelle. Gewahrsein misst und urteilt nicht, es ist ein Spiegelbild reiner Beobachtung. Dadurch, dass wir uns um eine größere Präsenz des Gewahrseins bemühen, lösen wir uns von einer chronischen, negativen Reaktion. Dazu braucht es mehr als Meditation. Wir müssen meditativ leben und überbewusste Zustände erzeugen.

Indem wir unser reines Gewahrsein stärken, sind wir besser dafür gerüstet, den Zustand unseres Bewusstseins bewusst zu wählen. Die meisten Menschen treiben unbewusst durchs Leben, gewappnet dagegen und gefasst darauf, dass ihnen das Leben Situationen präsentiert, die entsprechende emotionale Reaktionen in ihnen auslösen. All das ist sehr stark von den Umständen abhängig. Wenn ein positiver Mensch oder eine positive Sache in unser Leben tritt, erleben wir einen positiven Zustand. Taucht ein negativer Einfluss in unserem Leben auf, reagieren wir entsprechend.

Wir haben die ultimative Wahl. Wenn wir uns noch vor dem Aufstehen am Morgen bewusst für einen positiven Zustand entscheiden, legen wir damit die Grundstimmung dieses Tages fest. Ist die Entscheidung gefallen, geht es darum, an dem von uns gewählten Zustand festzuhalten und nicht zuzulassen, dass negative Einflüsse unseren Entschluss schwächen.

Ich frage häufig Menschen, die in einem negativen Zustand gefangen sind, ob sie schon einmal darüber nachgedacht haben, in welchem Zustand sie gern wären. Wenn wir einen negativen Zustand hinter uns lassen wollen, müssen wir zunächst verstehen, dass wir irgendjemandem oder irgendetwas die Erlaubnis gegeben haben, uns negativ zu beeinflussen. Ehe wir eine neue Richtung einschlagen können, müssen wir eine Vorstellung davon haben, wodurch wir diesen negativen Zustand ersetzen möchten. Es ist eine Frage der Entscheidung. Es geht darum, dass wir uns für die Macht bewussten Handelns entscheiden. Indem wir überbewusste oder meditative Zustände des Gewahrseins wie Ruhe und innere Klarheit wählen, können wir eine von wahrer Macht erfüllte persönliche Realität erschaffen.

Unbewusste negative Reaktionen erzeugen verzerrte Zustände des Un-Wohlseins, die uns an künstliche Realitäten fesseln, denen wir machtlos ausgesetzt sind. Viele Menschen erfinden unbewusst den Mythos ihres eigenen Niedergangs. Der Geist steuert die Realität, und der Zustand steuert den Geist. Wenn wir unseren bewussten Zustand nicht kontrollieren, wird er uns beherrschen. Das Knifflige daran ist, dass negative Zustände auf Gefühlen beruhen und Gefühle zu den stärksten menschlichen Kräften gehören.

Bis vor Kurzem glaubte man, es gebe fünf menschliche Grundemotionen, aber einer im Jahr 2017 in der Fachzeitschrift *Proceedings of the National Academy of Science* veröffentlichten Studie zufolge gibt es 27 menschliche Emotionen.[19] Und zwar: Bewunderung, Verehrung, ästhetische Wertschätzung, Belustigung, Besorgnis, Ehrfurcht, Unbehagen, Langeweile, Gelassenheit, Verwirrung, Verlangen (nach Essen), Ekel, empathischer Schmerz, Verzückung, Neid, Aufregung, Angst, Entsetzen, Interesse, Freude, Wehmut, Romantik, Trauer, Befriedigung, sexuelles Verlangen, Mitgefühl und Triumph.

Jedes dieser Gefühle steht für eine Kraft, die Lust oder Schmerz erzeugt. Zweifellos beherrschen Lust und Schmerz das menschliche Befinden. Es sind die beiden Kräfte, die den Menschen am stärksten motivieren.

Freuds Lustprinzip besagt, dass alle Menschen instinktiv nach Lust streben und Schmerz vermeiden wollen, um die eigenen biologischen und psychischen Bedürfnisse zu befriedigen.[20] Im Kern bedeutet dies, dass wir einen besonderen Trumpf aus dem Ärmel ziehen müssen, wenn wir die Kontrolle über unseren Zustand gewinnen wollen. Die Gefühle sind zweifellos sehr mächtig, aber wir dürfen nicht vergessen, dass alle Emotionen Ausdruck des Bewussten, Unterbewussten und Unbewussten sind. Die Macht des Überbewussten ist jedoch größer.

Das Bewusstsein, das Unterbewusstsein und das Unbewusste sind Ausdruck des menschlichen Geistes. Im Überbewusstsein aber spiegelt sich der universelle Geist. Nur der überbewusste universelle Geist ist imstande, einen zeitlebens unbewusst einprogrammierten negativen Zustand zu durchbrechen. Im Leben eines jeden Menschen gibt es eine Fülle von irritierenden Menschen, Orten und Dingen, und es scheint, als könnten sie uns mühelos in Wallung versetzen und im Nu eine emotionale Reaktion auslösen. Derartige Störungen erzeugen Beta-Wellen, die einfach nicht mit den Delta- und Theta-Wellen vergleichbar sind, die wir im überbewussten Zustand erzeugen.

Erleuchtung für unsere düsteren Zustände

Man könnte unsere Zustände als das geistige Klima bezeichnen, an das wir uns gewöhnen, bis es zur Routine wird. An einem normalen Tag erzeugen wir eine Vielzahl veränderlicher Zustände. Diese werden in erster Linie von unseren Gefühlen beeinflusst, die mal positiv und mal negativ sind. Unsere negativen geistigen und emotionalen Zustände können sich nachteilig auf unseren körperlichen Zustand auswirken. In der Tat ist der negative Zustand, den wir am häufigsten erleben, die Wurzel chronischen Un-Wohlseins.

Das Wort »Un-Wohlsein« zeigt klar, worum es geht. Es beschreibt einen Aufruhr, der tief im Inneren brodelt, Geist und Seele so stark beeinträchtigt und quält, dass er sich psychosomatisch als körperliche Erkrankung manifestieren kann. Wo zustandsbedingtes Un-Wohlsein herrscht, ist ein Gefühl wahrer Ganzheit oder des Wohlbefindens unmöglich. Solange wir in Zuständen gefangen sind, die uns chronisch erschöpfen, denen es an Frieden und Solidarität fehlt, wird unser Geist zu aufgewühlt sein, um uns zu Wundern zu inspirieren.

Der negative unbewusste Zustand ist ein Archiv des Leidens. Er speichert unsere blockierten und negativen Erinnerungen ab. Ein großer Teil unseres Un-Wohlseins hat dort seinen Ursprung. Der Begriff *negativ unbewusst* ist eine unnötige Doppelung. Das Unbewusste ist der Ort des Vergessens, denn die Erinnerung würde an den verdrängten Schmerz rühren. Es ist der wohl wichtigste Ansatzpunkt unserer ersten überbewussten Bemühungen um Heilung. Hier rauben uns die Störungen, die unsere absichtlich vergessene Vergangenheit auslöst, den größten Teil unserer Macht. Das geistige Klima, das uns das negative Unbewusste aufzwingt, hat enorme Auswirkungen auf unser Verhalten, unsere Lebensentscheidungen und unsere Beziehungen.

Realisierung und Programmierung des negativen Unbewussten beginnt im Mutterleib und schreitet im Säuglings- und frühen Kindesalter voran. Die emotionale Dynamik im System unserer Geburtsfamilie hat großen Einfluss auf unsere frühe geistige und emotionale Entwicklung. In diesem verletzlichen Lebensabschnitt reagieren wir zu hundert Prozent auf die Außenwelt. Wir lernen, äußeren Aspekten Macht zuzuschreiben, ohne zu wissen, welche Macht uns selbst innewohnt. Schon bald reagieren wir auf all die Kräfte, die uns umgeben. Wir besitzen nur eine einzige proaktive innere Kraft: Wir können die Welt anflehen, unsere Grundbedürfnisse zu erfüllen. In dieser Entwicklungsphase beginnen wir, ein chronisch reaktives Verhalten zu entwickeln und zu festigen. Leider bleiben wir häufig auch dann, wenn wir älter werden, unbewusst in diesen kraftraubenden Zuständen gefangen. Zu allem Übel akzeptieren wir irrtümlicherweise auch viele der damit verbundenen Verzerrungen als Realität. Für viele von uns bedeutet dies einen lähmenden Anpassungsprozess, der uns von der Wiege bis zur Bahre begleitet.

Oft formt der schädliche Einfluss der Menschen, die uns am nächsten stehen, unsere verzerrte Realität. Ein liebloser Vater kann einem Kind das beschämende Gefühl geben, keine Liebe zu verdienen. Selbstvorwürfe können es dann dazu treiben, im Versuch der Überkompensation einen dysfunktionalen Perfektionismus zu entwickeln, um sich die Liebe des Vaters zu verdienen. Dieses Szenario kann schnell einen tiefen Schmerz verursachen, der ein Leben lang anhält. Solch aussichtsloses Streben dürfte indirekt eine der Ursachen für die Entstehung negativer unbewusster Zustände sein.

Viele Kinder spüren Spannungen zwischen ihren Eltern, was Zustände von Angst, Unsicherheit und Traurigkeit erzeugt, die schließlich das Archiv des negativen Unbewussten füllen. Diese reaktiven, negativen unbewussten Zustände können die persönlichen Beziehungen ein Leben lang verzerren. Dass wir den chronisch-dysfunktionalen Tanz unserer Eltern beobachten, kann uns in vielen Fällen unbewusst dazu veranlassen, uns als Erwachsene einen Partner zu suchen, der nicht gut für uns ist, da wir auf diese Weise die problematische Beziehung unserer Eltern im eigenen Leben zu heilen versuchen.

Hinter dieser Illusion steht der unbewusste Wunsch, das Drehbuch unserer Kindheit neu zu schreiben. Deshalb mündet unsere kindliche Verletzlichkeit häufig in einen reaktiven Zustand, wenn wir erwachsen sind. Nur dadurch, dass wir die negativen unbewussten Zustände überbewusst durchbrechen, wird befreite, authentische Selbstermächtigung möglich.

Der Zustand, in dem wir Wunder vollbringen können

Wie der Großteil dieses Buches zeigt, besteht unser Selbst aus zwei grundverschiedenen Aspekten: einem sterblichen Selbst, das Wunder benötigt, und einem göttlichen Selbst, das diese Wunder wirkt. Obwohl unsere sterbliche Identität Verwirrung stiftet, ist es eigentlich ganz einfach, Zugang zu dem Teil zu bekommen, der die Wunder vollbringt.

Dabei geht es nicht ums Tun, sondern ums Sein. Es geht darum, uns dessen bewusst zu sein, wer wir wirklich sind.

Es gibt ein göttliches »Ich bin«, das in unserem Inneren Seite an Seite mit einem sterblichen »Ich bin« existiert. Was bedeutet »Ich bin«? Es bedeutet, dass wir unsere wahre göttliche Natur in ihrer Gesamtheit erkennen und verstehen können. Es liegt an *ihrer* Willenskraft, dass unser sterbliches »Ich bin« wunderwirksame Kräfte zu haben scheint. Körperliche Willensstärke kann nur physische Kraft erzeugen, die keine Wunder vollbringen kann; sie kann lediglich das Bedürfnis danach wecken. Nur dadurch, dass wir aus dem göttlichen »Ich bin« heraus leben, erhalten wir Zugang zur natürlichen Macht, Wunder wirken zu können. Wunder sind außergewöhnliche Ereignisse und die Folge der Kanalisierung unserer göttlichen Kraft.

Das Wissen um das göttliche »Ich bin« kann uns die unglaublichsten Möglichkeiten eröffnen. Wenn wir uns unserer ewigen Seele bewusst sind und beschließen, unsere hehrsten Ziele bewusst durch den Kanal dieser göttlichen Quelle zu lenken, geschehen fast immer Wunder.

Die meisten Menschen verbringen viel zu viel Zeit in Zuständen der Angst, der Hilflosigkeit und des Scheiterns. Wir sind darauf programmiert, uns ausschließlich aus der Perspektive des sterblichen »Ich bin« als Selbst zu identifizieren. Nichts könnte der Wahrheit ferner sein als die Illusion des sterblichen »Ich bin«, und doch hat dieser Mythos einen gewaltigen Einfluss auf unsere größere kulturelle Realität.

Wir haben gelernt zu glauben, es gäbe nur dieses fehlerbehaftete Selbst. Wenn wir uns verzweifelt nach einem Wunder sehnen, wenden wir uns meist an höhere Mächte und Mächte jenseits von uns selbst. Doch keine Macht ist größer als die unseres göttlichen Selbst. Ich habe das Gefühl, es liegt eher an der Grundlage als am Inhalt unseres Denkens, warum es uns schwerfällt, unser göttliches Selbst anzunehmen.

Um Zweifel an unserem göttlichen Selbst zu überwinden, müssen wir uns zunächst darum bemühen, unseren überbewussten göttlichen Geist zur Grundlage unseres Denkens zu machen. Nur so werden wir ausreichend Vergebung finden, um Raum dafür schaffen zu können, unsere Göttlichkeit überhaupt in Betracht zu ziehen. Wenn wir mit unserem menschlichen Verstand über die Möglichkeit eines göttlichen Selbst nachdenken, werden wir Selbstverurteilung und Schuldgefühle niemals überwinden.

Nur wenn wir unsere duale Natur mit bedingungsloser Selbstliebe annehmen, können wir Zugang zu dem wunderwirksamen Wunderwesen bekommen, das wir sind.

Wir sind so viel mehr, als wir ahnen. Wir sind wahrhaft göttlich, und jeder von uns kann Wunder vollbringen.

Übung: Den Zustand reiner Präsenz erreichen

Nehmen Sie sich einen Augenblick Zeit. Halten Sie inne. Richten Sie Ihre Aufmerksamkeit auf jeden einzelnen Atemzug. Atmen Sie langsam und gleichmäßig ein. Atmen Sie vollständig aus. Lauschen Sie dem Rhythmus Ihrer Atmung. Versenken Sie sich tief in Ihren lebensspendenden Rhythmus. Atmen Sie mit der vollen Konzentration auf jeden Atemzug weiter. Schon bald werden Sie merken, dass Sie ganz im Feld des JETZT präsent sind.

Jeder Atemzug ist zeitlos. In jedem Atemzug steckt ein ganzes unendliches Leben. Der zeitlose Raum, der sich in jedem Atemzug auftut, erzeugt eine unendliche Weite für unsere ungeteilte Präsenz. Die von der Kraft des JETZT erschaffene ungeteilte Präsenz ist ein Spiegelbild der höchsten Macht.

Ein letzter Gedanke zur Präsenz der Liebe

Wir sind der verblassende Schatten. Wir sind das ewige Licht…

Wir sind die flüchtige Illusion. Wir sind die unvergängliche Wahrheit…

Wir sind das vergessene Versprechen. Wir sind die unsterbliche Liebe…

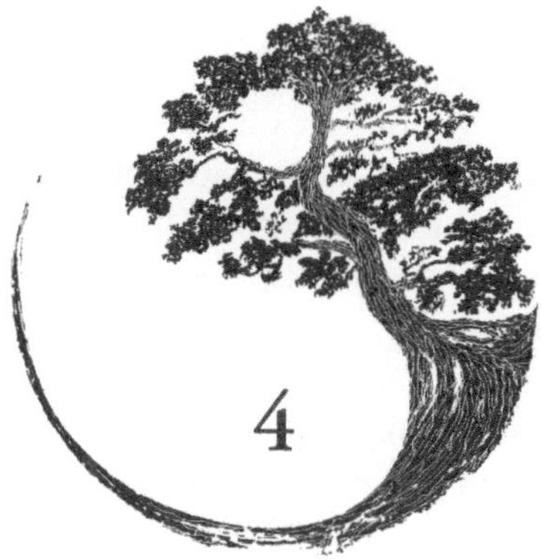

4

Un-Wohlsein und Unwohlsein (= Krankheit)

Die überbewusste Heilung beruht auf dem Grundsatz, dass gesundheitliche Probleme meist aus einem Mangel an Wohlbefinden entstehen. Selbst die Wurzeln der zellulären, mechanischen und genetischen Aspekte unserer körperlichen Leiden liegen oft in einem chronischen Zustand inneren Un-Wohlseins. Eine Krankheit kann viele tiefere oder sekundäre Ursachen haben, doch die Symptome der meisten chronischen Erkrankungen werden von der Energie der Stressfaktoren ausgelöst.

Ein Mangel an Wohlbefinden

Als ich vor 37 Jahren anfing zu arbeiten, war schätzungsweise nur einer von zehn Patientenbesuchen stressbedingt. Heute liegt das Verhältnis eher bei neun von zehn. Der Gedanke an die wachsende Zahl der jährlichen Arztbesuche, die direkt oder indirekt mit Stress verbunden sind, lässt mich erschaudern. Experten zufolge leiden heute mehr Menschen unter Stress als je zuvor, was zu einem dramatischen Anstieg von Erkrankungen wie Herzleiden, Asthma, Reizdarmsyndrom, Alzheimer- und Parkinson-Krankheit, Multipler Sklerose und rheumatoider Arthritis beiträgt, um nur ein paar zu nennen.

Das Wort »Stress« gehört zu den Begriffen, die man heute sehr häufig hört. Doch für gewöhnlich wird es in einer nichtssagenden oder schwammigen Weise verwendet. Heutzutage gibt es fast keinen Tag, der nicht auf irgendeine Weise durch Stress beeinträchtigt wäre. Aber was heißt das eigentlich? Was ist Stress? Warum verursacht er so großes Un-Wohlsein?

An einem durchschnittlichen Tag wird jeder Mensch mit einem Informationsvolumen bombardiert, das einer Menge von über hunderttausend Worten entspricht. Diese Informationsflut übersteigt unsere Fähigkeit, damit Schritt zu halten oder sie geistig zu verarbeiten. Denken Sie nur an den steten Strom von Updates, derer die meisten von uns Herr werden müssen: Unser Tag beginnt mit Nachrichten in irgendeiner Form, wir checken die Mitteilungen auf unserem Smartphone, rufen unsere E-Mails ab und entscheiden systematisch, was davon am wichtigsten ist. In der Arbeit werden wir mit einer Menge Dinge konfrontiert, die wir erledigen müssen; mit Problemen, über die wir nachdenken müssen; mit Themen, die besprochen werden müssen; und vielleicht auch mit dem einen oder anderen persönlichen Problem, das in der Teeküche geklärt werden muss. Zu Hause müssen wir uns Privates anhören und verarbeiten. Tag für Tag überflutet uns eine Welle von Informationen. Einige davon sind wichtig, andere nicht. Alles in allem fühlen wir uns davon überfordert.

Diese ständige Anspannung führt dazu, dass wir ständig im Kampf-oder-Flucht-Modus gefangen sind, was leider typisch für einen kognitiven Burn-out ist, der Körper und Gehirn massiv erschöpft. Das Wohlbefinden und die fließenden geistigen Zustände verschwinden und werden von den verschiedensten kognitiven und emotionalen Störungen abgelöst. Körper, Geist und Seele leiden gewaltig unter der Überlastung durch Multitasking und unserer Social-Media-Sucht. Wir haben eine Welt der Ablenkung und der Desorientierung erschaffen, haben sie in eine überwältigende Menge von Informationen verpackt und mit einer Schleife aus schlechten Nachrichten verschnürt.

Unlängst entdeckten Verhaltensexperten, dass Menschen, die regelmäßig schlechte Nachrichten konsumieren, deutlich besorgter und deprimierter sind als diejenigen, die darauf verzichten. Es hat sich gezeigt, dass schlechte Nachrichten Symptome von Angst, Depression und sogar einer posttraumatischen Belastungsstörung auslösen können. Studien zufolge denken Menschen, die süchtig nach schlechten Nachrichten sind, meist länger über ihre Sorgen nach und haben größere Schwierigkeiten, emotionale Befindlichkeiten zu kontrollieren. Dies liegt zum Teil daran, dass wir schlechten Nachrichten von Natur aus mehr Aufmerksamkeit schenken, weil unser Nervensystem auf erhöhte Wachsamkeit programmiert ist, um uns vor allem zu schützen, was unser Überleben bedroht. In dieser irrwitzigen Zeit der Informationsüberflutung ist ein großer Teil dessen, was wir unbewusst aufnehmen, düster und hochgradig negativ. Noch nie war es so wichtig wie heute, dass wir bewusst auswählen und filtern, was wir uns zu Gemüte führen.

Der Geist befindet sich in einem ständigen Dialog mit dem Körper. Unser Gemütszustand hat einen starken Einfluss auf unser

Wohlbefinden, weshalb Un-Wohlsein und Krankheit (hochgradiges Unwohlsein) untrennbar miteinander verbunden sind.

Im Zeitalter der Mobilgeräte und der Social-Media-Sucht hat es den Anschein, als seien wir beschäftigter als je zuvor. Studien zeigen, dass dies nicht der Fall ist und wir zu dieser Einschätzung neigen, weil wir sieben Tage die Woche 24 Stunden am Tag erreichbar sind. Wir haben unsere Mobilgeräte immer dabei. Zusammen mit allen anderen äußeren Einflüssen bedeutet dies, dass unsere kostbare Verbindung zum JETZT und das damit einhergehende heilige Wohlbefinden verloren gehen.

Stress

Der Ursprung unserer Krankheiten ist, dass wir den Bezug zum JETZT verloren haben und uns deshalb verstärkt mit der deprimierenden Vergangenheit und der besorgniserregenden Zukunft beschäftigen. Das Wort, das diese Situation am besten beschreibt, ist »Stress«.

Der berühmte Endokrinologe Hans Hugo Bruno Selye beschäftigte sich ausführlich mit der Biologie der Stressantwort oder mit dem, was er als allgemeines Anpassungssyndrom bezeichnete.[21] Selye prägte den Begriff »Stress« und stellte als Erster einen Zusammenhang zwischen allgemeiner Anpassung und der Entstehung pathologischer Zustände aufgrund chronischen Unbehagens (Un-Wohlseins) her. Er war auch der Erste, der Stress in Bezug zur Hypothalamus-Hypophysen-Nebennierenrinden-Achse (engl. HPA-Achse) setzte. Dieser alles entscheidende Zusammenhang offenbarte die stressbedingte Abnutzung der Drüsen in einem Organismus. Es ist vor allem Selyes hervorragender Arbeit zu verdanken, dass die Welt auf die direkte Verbindung zwischen Stress und Krankheit aufmerksam wurde.

Seit Selyes Pionierarbeit hat die Wissenschaft noch viel mehr über die Stressbiologie sowie die Folgen stressbedingter Erkrankungen herausgefunden. Der Prozess ist schnell erklärt. Stress beginnt meist im Kopf in Form einer vermeintlichen Bedrohung. Das Denken gibt dem Gehirn das Signal, sich für Kampf oder Flucht zu rüsten. Daraufhin werden stark aktivierende »Superhormone« wie Adrenalin ausgeschüttet. Ich bezeichne sie als Superhormone, weil sie im Körper einen gewaltigen kurzzeitigen Energieschub erzeugen, damit er angesichts einer Bedrohung schneller laufen und höher springen kann und sich stärker fühlt. Jeder kennt die erstaunlichen Geschichten von Soldaten, die in der Hitze des Gefechts trotz beträchtlicher eigener Verletzungen ihren Kameraden heldenhaft zu Hilfe kommen. Ich habe schon oft die wirklich unglaubliche Geschichte eines 15-jährigen Jungen aus dem Mittleren Westen erzählt, dem es wie durch ein Wunder gelang, den Wagen hochzuheben, unter dem sein Großvater begraben war. Die beiden hatten gerade das Auto des Jungen repariert, als es plötzlich von den Blöcken rutschte, auf denen es aufgebockt war. In einem Ausbruch übermenschlicher Kraft hob der Junge den Wagen hoch und zur Seite und rettete damit seinem Großvater das Leben!

Immer dann, wenn wir belastende Situationen erleben, produziert der Hypothalamus im Gehirn Substanzen, welche die Zirbeldrüse, die Amygdala und den sensorischen Kortex aktivieren. Das erste Stadium der Reaktion der Nebennieren auf Stress ist die Phase der Alarmreaktion. Danach folgen Widerstands- und Erschöpfungsphase. Sobald der Körper in den Alarmzustand wechselt, fluten ihn die Nebennieren mit Adrenalin und Cortisol, um ihn auf Kampf oder Flucht vorzubereiten.

Bei Stress lassen Adrenalin und Cortisol das Herz in der Alarmphase schneller schlagen, um den Körper auf einen plötzlichen starken Energieanstieg vorzubereiten, damit wir kämpfen oder fliehen können. Danach verengen sich die peripheren Blutgefäße in den

Händen, den Füßen und der Haut, um die lebenswichtigen inneren Organe besser mit Blut zu versorgen. Die Milz zieht sich zusammen, und das Blut gerinnt leichter, um mögliche starke Blutungen im Kampf oder auf der Flucht auszugleichen. Die Leber setzt Glykogen für einen Energieschub frei, und die Schweißproduktion nimmt zu, um die ansteigende Körpertemperatur zu senken. Die Atmung wird schneller, und die Atemwege weiten sich, um die Sauerstoffaufnahme zu erhöhen, damit der Körper überschüssiges Kohlendioxid abgeben kann – ein Abfallprodukt, das aus dem Körper entfernt werden muss.

In der Widerstandsphase werden Enzym- und Speichelproduktion gedrosselt. An die Stelle einer gründlichen Verdauung tritt eine Notverdauung, wodurch der pH-Wert des Blutes in den sauren Bereich rutscht. Der in der Leber gespeicherte Zucker liefert Energie auf Abruf.

Stress bewirkt ganz offensichtlich starke biochemische Veränderungen. Er versetzt den Körper in Millisekunden von einem Zustand effizienten Arbeitens in einen Ausnahmezustand. Wir dürfen nicht vergessen, dass diese weitreichenden chemischen Prozesse von geistigen Zuständen aktiviert werden. Stresszustände und die Stresschemie können uns im Ernstfall kurzfristig das Leben retten, aber sie fügen uns langfristig meist ernsthafte Schäden zu.

Experten zufolge sollte die Zeit, in der die menschliche Stresschemie aktiv ist, 15 Prozent unserer gesamten Lebenszeit betragen. Sie sind außerdem der Ansicht, dass alles, was über diesen Wert hinausgeht, einen übermäßigen körperlichen und geistigen Verschleiß zur Folge hat. Leider haben wir es geschafft, uns so weit zurückzuentwickeln, dass bei den meisten Menschen die Stresschemie ständig aktiv ist. Wir haben gelernt, unter Stress aufzublühen, ohne uns einzugestehen, dass wir damit unaufhörlich unser ganzes Sein schädigen.

Die Energie des Un-Wohlseins

Einer der wichtigsten Faktoren aller Heilsysteme ist die Suche nach der Grundursache. Das bedeutet einfach, dass sich ein bestimmtes gesundheitliches Problem erst dann und nur dann effektiv behandeln lässt, wenn der Therapeut den Ursprung des Ungleichgewichts findet, in dem die Symptome wurzeln. Bleibt der Kern des Problems im Unklaren, bringt der Therapeut lediglich ein Pflaster an.

Wir wissen, dass Stress zu emotionaler Anspannung führt, was Un-Wohlsein verursacht und irgendwann krank macht. Diese Abfolge der Ereignisse ist ein Fortschreiten von der Energie zur materiellen Manifestation. Wir neigen dazu, das Leben ausschließlich aus der materiellen Perspektive zu betrachten. Dementsprechend beruht unser Verständnis von Medizin zum größten Teil auf unserem Wissen über Zellen, Gewebe, Organe und Organismen. Darüber hinaus bleibt die energetische Perspektive hier im Westen seltsam unberücksichtigt, wenn es darum geht, die Ursache von Erkrankungen aufzudecken.

Alles ist Energie – auch Sie und ich. Und ehe wir anfangen können, mit Energie zu heilen, muss eine Diagnose erfolgen. Bei der energetischen Krankheitsdiagnose gibt es nur zwei Möglichkeiten: Bei Erkrankungen ist entweder zu viel oder nicht ausreichend Energie vorhanden. Deshalb heißt das Ziel natürlich, am Ende einen ausgeglichenen Zustand herzustellen.

Die Entzündung ist der Zustand des Übermaßes, die Degeneration der Zustand des Mangels. Krankheiten wie rheumatoide Arthritis, Fibromyalgie und Morbus Basedow sind Entzündungskrankheiten und gelten deshalb im Allgemeinen als Energieüberschusserkrankungen. Osteoporose, Morbus Addison (primäre Nebenniereninsuffizienz) und chronisches Erschöpfungssyndrom sind Beispiele für Energiemangelkrankheiten.

Dies ist ein weiterer Hinweis darauf, dass das Universum von ungeschriebenen Gesetzen der Dualität regiert wird. Keine Sache, kein Zustand beruht ausschließlich auf Überschuss oder Mangel, da Energie fließt und sich ständig zwischen zwei Polen bewegt. Eine Situation kann zwar einen überwiegenden oder konstitutionellen Überschuss oder Mangel spiegeln, doch beide gehen unaufhörlich ineinander über, hin und her in einem unendlichen Fließen, das ihre universelle Untrennbarkeit offenbart. Hier gilt der alte Spruch: »Kurz bevor die Sonne aufgeht, ist die Nacht am dunkelsten.«

In Einklang mit dem Prinzip, dass alles Energie ist und Energie immer strömt, bewegen sich Energieüberschusserkrankungen unaufhörlich Richtung Mangel und Energiemangelerkrankungen unaufhörlich Richtung Überschuss. Auch die schlimmste Erkältung oder Grippe nimmt ihren Lauf und kommt nach einer stark symptomatischen Phase zu ihrem Ende. Es ist wie bei einem Luftballon, der sich mit jedem Atemzug weiter ausdehnt, sich damit aber auch immer mehr dem Moment des Platzens und der Leere nähert. Wir glauben oft, es bestünde kein Zusammenhang zwischen Gegensätzen. Wir verstehen weder die Vereinbarkeit der Gegensätze noch begreifen wir, dass sie nicht statisch sind, sondern fließend, weil alles Energie ist.

Wie beim Auf und Ab von Ebbe und Flut ist jeder Zustand aktiv damit beschäftigt, sein Gegenteil zu erschaffen. Der Krankheit ist ein Zyklus des Wohlbefindens bestimmt, dem Wohlbefinden ein Zyklus der Krankheit. Deshalb ist die Praxis der Krankheitsprävention – Gleichgewicht und Harmonie zwischen den Polaritäten – lebenswichtig.

Geistiges Un-Wohlsein = körperliche Erkrankung

Im physischen Bereich besteht die Tendenz, ganze Systeme als voneinander getrennte Einheiten zu betrachten. Nirgends wird dies so deutlich wie bei unserer alles andere als ganzheitlichen Wahrnehmung von Körper und Geist. Oftmals trennen wir sie in Gedanken voneinander und teilen sie auf, doch in der Welt der Energie ist alles eins. Das Multiversum ist ein einheitliches Feld, bestehend aus miteinander vereinbaren Gegensätzen. Wenn wir dies begreifen, können wir verstehen und würdigen, dass es keine Trennung zwischen Körper und Geist gibt. Denken wir diesen Gedanken weiter, so bedeutet dies, dass auch dem Körper all das widerfährt, was der Geist erlebt.

Neurologisch wird in dem aus Körper und Geist bestehenden Schaltkreis eine biologische Rückkopplungsschleife aktiviert, die über das bioenergetische Gitter des Körpers kommuniziert. Dieses Gitter repräsentiert die Verbindung psychischer und anatomischer Energien und bildet das sogenannte Psychosoma, die funktionelle Einheit aus Körper und Geist.

Die Materie übt einen ebenso starken Einfluss auf die Energie aus wie umgekehrt. Es gibt keinen Unterschied zwischen den beiden – ebenso wenig wie zwischen Wohlbefinden und Un-Wohlsein. Wie bei Yin und Yang strömen die Kräfte unaufhörlich zu ihrem Gegenteil, von wo aus sie wieder zu ihrem Ursprung zurückkehren. Das Wissen um diese Wechselbeziehung zwischen Wohlsein und Un-Wohlsein ist die wichtigste aller grundlegenden Weisheiten, die uns helfen können, Krankheit zu besiegen.

Das Un-Wohlsein, aus dem Krankheit entsteht, offenbart einen ständigen unterbewussten Dialog zwischen Körper und Geist, der unaufhörlich zwischen Formlosigkeit und Form wechselt. Stress wird zu Gefühlen, die ins Unterbewusstsein heruntergeladen werden, was sich letztlich auf zellulärer körperlicher Ebene auswirkt.

Jeder Mensch trägt emotional unausgeglichene Energien in sich, die eine Art unterschwelliges Un-Wohlsein in einer Vielzahl von Mustern erzeugen. Sie spielen in die grundlegende Krankheitsursache und den Krankheitsursprung hinein. Hier treffen Wohlsein und Un-Wohlsein aufeinander. Die klassische chinesische Medizin hatte ein klares Verständnis vom Zusammenhang zwischen energetischem Un-Wohlsein und materieller Erkrankung. Die Menschen, die sie praktizierten, waren der Überzeugung, dass die Energie der Wut in der Leber gespeichert wird. Die Energie der Freude wird im Herzen gespeichert. Die Energie der Sorge wird in der Milz gespeichert. Die Energie der Traurigkeit wird in der Lunge gespeichert. Die Energie der Angst wird in den Nieren gespeichert. Ihre Weisheit lehrt uns die Wechselbeziehung zwischen den feinstofflichen Schwingungen, die durch unsere Gefühle entstehen, und ihren positiven wie negativen Auswirkungen auf den Körper. Wir können viel von diesen uralten Konzepten lernen, bei denen es um die Ordnung im Chaos geht.

Sie wussten, dass unterdrückte oder übertriebene Wut die Leberfunktion stören kann; dass unterdrückte oder übertriebene Freude das Gleichgewicht des Herzens stören kann; dass unterdrückte oder übertriebene Sorge das Gleichgewicht der Milz stören kann; dass unterdrückte oder übertriebene Traurigkeit das Gleichgewicht der Lunge stören kann; und dass unterdrückte oder übertriebene Angst das Gleichgewicht der Nieren stören kann. Die natürliche Folge des Gleichgewichts zwischen Energie und Materie ist Heilung.

Unterdrückte Energie wirkt entzündlich. Ein übertriebener energetischer Ausdruck wirkt degenerativ. Wenn wir den durch das Un-Wohlsein erzeugten Mangel an Harmonie überwinden wollen, müssen wir die gesamte Wechselbeziehung zwischen Wohlsein und Un-Wohlsein heilen, die zwischen Geist und Körper besteht. Es ist wichtig, den Dialog zwischen Wohlsein und Un-Wohlsein sowie Geist und Körper zu entschlüsseln. Dieser Dialog durchzieht unser ganzes Biofeld – also das kugelförmige Feld, das unseren Körper umgibt, und als Medium praktisch der gesamten Verständigung zwischen Geist und Körper dient.

Autoimmunerkrankungen

Der Mensch verfügt über zwei Immunsysteme, die bei so gut wie allen Vorgängen in unserem Kopf, Körper und Geist den Ton angeben: ein effektiv arbeitendes Immunsystem und ein Notimmunsystem. Wir haben auch zwei Nervensysteme: Parasympathikus (Wohlbefinden) und Sympathikus (Un-Wohlsein). Wenn es uns gut geht, arbeiten praktisch alle Systeme in unserem Körper effizienter. Wenn wir uns nicht wohlfühlen, wechseln sie in den Notfallmodus und arbeiten deutlich weniger gut. Wenn das Ungleichgewicht anhält, entstehen häufig Autoimmunerkrankungen.

Autoimmunkrankheiten treten auf, wenn ein ineffizient arbeitendes Immunsystem irrtümlicherweise lebenswichtige körpereigene Gewebe, Organe und Drüsen angreift. Das menschliche Immunsystem besteht aus einer mächtigen Armee von natürlichen Killerzellen, T- und B-Lymphozyten, Interferonmolekülen, dem Gewebe der Milz und spezialisierten Antikörpern, die uns vor eindringenden Mikroorganismen wie Viren, Bakterien, Einzellern und Pilzen schützen sollen. Wenn jedoch ein chronisch gestresstes, überlastetes Nervensystem ein bereits erschöpftes Immunsystem übermäßig beansprucht, kann es zu ernsten Problemen kommen, wie ich sie erlebt habe. Dies erklärt kurz zusammengefasst, wie Autoimmunerkrankungen entstehen.

Es ist allgemein akzeptiert, von über hundert Autoimmunerkrankungen zu sprechen, darunter Morbus Addison, Zöliakie, Morbus Crohn, Dermatitis, Endometriose, Fibromyalgie, Riesenzellarteriitis, Morbus Basedow, Hashimoto-Thyreoiditis, Herpes,

Nephropathie, Diabetes Typ 1, Lupus erythematodes, Borreliose, Morbus Menière, Multiple Sklerose, PANDAS, periphere Neuropathie, Schuppenflechte, Raynaud-Syndrom, Restless-Legs-Syndrom, rheumatoide Arthritis, Sarkoidose, systemische Sklerose, Sjögren-Syndrom und Vitiligo (»Weißfleckenkrankheit«).

Allen Autoimmunerkrankungen ist gemein, dass der Körper gegen sich selbst vorgeht. Das Immunsystem greift tatsächlich den eigenen Körper an. Die westliche Schulmedizin behandelt Autoimmunerkrankungen im Allgemeinen mit Immunsuppressiva. Diese Medikamente unterdrücken die Immunabwehr in dem Versuch, den verwirrten Angriff des Körpers auf sich selbst zu dämpfen. Das Problem dabei ist selbstverständlich das Risiko, dass der Körper dadurch anfälliger für die Attacken potenzieller Angreifer wie Bakterien, Viren und sogar Krebs wird, wenn man das gesamte Immunsystem unterdrückt. Im Grunde könnte also ein Immunsuppressivum, das zwar möglicherweise gegen rheumatoide Arthritis hilft, zugleich das Risiko erhöhen, dass man sich andere gesundheitliche Beeinträchtigungen einhandelt. Eines ist gewiss: Autoimmunerkrankungen haben eine verheerende Wirkung auf den menschlichen Körper und verursachen akute und chronische Entzündungszustände. Stress löst Autoimmunerkrankungen aus, und Autoimmunerkrankungen lösen Entzündungsprozesse aus.

Entzündungen

Das Wort *Entzündung* hat zwei Bedeutungen. Die Reparaturreaktion des Körpers bei Verletzungen wird als akute Entzündung bezeichnet, während sich der Begriff der chronischen Entzündung auf die symptomatische Reaktion des Körpers auf körperfremde Stoffe bezieht. In beiden Fällen schickt das Immunsystem des Körpers weiße Blutkörperchen (Leukozyten) an die betroffene Stelle und erhöht die Durchblutung des Gewebes, das sich dadurch rötet und erwärmt. Auch ein Stau entzündungsfördernder Verbindungen, sogenannter Eikosanoide, kann damit gemeint sein. Sie können chronische Erkrankungen verursachen.

Eikosanoide sind superhormonähnliche Zellmediatoren, werden aus Fettsäuren hergestellt, erfüllen lebenswichtige Funktionen und wirken im menschlichen Körper stark entzündungsfördernd oder -hemmend. Es gibt drei große Kategorien von Eikosanoiden: neutral, entzündungsfördernd und entzündungshemmend. Wie bei den Hormonen selbst dienen auch bei diesen hormonähnlichen Molekülen Fettsäuren als Ausgangsmaterial. Es gibt sechs essentielle Fettsäuren, und drei davon produzieren sowohl gute als auch schlechte Eikosanoide. Die Arachidonsäure ist die Hauptsubstanz, aus der entzündungsfördernde oder schlechte Eikosanoide gebildet werden. Die Alpha-Linolensäure dient als Rohstoff für die entzündungshemmenden oder guten Eikosanoide. Die Linolsäure ist die Ausgangssubstanz für die Kategorie der neutralen Eikosanoide.

Eine chronische Entzündung ist so viel mehr als nur Gelenkschmerz. Herzerkrankungen belegen den Spitzenplatz bei den Todesursachen und kosten jährlich fast jeden vierten US-Amerikaner das Leben.[22] Auf dem zweiten Platz folgen die Krebserkrankungen, die nach Angaben der American Cancer Society jährlich ungefähr 600 000 Menschenleben fordern.[23] Sowohl Herz- als auch Krebserkrankungen sind entzündliche Krankheiten. Dem National Center for Biotechnology Information (NCBI) zufolge sind chronisch-entzündliche Erkrankungen die weltweit häufigste Todesursache.[24]

Fette stammen aus der Nahrung. Die Nahrungsfette regen die Produktion neutraler, schlechter (entzündungsfördernder) und guter (entzündungshemmender) Eikosanoidhormone im Körper an. In meiner Praxis kann ich einen direkten Zusammenhang zwischen entzündlichen Erkrankungen und einer entzündungsfördernden Ernährung herstellen!

Nahrungsmittel wie rotes Fleisch, Eigelbe, Milchprodukte und Erdnüsse enthalten viel entzündungsfördernde Arachidonsäure. Daraus entstehen die schlechten Eikosanoide, die viele potenziell lebensbedrohliche Krankheiten verursachen.

Meine Ernährungsempfehlung bei entzündlichen Erkrankungen lautet, mehr Lebensmittel wie fetten Fisch, Leinsamen, Biogemüse und zuckerarmes Obst wie Beeren und Aprikosen zu verzehren.

Nahrungsmittel wie Geflügel, Bohnen, Hülsenfrüchte und Vollkorngetreide erzeugen ein neutrales Fett – die Linolsäure. Sie kann in ein entzündungshemmendes Eikosanoid umgewandelt werden, wenn man die Nahrung mit einem der drei linolsäurehaltigen Öle ergänzt. Dies sind Nachtkerzenöl, Johannisbeerkernöl und Borretschöl.

Es ist tatsächlich möglich, den Ausbruch oder die Aktivierung in uns angelegter Erkrankungen umzukehren. Eine entzündungshemmende Ernährung kann die entzündlichen Prozesse stoppen, und das kann wiederum unsere Erkrankungsmuster umdrehen.

Gene und Nutrigenomik

Jeder Mensch besitzt ein Genom, das bei seiner Empfängnis festgelegt wird. Viele Experten glauben, diese Landkarte des Lebens sei unser Schicksal. Trifft dies zu – und wenn ja, in welchem Umfang? Unser Genom ist in der Tat eine Landkarte der Möglichkeiten. Es enthält unsere gesamte DNA mit allen Erbinformationen, die für den fortwährenden Aufbau unseres lebendigen Organismus nötig sind.

Die DNA wurde im Jahr 1869 von dem Arzt Friedrich Miescher entdeckt, galt aber bis in die Dreißiger- und Vierzigerjahre des vergangenen Jahrhunderts hinein als weitgehend irrelevant, als eine Reihe von Experimenten mit Mikroorganismen allmählich ihre Bedeutung für die Vererbung enthüllte. Wissenschaftler fanden heraus, dass Viren menschliche Zellen infizieren, indem sie ihre DNA einschleusen, damit die Zellen Viruskopien produzieren. Auf diesem Wege wurde wissenschaftlich nachgewiesen, dass die DNA detaillierte Informationen und Anleitungen zur Vervielfältigung der Viren enthält. Vor allem aber fanden die Wissenschaftler heraus, dass die DNA mithilfe der Gene Informationen von einer Zelle an die nächste weitergibt und so einen starken Einfluss auf den genetischen Bauprozess hat.

Chromosomen bestehen aus DNA, und Gene sind Abschnitte der DNA. Chromosomen bestehen aus dünnen, fadenartigen Gebilden aus Nukleinsäuren und Proteinen und sind in den Zellkernen der meisten lebenden Zellen zu finden. Die Gene sind die wichtigsten Überträger genetischer Information zwischen Zellen. Dieser genetische Vorgang beeinflusst die Versorgung, Alterung, Krankheit und sogar den Tod von Zellen.

Die äußere Membran hat die Aufgabe, alle anderen Zellbereiche mit Sauerstoff und wichtigen Nährstoffen zu beliefern. Auf diese Weise gewährleistet die Natur die Versorgung der gesamten Zelle. Das Zelläußere wächst viel schneller und wird viel größer als das Zellinnere. Irgendwann kann die viel zu groß gewordene äußere Zellmembran die übrigen Zellbestandteile im Inneren nicht mehr erreichen und versorgen, und am Ende ihres Lebenszyklus muss sich die Zelle schließlich teilen. Gesunde menschliche Zellen teilen sich im Laufe ihres Lebens ungefähr 50-mal mithilfe der Chromosomen. Ohne die Chromosomen geht es nicht, denn sie enthalten alle Informationen und Anweisungen für die Zellteilung. Bei jeder Teilung der Zellen nutzen sich die Enden ihrer Chromosomen ein wenig mehr ab. Auf diese Weise manifestiert sich der Alterungsprozess auf genetischer Ebene.

Allerdings kennt die Natur wichtige Abhilfe gegen diesen Alterungsprozess. Die Enden der Chromosomen sind von Proteinen geschützt, den sogenannten Telomeren. Sie können sich die Telomere so ähnlich vorstellen wie die Plastikkappen an den Enden der Schuhbänder. Diese Telomerproteine dienen dem Schutz und der Unterstützung gegen die Abnutzung der Chromosomen im Prozess der Zellteilung, die mit dem Altern in Verbindung gebracht wird. Die Forschung zeigt, dass dieser Schutz durch die Telomere den Alterungsprozess verlangsamen kann.

Die Telomere produzieren ein Enzym namens Telomerase, das ihrem Schutz dient und sie manchen Fällen sogar reparieren kann. Dieses Protein verleiht dem Körper die Fähigkeit, die Telomere zu verlängern und den Alterungsprozess umzukehren.

Unsere Genkarte ist einzigartig. Sie offenbart die Muster und Wahrscheinlichkeiten im Hinblick auf unsere körperliche Konstitution, unseren Alterungsprozess und unsere Erkrankungen. Vermutlich ist Ihnen schon einmal die überholte Vorstellung begegnet, dass wohl auch Sie an Arthritis erkranken werden, wenn Ihre Mutter oder Ihr Vater darunter leiden. Bei der Einschätzung erblich bedingter Aussichten darauf, welche Krankheiten wir bekommen und wie wir altern werden, mag dies ein wenig bedrohlich wirken, da wir an unseren Genkarten nichts ändern können.

Die gute Nachricht lautet aktuell, dass wir inzwischen wissen, dass wir die Genexpression in Sekundenbruchteilen verändern können! Mehr als positives Denken ist dazu nicht nötig! Darüber hinaus zeigt sich, dass eine genetisch angepasste Ernährung, die sogenannte Nutrigenomik, die Genexpression radikal verbessern kann.[25]

Man hat herausgefunden, dass die Produktion der schützenden Telomerase mit der Zufuhr von Antioxidantien, Bewegung und Maßnahmen zur Stressbewältigung erheblich zunimmt. Wissenschaftler haben vor Kurzem entdeckt, dass die Umwandlung von gefährlichen freien Radikalen in schützende Antioxidantien hilft, die genetischen Prozesse zu verbessern. Dies lässt sich durch eine mediterrane Ernährung oder einfach den vermehrten Verzehr von

Obst, Gemüse, Hülsenfrüchten und Vollkorngetreide erreichen. Auch regelmäßige Bewegung und tägliche Meditation haben eine starke Schutzwirkung auf die Telomeraseproduktion. Darüber hinaus gibt es über 25 Nahrungsergänzungsmittel wie die Vitamine A, C und E sowie L-Glutathion und NADH, die nachweislich die Telomerase vermehren, auf diese Weise die Telomere aufbauen und den Alterungsprozess auf genetischer Ebene umkehren können.

Einer Studie mit 4676 Krankenschwestern zufolge, die im Dezember 2014 im *British Medical Journal* erschien, hatten Frauen, die sich mediterran ernährten, längere Telomere.[26] Die Untersuchung belegte, dass Schwestern, deren Kost reich an Obst, Gemüse, Hülsenfrüchten und Vollkorngetreide war, ihre Telomere verlängerten und ihr Risiko für chronische Erkrankungen sowie ihre Gesamtsterblichkeit senkten.

Im Jahr 2010 fand ein Team deutscher Wissenschaftler heraus, dass die Telomere fitter und aktiver Probandinnen um 40 Prozent länger waren als die der bewegungsarmen Vergleichsgruppe.[27] Eine Reihe von Studien zeigt durchgehend, dass die Telomere von Menschen, die regelmäßig meditieren, im Durchschnitt ein Drittel länger sind als die von Personen, die nicht meditieren. All diese Forschungen legen nahe, dass es bei der genetischen Lebensverlängerung um positives Denken, Supernährstoffe und optimale Ernährung geht. Die Telomere lehren uns, dass das Wunder der Krankheitsprävention und der Langlebigkeit vor allem eine Entscheidung ist.

Früher glaubte man, dass Krankheit und früher Tod genetisch bestimmt und zum Zeitpunkt der Empfängnis in unserem Genplan verankert würden. Doch derzeit verändert sich unser Verständnis dramatisch. Wir stellen fest, dass unser Unterbewusstsein und unser nutrigenomischer Status mehr über unsere Lebenserwartung aussagen, als wir bisher für möglich hielten. Glaubten wir früher, dass unsere Gene einen gewaltigen Einfluss auf ursächliche Krankheitsmuster hätten, beweist die wissenschaftliche Forschung nun, dass der Geist ein Schlüsselfaktor körperlicher Gesundheit ist. Es mehren sich die Hinweise auf die Rolle, die der Geist bei Krankheit und Heilung spielt, was die Akzeptanz der Geist-Körper-Medizin erhöht.[28]

Wir sind nicht mehr nur genetische Opfer unserer Erbanlagen, denn wir wissen, dass tatsächlich eine echte Verbindung zwischen Körper und Geist besteht. Letzten Endes ist Krankheit die Folge des Un-Wohlseins, und das Überbewusstsein ist eines der besten Mittel dagegen.

Die tiefsten Wurzeln des Un-Wohlseins

Die Wurzeln von Un-Wohlsein lassen sich bis in die tiefsten Tiefen des Unterbewusstseins hinab verfolgen. Vielleicht reichen sie sogar über die unergründlichen Tiefen der Zeit hinaus.

Ein Kollege erzählte mir von einer seiner Patientinnen – einer Frau, die unter akuter Migräne litt. Jahrelang hatte sie bei der westlichen Schulmedizin in allen ihren Formen Hilfe gesucht, aber vergeblich. Sie probierte alle Therapien aus, die im Rahmen des Zumutbaren lagen, um die lähmenden Kopfschmerzen loszuwerden, bis sie so frustriert war, dass sie bereit war, wirklich alles zu versuchen. Zu allerletzt beschloss sie, mit einer Rückführungstherapeutin zu arbeiten, die ihre Patientinnen und Patienten hypnotisierte, um die psychosomatischen Leiden in ihrem Unterbewusstsein zu löschen.

In ihrer ersten gemeinsamen Sitzung erinnerte sich die Migränepatientin unter Hypnose lebhaft an eine Situation, bei der es sich, wie sie erkannte, um eines ihrer früheren Leben als Bardame im Wilden Westen handelte. Sie sah, wie sie bei einer Auseinandersetzung zwischen zwei betrunkenen Cowboys zwischen die Fronten geriet. Unter Hypnose erinnerte sie sich daran, dass einer von ihnen leichtfertig die Pistole gezogen und abgedrückt hatte, und dass sie von einem Irrläufer in den Kopf getroffen und letztlich getötet worden war. Sie berichtete, dass sie in der Millisekunde vor ihrem Tod, als die Kugel in ihrem Kopf explodiert sei, einen überwältigenden Schmerz gespürt habe. Sie erinnerte sich auch daran, die Migränekopfschmerzen in alle folgenden sowie in ihre gegenwärtige Inkarnation mitgenommen zu haben. Die Therapeutin drängte sie unter Hypnose dazu, das Trauma loszulassen, und erinnerte sie daran, dass dieses Ereignis sehr lange zurücklag und nicht mehr Teil ihrer Realität war. Es funktionierte! Die lähmenden Kopfschmerzen waren endlich verschwunden.

Aufgrund meiner langjährigen Beobachtungen von Krankheit und Heilung empfehle ich die Rückführung als eine Möglichkeit, sich im Ganzen besser zu verstehen. Wegen der Erfahrungen, die meine Patientinnen und Patienten in früheren Leben gemacht haben, bin ich mir sicher, dass die Art und Weise, wie ein Mensch in einem anderen Leben gelebt hat und gestorben ist, großen Einfluss auf die Muster des Un-Wohlseins in seinem gegenwärtigen Leben haben kann. Dies liegt an der – wie ich es nenne – *seelischen Prägung*. Die Seele steht für das unsterbliche Selbst. Der Begriff der Prägung bezieht sich auf die unauslöschlichen Ereignisse, die einer Seele in einem bestimmten Leben widerfahren. Wenn man in einem Leben etwas Unauslöschliches erlebt und beispielsweise einen tragischen Tod stirbt, plötzlich einen schrecklichen Unfall hat, einen ewigen Geliebten wiederfindet oder auch Erleuchtung erlangt, kann dies die Seele dauerhaft prägen. Der Abdruck, den diese prägende Kraft hinterlässt, hat großen Einfluss auf das Unterbewusstsein und auf die aktuellen Muster des Wohlbefindens und des Un-Wohlseins.

Un-Wohlsein und Krankheit entwickeln sich auf seelischer Ebene. Ihre Samen und Wurzeln breiten sich in den tiefsten zeitlosen Tiefen des Unterbewusstseins aus, bis sie auch den physischen Körper durchziehen. Krank zu werden ist wie die Heilung ein ganzheitlicher Prozess, der eine tiefe Verflechtung von Körper, Geist und Seele offenbart. Die Krankheit ist ein Spiegelbild unserer innersten Gedanken, Träume, Gefühle und Erwartungen. Sie befindet sich in den Tiefen unseres bewussten, unbewussten, unterbewussten und überbewussten Geistes.

Die unterbewusste Kraft der Erwartung

Vor etwa zwanzig Jahren kam ein Herr zu mir, der klagte, er brauche nur an scharfes Essen zu denken, um sogleich einen heftigen entzündlichen Ausschlag am ganzen Körper zu bekommen. Damals hatte ich noch nie von so etwas gehört und war nicht sonderlich geneigt, ihm zu glauben. Wir unterhielten uns eine Weile, und ich stellte ihm weitere Fragen dazu. Zu diesem Zeitpunkt wollte ich nur herausbekommen, ob er glaubwürdig war. Schließlich dachte ich, dass es ein Leichtes sein müsse, seine Behauptung zu überprüfen, und nach einem gut 15-minütigen Kreuzverhör bat ich ihn, seine Behauptung vor meinen Augen zu beweisen.

Der Mann willigte ein, und während er so vor mir saß, konnte ich spüren, wie er seine Aufmerksamkeit von unserem Gespräch ablenkte. Seine Augen schlossen sich, und er schien die Konzentration stärker nach innen zu richten. Er erklärte, er würde sich vorstellen, etwas zu essen, das mit scharfem Cayennepfeffer bestreut war.

Bereits nach zwei bis drei Minuten konnte ich deutlich sehen, dass er immer stärker schwitzte. Mit einem Mal breitete sich in Sekundenschnelle ein entzündlicher roter Ausschlag auf seinem ganzen Körper aus. Ich wollte meinen Augen nicht trauen! Er hatte klar bewiesen, dass sein Unterbewusstsein eine Kraft erzeugt hatte, die seine Biochemie veränderte! Ich hatte mich zwar sehr viel mit diesem Thema beschäftigt und auch viel darüber gelesen, doch dies war das erste Mal, dass ich Zeuge des realitätsverändernden Potenzials des Unterbewusstseins wurde.

Dieser Augenblick hat mein Leben tiefgreifend verändert. Ich weiß noch, dass ich dachte: »Wenn unser Geist so mächtig ist, wie stark wird dann die Manifestation von Krankheiten von unserem Denken beeinflusst?«

Ich verordnete dem Mann schließlich Schonkost, unterwies ihn in der Meditation und leitete ihn dazu an, sich vorzustellen, wie er sich in einer Schneewehe wälzte, um auf diese Weise die entzündliche Wirkung aufzuheben.

Seither hat sich natürlich einiges verändert. Damals glaubte man an einen rein genetischen Determinismus. Heute weiß die Wissenschaft, dass das Schicksal unserer Zellen auch von den Bedingungen in unserer körperlichen und geistigen Umgebung bestimmt wird, die letztlich eins sind. Das Gehirn übersetzt die geistigen Bilder. Und die Bilder in unserer Vorstellung erzeugen eine entsprechende Körperchemie. Liebe und Dankbarkeit bewirken Wohlbefinden. Widerstand und Groll sind Krankheitsboten. Der Zustand unserer Zellen wird durch das, was der Geist wahrnimmt, immer wieder neu geformt.

Jahrzehntelange Forschungen zum Placebo- und Nocebo-Effekt bestätigen die Kraft des Geistes, Realität zu erschaffen. Der Placebo-Effekt beweist, dass wir eher eine günstige Wirkung hervorrufen werden, wenn wir glauben, dies könne uns gelingen. Der Nocebo-Effekt legt nahe, dass wir allein dadurch, damit zu rechnen, eine eher negative Wirkung hervorrufen werden.

Es zeigt sich immer klarer, dass wir durch die Erwartung am Ende das Erwartete erschaffen. Der Mediziner Dr. Walter B. Cannon erforschte den Tod von Stammesmitgliedern infolge von Voodoo-Flüchen. Dabei fand er heraus, dass mehrere ansonsten kerngesunde Personen, die bald nachdem man sie verflucht hatte, starben, tatsächlich einfach an der Erwartung gestorben waren, dass sie dem Fluch erliegen würden.[29]

Auch Helen Mayberg kam bei ihrer Arbeit zu dem Ergebnis, dass unabhängig davon, ob einer Patientin oder einem Patienten Antidepressiva oder Placebos verschrieben worden waren, die gleichen Gehirnareale aktiviert wurden, was den Einfluss von Glauben und Erwartung auf die Materie bestätigt.[30]

Dieses Phänomen steht seit jeher im Mittelpunkt meiner Arbeit. Ich werde nicht aufhören, meine Patientinnen und Patienten zu ermutigen, ihre positiven Überzeugungen und Erwartungen zu stärken, um ihr wunderbares Heilungspotenzial zu steigern. Genau darum geht es beim Überbewusstsein. Diese Heilungserwartung lässt sich mit Hypnose verstärken. Hypnose kann uns helfen, positiv und stressfrei zu bleiben. Es geht darum, sich einen Glauben an außergewöhnliche Resultate zu bewahren, der so stark ist, dass die außergewöhnlichen Resultate tatsächlich auf das Konto des Glaubens gehen.

Ich habe drei Dokumentarfilme über achtzehn Wunder, die sich medizinisch nicht erklären lassen, produziert oder co-produziert. Die Geschichten haben sich tatsächlich so zugetragen, und die Vollbringer dieser Wunder ließen die Welt bereitwillig daran teilhaben. In allen diesen Fällen aktivierten die Patienten die unterbewusste Kraft der Erwartung.

Eine dieser Geschichten handelt von einem fünfzigjährigen Patienten, bei dem Prostatakrebs im Endstadium festgestellt worden war. Ich verordnete ihm sofort eine entzündungshemmende Ernährung und wies ihn an, Milchprodukte, rotes Fleisch, Nüsse, fermentierte Nahrungsmittel, Mais, Eigelb und Weizenprodukte zu meiden. Darüber hinaus ergänzte ich sein Programm mit Indianerbanane, Ellagsäure und Schwarzkümmelölkapseln.

Innerhalb von nur fünf Monaten brachte er die Krebserkrankung zum Verschwinden. Obwohl ich sicher bin, dass Ernährung und Nahrungsergänzungsmittel eine sehr wichtige Rolle dabei spielten, bin ich überzeugt davon, dass die Beziehung zu seiner Frau und ihre gemeinsame Beziehung zu Gott mehr mit seinem Wunder zu tun hatte als alles andere. Sowohl er als auch seine Frau legten eine überbewusste Kraft und Positivität an den Tag, die sogar auf mich aufbauend wirkte, wenn ich in ihre Nähe kam. Die Kraft ihrer positiven Erwartung verlieh ihm den unbedingten Willen, seine Krebserkrankung zu besiegen!

Wir müssen begreifen, dass unser Unterbewusstsein immer auf Empfang ist. Aus diesem Grund haben wir die Wahl, an einer durch Erfahrung erworbenen Programmierung festzuhalten, die auf negativer Erwartung basiert, oder unser Denken neu auszurichten und eine Position des Glaubens und der Erwartung einzunehmen, in der wir immer ein dynamischeres Resultat erzielen.

Übung: Positive Erwartung erzeugen

Wir haben gelernt, die negativen Aspekte des Lebens vorwegzunehmen, damit wir sie vermeiden können. Dies mag ein wichtiges Kapitel im Überlebenshandbuch für die materielle Welt sein, aber es schränkt unsere Fähigkeit ein, aus der positiven Kernenergie des universellen Geistes heraus schöpferisch tätig zu werden und zu manifestieren. Es gibt eine uralte Übung, die tibetische Würdenträger seit Jahrtausenden praktizieren. Sie diente über die Jahrhunderte dazu, ein gesteigertes Gefühl positiver Erwartung zu erzeugen und auf magische Weise Wunder geschehen zu lassen. Lesen Sie sich die nachfolgenden Anweisungen durch. Schließen Sie dann die Augen und öffnen Sie sie erst wieder, nachdem Sie alle Übungsschritte abgeschlossen haben. Manche Menschen verwenden am liebsten ihr Smartphone oder ein anderes Gerät, um die Anweisungen aufzunehmen und wieder abzuspielen.

Sehen Sie das gewünschte Wunder klar vor Ihrem geistigen Auge.

Stellen Sie sich vor, von der schwarzen Leere des Weltraums umgeben zu sein.

Visualisieren Sie einen metallisch schimmernden Stern in der Ferne.

Projizieren Sie das gewünschte Wunder durch das Dritte Auge (den Punkt zwischen Ihren Augenbrauen) auf den strahlenden Stern in der Ferne, sodass er es absorbieren kann.

Nachdem der Stern es absorbiert hat, ziehen Sie das energetisch aufgeladene Wunder durch Ihr Drittes Auge in Ihren Kopf.

Stellen Sie sich vor, wie der Stern dreimal nacheinander in Ihrem Kopf explodiert, ehe Sie ihn in Ihr Herz ziehen, wo er drei weitere Male explodiert.

Lassen Sie den Stern zuletzt durch Ihr Drittes Auge wieder in die schwarze Leere des Universums entschwinden.

Wiederholen Sie diese Manifestationsübung dreimal wöchentlich je zweimal am Tag, um Ihre Erwartung eines Wunders zu stärken – und beobachten Sie einfach, was geschieht!

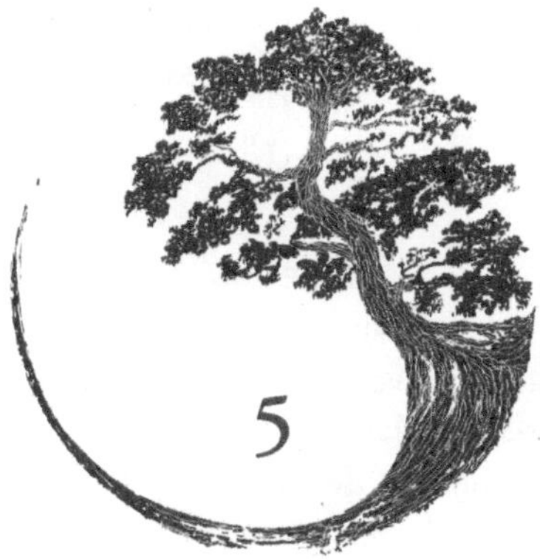

5

Der Zustand des Wohlbefindens

Das Vollbringen von Wundern beginnt mit einem überbewussten Leben. Dazu müssen wir unser Gewahrsein erweitern und verstehen: Unser Leben wurde bewusst so erschaffen, dass wir unsere Lebensaufgabe erfüllen können. Diese Lebensaufgabe ist gleichbedeutend mit Wohlbefinden, und Wohlbefinden hilft gegen Un-Wohlsein.

Die taoistischen Weisen des Altertums glaubten, im Augenblick der Empfängnis würde jedes noch so winzige Detail unseres wahren Wesens in unsere Herzen gebrannt. Diese heilige Inschrift soll unsere Quelle, unser wahres Wesen sowie den Sinn unseres Lebens offenbaren. Die Weisen glaubten auch, dass es an uns liege, mit zunehmender Entwicklung unseres Bewusstseins diese tief in unserem Innersten verborgenen Offenbarungen immer besser zu erkennen.

Wir sind dafür verantwortlich, den Sinn und Zweck sowie den Flow unseres Lebens zu finden – genau wie die Mühelosigkeit, mit der sich dies erreichen lässt.

Der Sinn

Der Begriff »Sinn und Zweck« erzeugt viel Energie, denn er spiegelt die Kraft der Bedeutsamkeit. Er zeugt von unserer Verbundenheit auf der Ebene des Herzens, des Geistes und der Seele. Unseren Sinn und Zweck zu erfüllen bedeutet, dass wir uns bewusst dem Ziel verschreiben, genau das zu erreichen, was uns bestimmt ist. Es geht darum, dass wir auf eine Weise leben, die klar und deutlich macht, dass wir nicht nur hier sind, um uns den materiellen Herausforderungen des Lebens zu stellen. Unser Sinn und Zweck beinhaltet noch sehr viel mehr. Genau genommen handelt es sich um einen Gemütszustand, der energetisch von den höheren Frequenzen des Herzens, des Geistes und der Seele gespeist wird. Indem wir sinnerfüllt leben, aktivieren wir den Flow einer starken Schwingung.

Die Kraft eines sinnerfüllten Lebens konkurriert oft mit Umständen, die aus Lust und Schmerz geboren sind. In der Gesamtschau verraten diese beiden Empfindungen viel darüber, wie gut es uns gelingt, unseren Sinn und Zweck zu erfüllen. Lust kann uns dazu inspirieren, uns weiterzuentwickeln, aber sie kann uns auch hemmen. Schmerz kann uns ebenfalls dazu inspirieren, uns weiterzuentwickeln, aber auch er kann uns hemmen. Der Mensch hat einen Hang zum Paradoxen – besonders hinsichtlich der Dualität von Lust und Schmerz. Schmerz lässt uns fühlen. In einer Welt, die beinah vergessen hat, wie das geht, kann es angenehm sein, überhaupt etwas zu fühlen.

Darüber hinaus setzen Schmerzen, die uns zum Fühlen zwingen, eine starke Energie frei. Viele von uns fühlen sich unterbewusst zu Menschen und Umständen hingezogen, von denen wir wissen, dass sie uns vor sehr schmerzliche karmische Herausforderungen stellen werden. Eine solche verhängnisvolle Anziehungskraft kann uns letzten Endes dazu zwingen, Kontakt zu jener Art von intensiven Emotionen aufzunehmen, die uns die Kraft geben wird, sie zu überwinden. Dies hilft uns, indem es uns am Ende zu einem beeindruckenden Menschen macht, oder wie der deutsche Philosoph Friedrich Nietzsche so schön sagte: »Was mich nicht umbringt, macht mich stärker.«

Es ist sehr wichtig, den Täuschungsmanövern von Lust und Schmerz auf die Schliche zu kommen. Die unterbewusste Anziehungskraft solcher antagonistischer Beziehungen kann zuweilen sogar etwas Verführerisches haben. Oft werden wir einfach deshalb süchtig nach dem, was uns am meisten schadet, weil es uns aus der Verdrängung reißt, in der wir gefangen sind. Jeder Mensch ist sich selbst die größte Hürde, die ihn daran hindert, seinen höheren Sinn zu finden. Die Schuld liegt nicht bei demjenigen, den wir als karmischen Bösewicht auserkoren haben, so gern wir sie ihm auch geben würden. Wir stehen uns vielmehr selbst im Weg.

Am Ende ist es wieder eine Frage von Wohlbefinden und Un-Wohlsein. Wenn man sich gegen das Wohlbefinden sträubt, führt dies automatisch zu starker Disharmonie oder Un-Wohlsein in irgendeiner Form. Es ist wie bei einem Ertrinkenden, der beharrlich gegen die Strömung kämpft. Die gesamte Energie des Universums fließt in eine Richtung. Doch weil sie sich mit ihrer schwer zu fassenden Art unseren zuweilen unachtsamen Sinnen entzieht, schenken wir ihr keine Beachtung und verdammen uns dadurch zu Widerstand und Un-Wohlsein.

Das Wohlbefinden, das wir empfinden, wenn wir unseren Sinn und Zweck erfüllen, ist tatsächlich transformativ. Das muss auch so sein. Wenn alle Menschen ihren höheren Sinn erfüllen, nähren und erhalten wir damit die Lebensenergie im gesamten Universum. Unsere angeborene universelle Natur hat unendlich viele Mechanismen eingebaut, um sicherzustellen, dass es immer weitergeht und alles, was wichtig ist, auch geschieht. Alles, was sich gegen das Wohlbefinden eines sinnerfüllten Lebens sträubt, wird mit diesen universellen Sicherheitsmechanismen konfrontiert. Deshalb werden all diejenigen, die ihre Lebensaufgabe nicht erfüllen, auch kein Wohlbehagen empfinden und gezwungen sein, mit den Konsequenzen ihres Un-Wohlseins fertigzuwerden.

Wir müssen wirklich alles loslassen, was uns daran hindert, unsere Lebensaufgabe zu erfüllen, denn dies hat Auswirkungen auf das gesamte Universum. Jeder Einzelne von uns trägt mit einem sinnerfüllten Leben zur Ganzheit und zum Flow des Universums bei. Der sinnerfüllte Pfad kann sehr schmal sein, wenn wir die Lektion des Schmerzes lernen. Gestörte Beziehungen, Arbeitsverhältnisse, Freunde, Feinde, lähmende Gefühle, negative Gedanken, überwältigende und zutiefst beunruhigende Umstände können uns schmerzlich behindern.

Der vielleicht schwierigste Teil dieses Prozesses ist es, unterscheiden zu können, ob man loslässt oder aufhört, an etwas festzuhalten. Das Loslassen hat den klaren Vorteil der Schwerkraft. Lockern Sie einfach den Griff, öffnen Sie die Hand und lassen Sie der Natur ihren Lauf. Loslassen ist nicht Handeln, es ist ein Nicht-Handeln. Sobald wir unseren Frieden mit dem Konzept des Loslassens machen, wird der Flow dem Glauben folgen.

Der Akt des nicht mehr Festhaltens ist eine Handlung. Er kann den Vorteil der Schwerkraft nicht nutzen und muss deshalb den Willen und die Kraft selbst erzeugen. Etwas nicht mehr festzuhalten bedeutet, Schädliches zu beseitigen oder wegzuwerfen. Das ist viel schwieriger, als die Hand zu öffnen und die Schwerkraft wirken zu lassen.

Wenn wir davon sprechen, alles loszulassen, was uns bremst, sind damit häufig langjährige zwischenmenschliche Beziehungen gemeint, die im Laufe der Zeit unerträglich geworden sind. Viel zu oft besteht trotz der belastenden Schmerzen und Leiden, die sie verursachen, der unbewusste Wunsch, an ihnen festzuhalten. Die vermeintliche Notwendigkeit, sich an sie zu klammern, »als ginge es ums nackte Überleben«, hat eigentlich nichts mit Leben zu tun. Oft ist es eher ein emotionaler Würgegriff, der uns unserer ganzen kostbaren Lebendigkeit berauben kann.

In diesem Prozess des »Festhaltens« überlegen wir häufig lange hin und her, wägen zwanghaft Mittel und Zwecke ab und suchen nach Rechtfertigungen. Unsere Selbstgespräche können sich in etwa so anhören: »Sollte ich aufhören, daran festzuhalten, oder nicht?« »Wann und wie sollte ich damit aufhören, wenn ich es überhaupt kann?«

Wenn wir an einer Klippe hängen und loslassen, stürzen wir ab. Mit der Vorstellung, nicht mehr festzuhalten, ist letztlich auch die Vorstellung verbunden zu fallen. Daher lautet eine der spannendsten Fragen: Gibt es ein Sicherheitsnetz, das uns auffängt, falls wir einen heftigen Absturz erleiden? Im schmerzhaften Prozess, nicht mehr festzuhalten, vergessen wir gern, dass wir den schwersten Sturz bereits erlitten haben: Wir haben zugelassen, die höchste Gnade unserer göttlichen Lebensaufgabe verloren zu haben. Dies ist der schlimmste Absturz, den eine menschliche Seele erleiden kann. Wir müssen verstehen, dass uns das, woran wir festhalten, davon abhält, im natürlichen Fluss mit unserer göttlichen Lebensaufgabe zu sein.

Am Ende müssen wir nur eine einzige Entscheidung treffen, nämlich wie lange wir leiden wollen. Womöglich brauchen wir mehrere Anläufe, um das loszulassen, was uns bremst. So oder so werden wir es irgendwann tun. Am Ende sind Aktion und Reaktion immer im Einklang mit unserem Sinn und Zweck.

Das Fließen/Der Flow

Die zentralen Themen der meisten traditionellen Heilphilosophien sind Widerstand und Fließen bzw. Fluss. In der chinesischen, ayurvedischen und altägyptischen Medizin galt Krankheit als natürliche Folge energetischer Blockaden, also des Widerstands. In diesen ersten medizinischen Systemen sind ein eingeschränkter Blutfluss, eine blockierte Lymphreinigung und verdrängte Gefühle die häufigsten Vorboten jenes energetischen Un-Wohlseins, aus dem körperliche Erkrankungen entstehen können und wohl auch entstehen werden. Wohlbefinden ist dagegen gleichbedeutend mit Fließen, Heilung, Ganzheit und Wohlbefinden. Aber das durch Widerstand verursachte Un-Wohlsein ist seit jeher weit verbreitet und im Leben allgegenwärtig.

Stellen Sie sich vor, morgens zu erwachen – Sie strotzen vor Energie, sind voller Enthusiasmus und fühlen sich wunderbar wohl. Als Sie dann Ihren Tag beginnen, werden Sie unvermittelt in eine heftige Auseinandersetzung verwickelt. Sie tun Ihr Möglichstes, um eine rationale Lösung für den Konflikt zu finden und sich im Leben wieder wohlzufühlen, aber Ihr Widersacher sträubt sich gewaltig dagegen.

Schon geringe Widerstände stören das Fließen. Dabei kann es sich um Belanglosigkeiten wie eine irritierende Textnachricht, eine ärgerliche E-Mail oder einen aggressiven Autofahrer handeln, der Ihnen auf dem Weg zur Arbeit an der Stoßstange klebt. Dies sind nur ein paar Beispiele für einige der häufigsten Widerstände, auf die wir an einem beliebigen Tag treffen können. Jeder kennt das durch Widerstände hervorgerufene Un-Wohlsein, das uns viel ausgeglichene Energie raubt, ob wir uns dessen bewusst sind oder nicht.

Widerstand und Fließen bilden die Grundlage von Energie. Widerstand ist das spürbare Resultat unnatürlicher Kraft. Er offenbart den schädlichen Trotz gegen das vorherbestimmte Weiterfließen der universellen Energie. Das Fließen – der Flow – ist die positive Bewegung der Energie, ein Musterbeispiel natürlicher Kraft. Es ist die universelle Strömung, die das unaufhörliche Auf und Ab des Lebens erzeugt. Es geleitet jedes noch so winzige Fünkchen universeller Energie an den singulären Ort seiner Bestimmung. Widerstand wird durch die schiere Kraft seiner eigenen Unzulässigkeit gebrochen und zerstört.

Widerstand und Fließen sind zwar das genaue Gegenteil voneinander, aber sie haben eine Gemeinsamkeit: Beide sind energetische Manifestationen mit starker Aufladung. Obwohl Widerstand zweifellos eine negative Kraft ist, ist seine Macht unbestritten. Und genau das macht seine Energie potenziell so wertvoll. Stellen Sie sich vor, Sie könnten diese Wucht in ein positives Fließen verwandeln!

Unsere materielle Erziehung hat uns darauf programmiert zu glauben, Widerstand nur dadurch begegnen zu können, dass wir auf Gewalt entweder mit Gegengewalt reagieren oder sie ignorieren. Aber in der Welt der Energie gibt es eine weitere Möglichkeit: die Transmutation. Bei der Transmutation wird eine Gegenkraft weder bekämpft noch versteckt man sich vor ihr – man wandelt sie um.

Wie auch Albert Einstein lehrte, kann Energie weder erschaffen noch vernichtet, sondern nur umgewandelt werden. Das bedeutet, dass sich jede Form von Energie in eine andere überführen lässt. Wenn Sie also das nächste Mal auf die antagonistischen Kräfte des Widerstands stoßen, könnten Sie erwägen, sie in die positive Macht des Fließens zu verwandeln.

Seit Jahrhunderten meistern Menschen, die sich in den Kampfkünsten Jiu Jitsu, Aikido und Judo üben, die Kunst, die Widerstandskraft ihrer Angreifer umzuwandeln und so zu verändern, dass sie gegen sie arbeitet. Eine solche Art energetischer Meisterschaft offenbart eine Wirklichkeit, die sich radikal von dem unterscheidet, was wir im Westen gewohnt sind. Was die Transmutation von Energie angeht, können wir viel vom Asien des Altertums lernen.

Qigong ist eine uralte asiatische Form energetischer Meisterschaft, die den Praktizierenden große Transmutationskräfte verleihen kann. Vor vielen Jahren habe ich eine Präsentation gesehen, bei der ein Qigong-Meister etwa ein Dutzend Möchtegernangreifer aufforderte, aggressiv auf ihn loszugehen. Er machte eine energische Handbewegung Richtung Boden, mit der er einen so gewaltigen Energiestoß übertrug, dass er alle Angreifer umwarf, obwohl sie ungefähr zehn Meter von ihm entfernt waren. Ohne die Angreifer körperlich zu berühren, wandelte der Meister die Energie ihres Angriffs so um, dass sie sich gegen sie wandte. Sie wurden in Sekundenschnelle zu Boden geworfen, wo sie starr und wie gelähmt dalagen, bis der Meister die Energie erneut veränderte, sodass sie aufstehen konnten. Es war wirklich erstaunlich zu sehen.

Qigong liefert wichtige Hinweise darauf, wie wir unsere Transmutationsfähigkeit entwickeln können. Es lehrt, dass wir Zugang zum grenzenlosen Überbewussten bekommen können, indem wir mithilfe der Visualisierung und präziser Fokussierung den Bereich der Geisteskräfte ausbauen, die *Yinias* oder *Yi-Bewusstsein* genannt werden. Dort lässt sich Energie am besten verändern. Ursprung der außerordentlichen Kräfte des Qigong ist der Geist. Über das Körper-Geist-Raster werden gewaltige Energiefelder aus Photonenemissionen erzeugt. Aktuell gibt es über 1600 Forschungsarbeiten, die dies belegen. Plastische geistige Bilder, unbeirrbare Konzentration und eine starke Absicht lassen den Qigong-Geist die Ebenen der Transmutation erreichen. Die Macht dieser dynamischen Gedanken versetzt uns in die Lage zu transformativen Veränderungen von der Energie zur Materie und umgekehrt.

Die Qigong-Pioniere des Altertums glaubten an zwei verschiedene geistige Aspekte: den Geist des Gefühls und den Geist der Absicht. Der Geist des Gefühls wird gelegentlich auch der Ort der tausend Ströme genannt. Der Geist der Absicht steht für einen einzigen großen Strom. Diese anschaulichen Beschreibungen vermitteln eine klare Vorstellung von der Überzeugung, der Geist der Absicht sei der Sitz einer starken, überlegenen Konzentration. Selbstverständlich können Gefühle die Konzentration stören. Indem wir den Geist des Gefühls disziplinieren und den Geist der Absicht bündeln, schaffen wir gute Voraussetzungen dafür, Qigong meistern oder besser gesagt, die Kraft des Widerstands in die Macht des Fließens verwandeln zu können.

Die Form von Qigong, mit der ich Widerstand in Fließen verwandle, heißt Wenchiech'u. Sie ist einfach, aber wirkungsvoll. Dabei geht es ausschließlich darum, dynamische Spiralbewegungen zu visualisieren und diese Energiespirale auf ein Objekt zu übertragen. Die alten Qigong-Meister lehrten, dass das Visualisieren von Spiralen eine sehr wirkungsvolle Möglichkeit der Energietransmutation ist, die sich nichtlokal über beliebige Entfernungen hinweg projizieren lässt. Spiralen gegen den Uhrzeigersinn gelten als *Yang* und energetisch anregend. Spiralen im Uhrzeigersinn gelten als *Yin* und dämpfend. Ein energieloser Mensch, Ort oder Gegenstand kann mit Spiralbewegungen gegen den Uhrzeigersinn stimuliert und ins Gleichgewicht gebracht werden. Energieüberschüsse lassen sich mit Spiralbewegungen im Uhrzeigersinn dämpfen.

Nehmen wir an, Sie seien irgendwelchen Feindseligkeiten ausgesetzt. Da die Energie des Aggressors eindeutig exzessiv ist, sollte Ihr Transmutationsprozess die energetische Ladung seines Zorns mithilfe der Projektion im Uhrzeigersinn drehender Spiralen dämpfen. Vergessen Sie nicht: Je größer die negative Kraft des Widerstands, desto größer der umwandlungsbedingte positive Flow. Je größer der Fisch, desto härter der Kampf, aber umso mehr hungrige Mäuler wird er stopfen.

Un-Wohlsein loslassen und so Wohlbefinden schaffen

Die Menschen des Altertums wussten, dass heilendes Wohlbefinden erst möglich wird, wenn der das Fließen blockierende Widerstand aufgelöst ist. Ein großer Teil unseres Un-Wohlseins wurzelt in blockierten negativen Emotionen. Wenn wir körperlichen oder geistigen Schmerz empfinden, der von anderen Menschen verursacht wird, und an der dadurch ausgelösten Verbitterung und dem Groll festhalten, verlängern wir dadurch lediglich das Karma und verstärken unser Un-Wohlsein.

Die tieferen inneren Mechanismen der Weigerung loszulassen und der Kampf, den das Loslassen mit sich bringt, dürften viel mit dem menschlichen Verlangen nach Kontrolle zu tun haben. Wir haben kaum Kontrolle über dieses irdische Leben. Im Grunde können wir weder die Geburt noch den Alterungsprozess oder den Tod kontrollieren. Während unseres gesamten Lebens übertragen wir einen erheblichen Teil der Kontrolle auf andere Lebensaspekte, weshalb die meisten Menschen zumindest in gewissem Maße kontrollsüchtig sind.

Das Gegenteil von Loslassen ist natürlich das Festhalten. Festhalten bedeutet Kontrolle, und Loslassen bedeutet, Kontrolle aufzugeben. Wir beschäftigen uns zwar möglicherweise mit dem Umstand, dass wir an etwas Schlechtem festhalten, aber selbst das ist eine Form von Kontrolle. Dass es sich um etwas Schlechtes handelt, kann seltsamerweise ein eigenartiges »Wohlgefühl« hervorrufen.

Wenn wir verletzt werden, wird dieser Angriff wahrscheinlich Wut in unserem Innern schüren. Jedes Mal, wenn ein derartiger Funke eine leicht entzündliche Flamme entfacht, heizt er unseren Zorn an. Eine derartige emotionale Missachtung geht uns schließlich meist unter die Haut! Wenn wir an etwas so Negativem festhalten, kann dies oft zu dem führen, was ich Verlust-Verweigerungs-

Mentalität nenne. Das bedeutet, dass wir nicht verlieren wollen, was wiederum eine zwanghafte Reaktion auslöst, die vielleicht sogar süchtig macht. Es kann sehr schwierig sein, etwas loszulassen, was uns emotional derart fesselt. Je mehr wir versuchen, uns davon zu lösen, desto tiefer gräbt es sich oft in unsere Seele. Bitterkeit und Groll können Brände entfachen, die außer Kontrolle geraten.

Ich begegne häufig Patientinnen und Patienten, denen ein durch lang gehegte Bitterkeit und Groll verursachtes Un-Wohlsein großes körperliches, geistiges und seelisches Leid beschert hat. Bevor wir gemeinsam auf einer tieferen Ebene arbeiten, sind die meisten von ihnen überzeugt, dass die Lösung für das, was sie quält, schlicht eine kleine bunte Pille oder eine weiterer Schluck Alkohol sei. Diese Methoden zur Betäubung unseres Schmerzes führen in die Sucht und sind offenbar Teil unserer kulturellen Geschichte. Da wir glauben, alle Antworten in der materiellen Welt finden zu können, stehen wir gewissermaßen ohne Lösung potenziell weitreichenden Dilemmas gegenüber, deren Wurzeln auf einer tieferen seelischen Ebene liegen.

Wenn wir an Bitterkeit und Groll aus der Vergangenheit festhalten, erzeugen wir dadurch negative innere Schwingungen. Diese können so gut wie alle Aspekte unseres Lebens sabotieren, einschließlich unserer wertvollsten Beziehungen. Wenn jemand Feindseligkeit aufgrund früherer Erfahrungen in eine neue Verbindung hineinträgt, wird die neue Beziehung oft von der alten unterwandert.

Mag sein, dass Sie von jemandem verletzt wurden, doch das ist vorbei. Sie selbst sind es, der diesem Ereignis einen Platz in Ihrem sich unaufhörlich entfaltenden Jetzt zuweist. Es geht nicht mehr um den anderen. Es geht darum, dass Sie das Ereignis beharrlich am Leben erhalten, indem Sie an ihm festhalten. In diesem Fall leiden nicht nur Sie selbst, sondern auch die Menschen, die Sie lieben, da sie sich nicht an einer ganzheitlicheren Version Ihrer Person erfreuen können. An diesem Punkt verletzt Ihr Festhalten an Bitterkeit und Groll Sie selbst und die Menschen, die Sie lieben, sehr viel mehr als die Verletzung, die sie ursprünglich erlitten haben. Die Lösung besteht darin, sie loszulassen.

In unserem Bemühen, die Verletzungen und den Schmerz der Vergangenheit hinter uns zu lassen, müssen wir uns daran erinnern, dass wir schon viele Leben gelebt und in diesen schon vor unzähligen Herausforderungen gestanden haben. Die früheren Leben bieten uns die Gelegenheit, unser Bewusstsein zu erweitern und unserer Bestimmung reiner Erleuchtung immer näher zu kommen. Es kann zuweilen schwierig sein, dieses Ziel zu erreichen – vor allem wenn es dazu der karmischen Herausforderung oder des Anstoßes durch Krankheit oder Leid bedarf. Wachstum und Entwicklung können schmerzhaft sein.

Genau darum geht es auf dem überbewussten Weg der Wunder. Er stellt eine gewaltige Herausforderung für unseren spirituellen Scharfsinn dar. Er hebt unsere Wahrnehmung und unser Denken auf eine höhere Ebene und unser Gewahrsein auf transzendente Weise weit über das Irdische empor. Wir entscheiden, wann wir wirklich bereit sind zu akzeptieren, dass alle Wege uns der Bestimmung unserer Erleuchtung näherbringen.

Der Blick durch die überbewusste Brille erinnert uns daran, dass der Schmerz und das Leid, die Bitterkeit und Groll verursachen, Absicht sind. Sie dienen als Katalysatoren und fordern uns dazu auf, den Blick endlich auf das Licht unserer Befreiung zu richten.

Wie alle großen Prüfungen ist das letztlich eine Frage des freien Willens. Wir entscheiden, ob wir uns weiter- oder zurückentwickeln wollen.

Werden wir uns dafür entscheiden, mit unserem Sein auf der Frequenz des personalen oder des universellen Bewusstseins zu senden? Wir werden nur deshalb mit Bewusstsein beschenkt, um das Geschenk des Bewusstseins, das wir sind, weiterzuentwickeln. Wir sind reine Energie, die einen Zustand der Existenz angenommen hat, um sich unendlich auszudehnen und am Ende mit dem Geist Gottes zu verschmelzen. Bitterkeit und Groll sind nur Illusionen einer fiktiven Realität, der es schon immer bestimmt war zu vergehen. Doch ihre karmische Präsenz in unserem Leben hat einen Zweck. Der Schmerz und die Verwirrung, die aus der Bitterkeit und dem Groll entstehen, können uns letztlich zur Erleuchtung drängen. Weil wir das elementare Bedürfnis haben, den von Bitterkeit und Groll verursachten Schmerz, das Leiden und die Verwirrung loszulassen, werden wir letztlich vom Licht angezogen.

Die meisten Menschen neigen irrtümlicherweise dazu, die Aussicht auf Erleuchtung mit einigen wenigen, seltenen und außergewöhnlichen Seelen wie dem Dalai Lama und Mutter Teresa in Zusammenhang zu bringen. Die bloße sterbliche Natur des körperlichen Selbst macht es schwer, eine Verbindung zu einer solch erhabenen Möglichkeit zu sehen. Aber letztlich befinden sich alle Seelen auf dem Weg zur Erleuchtung. Jeder Einzelne von uns befindet sich auf einer Reise von tausend Meilen: Wir machen zwei Schritte vor und einen zurück. Es ist eine Reise für Heilige und für Sünder, die alle aus dem gleichen Grund hier sind, nämlich die irdischen Grenzen karmischer Gefangenschaft zu überwinden.

Wir sind ewige Seelen und kommen nur aus dem einen Grund auf diese polarisierte Welt heiliger Spannung, um unser Un-Wohlsein loszulassen und die Anziehungskraft des Wohlbefindens des ewigen Lichts zu spüren. Das ultimative Ziel ist die Erleuchtung, und am Ende werden wir verstehen, dass jeder einzelne Schritt nötig war.

Die karmische Schuld des Un-Wohlseins abzahlen

Spirituell betrachtet spiegelt das Un-Wohlsein eine karmische Schuld, die wir nur in der Währung der Erleuchtung abbezahlen können. Je größer unsere karmischen Verbindlichkeiten, desto größer die spirituelle Verarmung durch das Un-Wohlsein. Je mehr wir durch unser Un-Wohlsein spirituell verarmen, desto mehr müssen wir in unser überbewusstes Vermögensmanagement investieren.

Die Seele erzeugt Karma ausschließlich durch schlechte Aktionen und Reaktionen. Wenn es um die besonders wichtigen und schwierigen Entscheidungen geht, aktivieren schlechte Entscheidungen die Macht der karmischen Schwerkraft.

Schlechtes Karma korrigiert Ungleichgewichte und ist von Leiden getrieben. Fehlverhalten bewahrt das Leiden, und Leiden erzeugt Un-Wohlsein. Ständiges Un-Wohlsein gräbt sich tief in uns ein, um uns zu zeigen, welchen Namen und welches Gesicht das von uns erzeugte Karma trägt. Un-Wohlsein ist die Folge schlechten Karmas.

Das kann auch nicht anders sein, da sich das Universum unaufhörlich selbst beobachtet und korrigiert. Eine falsche Entscheidung unsererseits, und das Leiden beginnt. Es ist unausweichlich, da sich das Universum, zu dem auch wir gehören, ständig in einem Zustand ausgleichender Selbstkorrektur befindet.

Das Universum ist reines Bewusstsein und strebt ewig nach Flow. Wir sind Teil eines Makrokosmos, der sich in einem Zustand ewiger Ausdehnung befindet. Die korrigierenden Kräfte, die den Lauf der Dinge repräsentieren, verschlingen kurzerhand alle Energien, die sich dem Fluss der natürlichen Ausdehnung des Universums widersetzen.

Im Hinblick auf Veränderungen ist das Universum sowohl Ursache als auch Wirkung. Es verändert uns unaufhörlich. Doch da wir das Universum sind, können auch wir verändern, was uns verändert.

In Wirklichkeit ist der menschliche
Körper kein Ding, sondern ein Prozess –
und zwar ein Recyclingprozess.
Das Selbst des Einzelnen ist das Selbst
des Universums, und das ist in der Tat
die höchste Form der Heilung.

Dr. Deepak Chopra

The Way of Miracles (Film, 2021)

Unser universeller Mikrokosmos und der universelle Makrokosmos, mit dem wir untrennbar verbunden sind, sind austauschbar. Wie das Universum streben auch wir nach Gleichgewicht. Viele Menschen gehen tief in sich, um das durch das Leiden verursachte Un-Wohlsein zu lindern, indem sie ihre karmischen Schulden begleichen. Vielleicht ist das der Grund, weshalb wir gerade sehen, dass unsere Welt eine transformative Renaissance erlebt.

Etablierte Institutionen wie die organisierten Religionen werden durch tiefere, persönlichere Formen der Spiritualität ersetzt.

Viele zunehmend durch das karmische Leiden überforderte Seelen suchen nach mehr – in sich selbst, in einander und in den tiefsten Tiefen der Quelle.

Achtsamkeit ist ein persönliches Ziel vieler Menschen geworden. Die Menschen suchen nach dem tieferen Sinn in sich und ihren Beziehungen. Es ist, als würden wir aus einem Albtraum erwachen, in dem alles Äußere seine bisherige grundlegende Bedeutung beinah gänzlich verloren hat. Nationalismus, Religion, Liebe, Ehe und Familie befinden sich in tiefen kulturellen Krisen, was uns den Weg geebnet hat, unsere Verbindung zur Quelle zu erkunden.

Wohin man auch schaut, sieht man Menschen, die mitten in einem turbulenten Übergang stecken. Derzeit findet eine allgemeine Neuordnung unseres Lebens statt. Die Veränderung ist in uns. Denn wir sind das Universum, das die Veränderungen diktiert, denen wir uns stellen müssen.

Durch das schlechte Karma, für das wir selbst verantwortlich sind, haben wir die Notwendigkeit dieser umwälzenden Herausforderung geschaffen, vor der wir nun stehen. Der einzige Weg, sie zu bewältigen, führt mitten hindurch. Der einzige Weg zu wahrem Wohlbefinden besteht darin, dass wir die karmische Schuld unseres Un-Wohlseins in der Währung reinen Lichts begleichen.

Das Alles des Nichts

Überraschenderweise bietet unser gegenwärtiges Ethos mit seinem mangelnden Glauben an Wunder die perfekte Leere für den Brückenschlag zu einem neuen Ethos. Das Phänomen des Nichts, das sich automatisch aus einem Ethos ohne Wunder ergibt, offenbart einen großen Widerspruch – ja, vielleicht sogar eines der größten Paradoxe überhaupt. Angesichts des Nichts gibt es nur eine Möglichkeit, nämlich dass sich die Tür zu allem öffnet.

Jeder von uns erlebt mehr als genug Leere, etwa wenn wir aus tiefster Seele für ein Wunder beten, es aber nicht finden können, sosehr wir seine Manifestation auch zu erzwingen versuchen. Das liegt daran, dass es nicht sein soll.

Der Grund, weshalb es nicht sein soll, hat mit der Quelle des Möchtegernwunders zu tun. Wenn wir uns machtlos fühlen, gehen wir üblicherweise aus uns heraus. Wir suchen nach einer helfenden Hand oder Hilfestellung von irgendjemandem oder irgendetwas »anderem«. Und wenn wir beten, schicken wir unser Gebet meist nach außen und oben zu jenem »anderen«, das wir für größer halten als uns selbst, damit es uns erlösen möge. Wir sind alle co-abhängige Opfer eines Ethos des »anderen«. Das »andere« ist alles, was sich außerhalb von uns befindet und über uns steht. Aber in diesem Fall hat es den Anschein, als gäbe es da nichts. Es scheint, als seien wir von allem »anderen« und sogar von unserem Schöpfer verlassen.

Dieses Nichts ist eine Zeit großer Verzweiflung, in der wir unaufhörlich zu Gott beten, ohne Antwort zu bekommen. Es ist, als sei da niemand. Womöglich haben wir sogar das Gefühl, Gott habe beschlossen, unsere verzweifelten Hilferufe zu ignorieren, ebenso wie auch unsere Familie, Freunde, Nachbarn, geistigen Führer und Schutzengel.

Eine solche Verzweiflung erinnert an das Buch Hiob im Alten Testament. Obwohl Hiob »fromm« und »rechtschaffen« war, nahm ihm Gott alles: sein Haus, seine siebentausend Schafe, seine dreitausend Kamele, seine fünfhundert Joch Rinder, seine fünfhundert Eselinnen, seine Dienerschaft, seine Freunde und sogar seine sieben Söhne und drei Töchter. Gott wollte die Tiefe seines Glaubens prüfen. Als Hiob Gott schließlich fragte, warum er dazu verdammt sei, so unverdient zu leiden, bekam er keine Antwort. Er blieb schlicht ohne Unterstützung, ohne Antworten allein und verlassen. Weit und breit war kein Wunder in Sicht. Und sollte dennoch ein Wunder geschehen, würde er es selbst vollbringen müssen.

Schließlich entdeckte Hiob, dass er selbst dafür verantwortlich war, die Wahrnehmung des Leidens zu verändern. Es gelang ihm allein durch seinen Glauben, die absolute Fülle zu erfahren, die aus dem Nichts entsteht. So verhält es sich auch bei uns. Es geht nicht darum, Erfüllung zu finden in dem, was uns umgibt. Es geht darum, vollständig von dem erfüllt zu sein, was in uns ist.

Wenn sich die Welt um uns und der gesamte Himmel über uns abwenden, teilt das Universum uns dadurch mit, dass wir in uns gehen und uns an den Teil von uns wenden müssen, der Wunder vollbringen kann. Das Nichts ermöglicht es uns, den Weg für das größte aller Wunder zu bereiten, das automatisch geschieht, wenn wir die Co-Abhängigkeit beseitigen, nach persönlicher Autonomie streben und eigenständig werden.

Wunder der Gnade, die von außen kommen, haben ein Leben lang Bestand. Wunder der Größe, die von innen kommen, haben eine Ewigkeit lang Bestand.

Wohlbefinden durch Abstand

Einem alten chinesischen Sprichwort zufolge klärt sich trübes Wasser am besten dadurch, dass man es in Ruhe lässt. Dies ist der Weg des Wohlbefindens. Angenommen, Sie haben einen Konflikt oder ein Problem, die Teil einer spirituellen Lektion sind. Sind Sie stark genug, einfach nichts zu tun? Im Westen sind wir darauf programmiert, uns mit der Willenskraft unseres Egos energisch gegenüber Problemen durchzusetzen.

Wenn wir durch Abstand Wohlbefinden erzeugen möchten, müssen wir unsere Probleme durch Glauben und Hingabe lösen, in völligem Vertrauen auf den Lauf der Dinge. Indem wir unser Bewusstsein erweitern, bringen wir uns in Stellung, damit das Universum die Probleme in einer höheren Dimension lösen kann.

Wie oft haben Sie im Leben schon erlebt, dass sich Probleme durch eine anmaßende Art noch verschärfen? Hier im Westen beten wir um Ergebnisse und erwarten, dass Gott etwas tut. Damit demonstrieren wir eine Art von Glauben, für die es Hingabe braucht, und ein Ausmaß an Hingabe, für die es Abstand braucht. Aber ist es nicht ebenso wahr, dass die Schwerkraft des Universums auf alles wirkt – auch auf unsere Probleme? Wenn wir auf Gott vertrauen können, wieso fällt es uns dann so schwer, unseren Glauben in Gottes Universum zu setzen?

Abstand ist nichts, was uns ausschließt; er ist vielmehr mit dem höchsten Aspekt des Selbst verbunden, während der Wille unseres Egos lediglich den niedrigsten Aspekt aktiviert. Wenn Sie Abstand nehmen können, damit Ihnen das Universum das Ergebnis liefern kann, besitzen Sie dann auch die Stärke, Abstand von allem zu nehmen, was sich daraus ergibt?

Es ist das eine, die eigenen Probleme dem Universum zu übergeben; es ist etwas anderes, sich vom Ergebnis zu lösen. Das Universum mit seiner Art, die Dinge zu regeln, hat einen perfekten Grund dafür, uns von Zeit zu Zeit nicht das vom Ego gewünschte Ergebnis zu liefern. Können wir uns ebenso sehr über den Ausgang unseres Problems freuen, daran glauben, darauf vertrauen und ihn akzeptieren, wenn die Lösung nicht den Wünschen unseres Egos entspricht?

Indem wir auf Abstand gehen, finden wir offenbar zur Schwerkraft und Erdung unseres eigenen Fixpunkts. Indem wir uns von einem Bezugspunkt lösen, verbinden wir uns mit einem anderen. Indem wir uns von unserer niedrigen Energie lösen, verbinden wir uns mit unserer höheren Energie; und indem wir uns von unserem sterblichen Selbst lösen, verbinden wir uns mit unserer unsterblichen Quelle. Zu guter Letzt gehen wir dadurch, dass wir uns von der Vorstellung eines getrennten Selbst lösen, in die Vernetzung oder verbinden uns mit unserem universellen Selbst.

Indem wir uns von etwas lösen, erhalten wir schnell und direkt Zugang zu allen Frequenzen überbewussten Wohlbefindens. Indem wir uns um diese Frequenz bemühen, wird unser ganzes Sein von der Fähigkeit durchdrungen, Wunder zu vollbringen. Diejenigen meiner Patientinnen und Patienten, die sich von den Ergebnissen lösen und eine höhere Schwingung halten konnten, erlebten durchweg die wunderbarsten Erfolge – selbst wenn sie an unheilbaren Erkrankungen und schweren Leiden litten. Abstand schafft Überbewusstsein, und Überbewusstsein erzeugt das Wohlbefinden, das transformative Heilung schenkt.

Die innere Quelle des Wohlbefindens

Wie bei einem Stein, der in einen Teich fällt, breiten sich die Wellen von innen nach außen aus. Die heilende Energie, die sich letztlich nach außen auf unsere Zellen, Gewebe und Organe ausdehnt, entsteht tief in unserem innersten Kern. Die Fließrichtung ist von innen nach außen. Deshalb besteht der erste Schritt der Heilung darin, eine anfängliche Schwingung des Wohlbefindens in Kopf, Herz, Geist und Seele zu erzeugen.

Wir neigen dazu, uns ausgehend von ihrem Schmerzpunkt – wie ich dazu sage – mit Krankheiten zu identifizieren. Bei Kopfschmerzen richtet der Behandelnde die Aufmerksamkeit meist auf den Kopf des Patienten oder der Patientin; geht es um Bauchschmerzen, wird die Aufmerksamkeit sehr wahrscheinlich seinem oder ihrem Bauch gelten. Wir setzen meist dort an, wo sich die Symptome bemerkbar machen.

In Wirklichkeit liegt der Ursprung des Problems wie beim Beispiel der Wellen im Wasser fast immer auf einer tieferen inneren Ebene. Die Kopfschmerzen könnten durch die emotionale Verdrängung von Wut oder einer belastenden Frustration ihren Anfang genommen haben. Der Ursprung der Bauchschmerzen dürfte auf einer emotionalen oder einer tiefen gedanklichen Ebene gelegen haben. Vor diesem Hintergrund bekommen sowohl Krankheit als auch Heilung eine ganz neue Bedeutung.

Indem wir unsere heilende Aufmerksamkeit nach innen richten, erhöhen wir die Wahrscheinlichkeit, zur Wurzel des Un-Wohlseins vorzudringen. Außerdem werden wir so auch eher lernen, Krankheiten vorzubeugen. All dies wird auf energetischer Ebene sehr viel instinktiver ablaufen, da sich Energie gern materiell manifestiert.

Die Quelle allen Wohlbefindens liegt im Inneren. Damit wir zu überbewussten Heilenden werden und Wunder vollbringen können, müssen wir lernen, unser Wohlbefinden auf die energetischen Ursachen des Un-Wohlseins auf den feinstofflichsten und ätherischsten Ebenen unseres Seins zu fokussieren. Unsere Diagnosesysteme, unsere therapeutischen Lösungen und unsere Lebensführung müssen auf der Ebene der feinstofflichen Schwingungen viel besser werden. Dies ist der Weg des Wohlseins.

Indem wir aufhören, am Körper herumzudoktern, und stattdessen das ganze Sein heilen, revolutionieren wir unser Verständnis von Wohlbefinden. Wenn wir unser Leben auf der Ebene dieser feinstofflichen Schwingung leben, ist dies ein Quantensprung, und unsere Wunder werden sich endlich ohne irgendeine Beschränkung manifestieren.

Wir sind Teil des Universums, wir sind das Universum und wir tragen ein Universum in uns. Unser inneres Universum ist das Spiegelbild unserer göttlichen Quelle, und aus unserer göttlichen Quelle heraus wirken wir mühelos die größten Wunder.

Übung: Transmutation

Aktivieren Sie zunächst Ihr inneres Auge und konzentrieren Sie sich auf ein Bild Ihres Widersachers. Dieser Schritt kann nichtlokal erfolgen. Unabhängig davon, ob die Person neben Ihnen steht, im Wagen hinter Ihnen sitzt oder tausend Kilometer weit entfernt ist, können Sie seine oder ihre Energie von unangenehmem Widerstand in fließendes Wohlbefinden verwandeln, indem Sie sich im Uhrzeigersinn drehende Energiespiralen über sein oder ihr geistiges Bild legen. Dieser Prozess verlangt lediglich von Ihnen, das Un-Wohlsein hinauszuziehen. Das Universum wird es dann automatisch durch Wohlsein ersetzen. Es dauert nur eineinhalb bis zwei Minuten, um diese Ladung anzubringen. Eine einzige zweiminütige Spiralprojektion kann bis zu einer Woche lang wirken; es kann allerdings ein ganzer Tag vergehen, bis die Wirkung einsetzt. Sie können sie auch jederzeit noch einmal verstärken, was ungefährlich, aber eigentlich unnötig ist.

Bedenken Sie, dass immer Sie die Uhr mit nach außen gewandtem Ziffernblatt sind. Deshalb drehen Spiralen im Uhrzeigersinn immer von Ihnen aus gesehen nach rechts, Spiralen gegen den Uhrzeigersinn immer von Ihnen aus gesehen nach links. Gegen den Uhrzeigersinn laufende Spiralen können auch erfolgreich auf Menschen projiziert werden, die geschwächt sind und denen es an Energie mangelt. Die Kombination aus bildhafter Vorstellung, starker Absicht und höchster Konzentration verschafft Ihnen Zugang zu den *Yinias* oder der Ebene großer geistiger Kräfte. Hier können Sie Energie auf eine Weise verändern, die dem Wohl aller dient.

Ein sehr wichtiger Punkt ist, dass der Glaube eine Grundvoraussetzung für die Transmutation von Energie ist. Wir haben uns ohne Probleme an die unaufhörliche technische Entwicklung angepasst und weigern uns dennoch, uns an die uralte Energiephysik zu gewöhnen. Nur wenige Menschen verstehen, wieso sie mit dem

Autoschlüssel aus großer Entfernung die Wagentür aufschließen oder gar den Motor starten können, aber niemand stellt es in Frage. Die meisten Menschen könnten auch nicht erklären, wie Live-Bilder von Menschen, Orten und Dingen auf magische Weise aus den fernen Winkeln der Erde und den Tiefen des Weltraums per Videoanruf übers Internet ins heimische Wohnzimmer gelangen. Wir akzeptieren es, ohne zu verstehen, wie oder warum es funktioniert, und wissen, dass wir darauf zugreifen können, wenn wir es brauchen oder wünschen.

Damit uns das Praktizieren von Qigong tatsächlich die Fähigkeit verleihen kann, negative Energie in positive Energie umzuwandeln, müssen wir die Bereitschaft zu glauben sowie ein Bewusstsein der Zuversicht entwickeln.

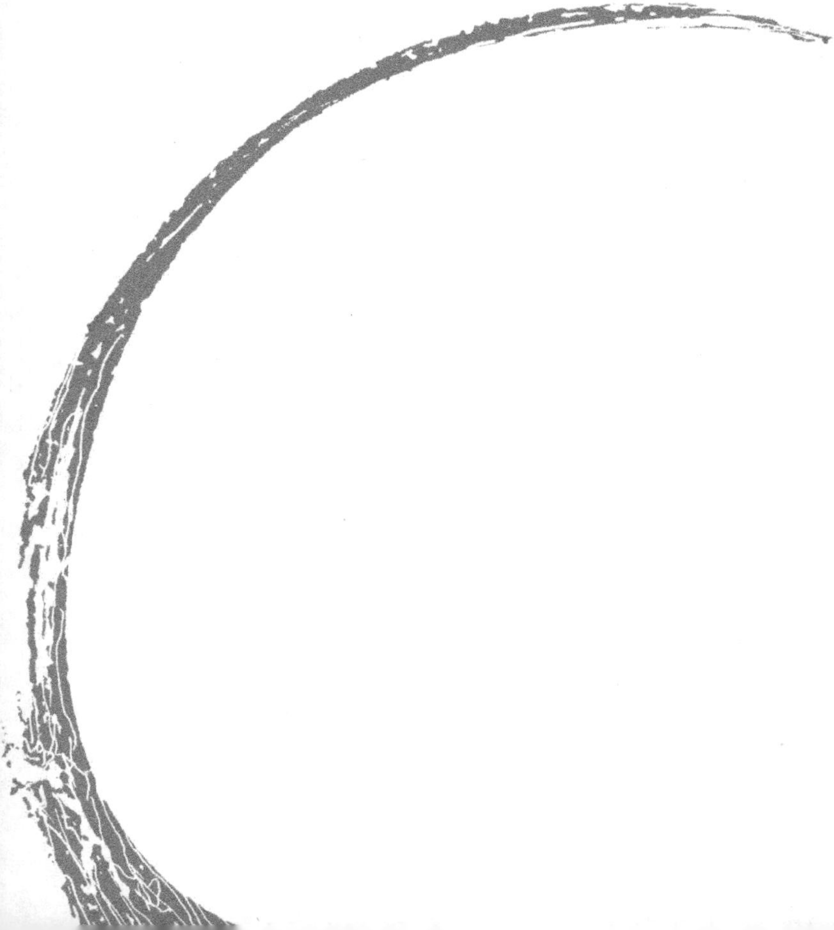

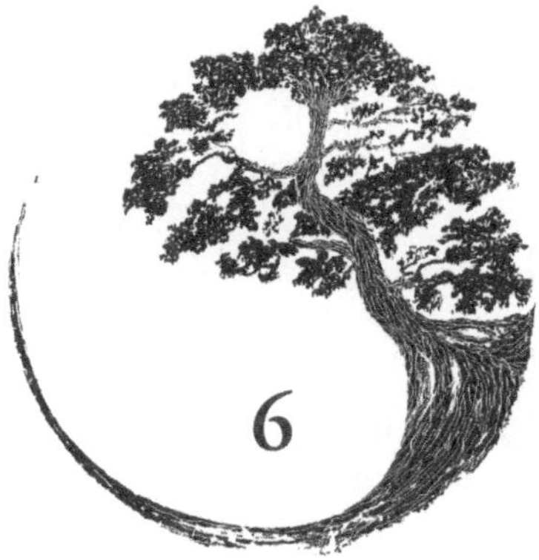

6 Der Wechsel zur transpersonalen Identität

Das Wort »transpersonal« findet in verschiedenen philosophischen und psychologischen Schulen Verwendung und definiert »die Bereiche des Bewusstseins jenseits der Grenzen der persönlichen Identität und des Egos«. Es bezeichnet einen Gewahrseinszustand, der so weit über die materielle Ebene hinausgeht, dass er mit dem Bewusstsein des Universums verschmilzt.

Die meisten Menschen existieren auf der Ebene des personalen Bewusstseins. Doch damit wir Zugang zu der Macht bekommen, Wunder vollbringen zu können, ist der Übergang zu einem gründlicheren, tieferen transpersonalen Gewahrsein nötig, das in Einklang mit dem Gewahrsein des Universums ist.

Der Zugang zu überbewusster Macht ist direkt proportional zu der Frequenz, auf der wir schwingen. Wenn wir uns dauerhaft im transpersonalen Zustand befinden, erreichen unsere Schwingungen die allerhöchste Frequenz. Meditation, Gebet, Gesang, Tanz und das völlige Eintauchen in die Natur sind allesamt Möglichkeiten, unsere Frequenz dauerhaft anzuheben. Je höher unsere Schwingung, desto besser unser Zugang zu grenzenlosem Potenzial. Wenn wir uns auf eine umfassende, einheitliche Weise identifizieren, werden wir eins mit dem Unendlichen und erhalten dadurch Zugang zu seiner Macht.

Es kann schwierig sein, auf Abstand zur materiellen Welt zu gehen und zu erkennen, dass wir unendlich mächtig sind. Wir haben gelernt zu akzeptieren, dass wir eng definierte, isolierte, hilf- und machtlose Wesen sind. Man hat uns eingeimpft, wir könnten nichts tun, und wir glauben es kritiklos. Die Folge davon ist, dass wir unsere eigene Macht nicht vollständig annehmen und würdigen und unser Potenzial, Wunder zu wirken, unverwirklicht bleibt.

Es ist an der Zeit, unsere Erkenntnis über die begrenzte materielle Wahrnehmung der Realität hinaus auszudehnen. Dies lässt sich durch einen Wechsel zur transpersonalen Identität erreichen, und dazu müssen wir auch Realitäten jenseits der materiellen Welt anerkennen.

Die Wirklichkeit ist so viel größer als das, was wir vor uns sehen.

Die Theorie des transpersonalen Überbewusstseins ist auf einen Realismus ausgerichtet, der weit über die fünf dreidimensionalen Sinne hinausgeht. Sie besagt, dass das Leben viel mehr ist als das, was unsere körperlichen Sinne wahrnehmen können. Wenn wir etwas nicht wahrnehmen können, bedeutet das keineswegs, dass es nicht existiert. Es gibt ebenso viele Dimensionen der Realität wie Bewusstseinszustände, um Zugang zu ihnen zu erhalten. Es ist wie in einem Spiegelkabinett.

Mit dem Gewahrsein transpersonalen Überbewusstseins ändert sich alles. Die Wirklichkeit nimmt eine Quantenperspektive an –

ein neues Paradigma, in dem jeder Geist freien Zugang zu den unbegrenzten Möglichkeiten auf den Ebenen des Unendlichen hat.

Dimensionswechsel

Als »transpersonal« bezeichnet man Bewusstseinszustände jenseits der irdisch-weltlichen Perspektive. Der Begriff zeugt von einer anderen Realität, einer Quantenrealität, in der Energie gleichbedeutend mit Materie ist. Dieses Paradigma beruht nicht auf der klassischen Mechanik, sondern auf der Quantenmechanik. Zeit und Raum gelten als Illusion, und Quantenbasis und Überbewusstsein befinden sich in völligem Einklang.

Beim Thema Wunder verbeißen wir uns gern in die Diskussion, ob es sie nun gibt oder nicht. Viel hilfreicher aber ist die Frage: Sind wir bereit, uns einzugestehen, dass Wunder der drei Welten des höherdimensionalen transpersonalen Bewusstseins bedürfen?

Die drei Welten der höheren Dimension

- Astralwelt, die seelische Emotion
- Verstandeswelt, das abstrakte Denken
- Kausalwelt, das spirituelle Denken

Sie fragen sich nun vielleicht, wie wir diese erreichen können. Es gibt hauptsächlich fünf Gehirnwellenzustände, die den Zugang zu diesen höheren Dimensionen ermöglichen.

Die fünf Gehirnwellenzustände (Zugangswege zu den höheren Dimensionen)

- Beta-Wellen, 13 bis 30 Hz, munter/besonders wachsam (kein Zugang zu den höheren Dimensionen)
- Alpha-Wellen, 8 bis 13 Hz, entspannt, Meditation (Zugang zur Astralwelt)
- Theta-Wellen, 4 bis 8 Hz, tiefenentspannt/Verlust des körperlichen Gewahrseins (Zugang zur Verstandeswelt)
- Delta-Wellen, unter 4 Hz, Trance (Zugang zur Kausalwelt)
- Gamma-Wellen, 30 Hz, Ausbrüche transformativen Bewusstseins (weitere Ausdehnung in der Kausalwelt)

Quantenbewusstsein

Theta-, Delta- und Gamma-Wellen sind Zustände des Quantengeists und Bewusstseinsbereiche, die uns vertrauter sind, als wir vielleicht glauben. Als Kinder erleben wir diese Gehirnwellenzustände häufiger, denn in dieser Zeit werden Kreativität und Erfindungsreichtum gefördert. Fantasie erblüht zu dimensionsloser Wirklichkeit.

Sind Sie das letzte Mal, als Sie aus einem Fenster blickten und sich in der Schönheit eines sich bis zum Horizont erstreckenden Feldes oder eines Waldes verloren, in einen tranceähnlichen Zustand verfallen? Hatten Sie das Gefühl, wirklich dort zu sein, in dieser Vision? Denn das waren Sie! Im Grunde hat Ihre Seele astrale, mentale und kausale Welten bereist.

Indem wir die Bindung an die materielle Realität lösen, wechseln wir auf die Pfade der Gelassenheit in unserem Bewusstsein. Wenn wir aus einem Fenster sehen und spüren, wie sich unser Bewusstsein auf die fernen Baumwipfel projiziert, fliegt der Astralkörper tatsächlich gerade über diese Bäume hinweg. Manche Menschen würden dies als bloße Einbildung bezeichnen. Doch bedenken Sie einmal die im hinduistischen Glauben wurzelnde Annahme, wir hätten nicht nur einen physischen Körper, sondern auch vier Lichtkörper: einen Ätherkörper (das ätherische Energiefeld, das den physischen Körper umgibt), einen Mentalkörper (das vom Denken erzeugte Energiefeld), einen Astralkörper (das von den Gefühlen erzeugte Energiefeld) und einen ketherischen Körper (das mit dem Schöpfer verbundene Energiefeld des Kausalkörpers). Lichtkörper sind weder an Zeit noch an Raum gebunden oder beschränkt. Sie dienen als Vehikel der überbewussten Entwicklung und der Entwicklung vom personalen zum universellen Bewusstsein.

Wir haben nie gelernt, nichtphysische Realitäten zu sehen, obwohl es sie gibt. Wir erhalten nur dann Zugang zu ihnen, wenn wir vollständig bewusst und in klarer Absicht in diesen Quantenzuständen ruhen. Meist sind wir nur zufällige Besucher, die ungeplant und unbewusst in diese Realitäten eintauchen und sie wieder verlassen.

Die höheren Dimensionen sind äußerst fruchtbare Orte überbewusster Macht, die wir mithilfe von tiefer Meditation und Trance nutzen können, und sobald dies der Fall ist, können sie uns unendliche Möglichkeiten eröffnen, Wunder zu vollbringen.

Trance

Alle Wunder entstehen aus Gedanken, und alle Gedanken entstehen im Geist. Der Geist eines jeden Menschen kann zahllose unterschiedliche Zustände erzeugen, von denen einige viel mächtiger sind als andere. Ein gut geschulter und genährter Geist kann Komplexitäten anstoßen und letztlich verwirklichen, die vom Magischen bis zum Mystischen reichen.

Man nimmt schon seit Langem an, dass Trancezustände der geistige Ursprung des Unwahrscheinlichen, vielleicht sogar des Unmöglichen sind. Unsere Vorfahren nutzten Rituale, um sich in Trance zu versetzen, und sie taten es in der Absicht, Zugang zu den Ebenen des Außergewöhnlichen zu bekommen. Die frühen Menschen entdeckten, dass Trancezustände eine große Unterstützung bei spirituellen Erfahrungen und wunderbaren Heilungen waren. Einige Kulturen des Altertums meisterten Techniken oder Tranceübungen, um die Pforten von Macht und Heilung zu offenbaren.

Pforten zur Unendlichkeit durchschreiten

Wenn Sie die Übungen am Ende dieses Kapitels machen, sich auf Seelenreisen begeben und die Pforten öffnen, steigern Sie damit Ihr quantenmechanisches, überbewusstes Manifestationspotenzial. Sie sollten so oft wie möglich, aber mindestens einmal am Tag üben, um Ihr Gewahrsein dieser unsichtbaren Dimensionen und der Fähigkeiten zu verbessern, die sie besitzen. Häufiges Üben schafft einen schnelleren und leichteren Zugang zu diesen Welten, und irgendwann werden Sie die Seelenreisen-/Pfortenübung ganz überspringen, weil Sie augenblicklich im Einklang mit der Energie Ihres Potenzials sein werden, Wunder zu wirken.

Energie ist allgegenwärtig. Sie ist der universelle Speicher unendlich vieler Möglichkeiten. Damit sich die Energie in Form eines gewünschten Ergebnisses manifestiert, müssen wir sie entsprechend lenken. Die menschliche Absicht ist einer der mächtigsten, wenn nicht sogar der mächtigste Katalysator zum Kultivieren von Energie. Sie bringt ein breites Spektrum von Motiven und Möglichkeiten mit sich, die man prinzipiell als gute – von Überbewusstsein erzeugte – oder als schlechte – von Egobewusstsein erzeugte – Absichten einstufen kann.

Quantenmanifestation

Wunder wirkt man am besten durch Manifestation. »Manifestieren« bedeutet einfach, »dafür zu sorgen, dass etwas geschieht«. Jeder Mensch kann Wunder vollbringen, doch dazu müssen wir zunächst bereit sein, Ansichten in Frage zu stellen, die unsere Realitätswahrnehmung einschränken.

Eine der größten Unwahrheiten bezüglich der irdischen Wahrnehmung ist die Behauptung, dass die Realität starr, kollektiv und absolut sei. Das heißt, dass wir annehmen, wir würden alle den gleichen Film des Lebens aus einem ähnlichen Blickwinkel betrachten und aus dem, was wir sehen, die gleichen Schlüsse ziehen. Diese Annahme gefährdet unsere seelische Entwicklung.

Tatsache ist, im Quantenuniversum beeinflusst jeder Beobachter die Realität auf einzigartige Weise. Der Einfluss des Beobachters stellt die Realitätswahrnehmung selbst in Frage. Dies wird als Beobachtereffekt bezeichnet und zeigt, dass sich Phänomene tatsächlich durch den Akt des Beobachtens verändern lassen.

Ein Beispiel ist das Doppelspaltexperiment, ein bekanntes Experiment aus der Physik. Es wies nach, dass Licht und Materie die Charakteristika klassisch definierter Wellen und Teilchen des Lichts und der Materie zeigen können, dies jedoch vom Beobachter bestimmt wird. Wir halten den Tisch und den Stuhl, die wir sehen, für Bestandteile einer unveränderlichen Realität.

Tatsächlich verändern wir ihre Eigenschaften allein dadurch, dass wir sie ansehen, sie betrachten, und beeinflussen so die Realität.

Im Oktober 2017 entdeckten Forscher des Institut d'Optique im französischen Palaiseau, als sie Photonen von Satelliten abprallen ließen, dass ein Beobachter beeinflussen konnte, ob diese sich wie Teilchen oder wie Wellen verhielten.[31] Diese Veränderungen erfolgten ausschließlich durch Beobachtung.

Mitschöpfer der Realität

Die Realität ist nicht starr, kollektiv und absolut. Sie ist ein fließendes, relatives Absolutum.

Wenn im Wald ein Baum umstürzt und niemand den Vorgang beobachtet, entzieht er sich der Quantenrealität. Warum? Weil die Quantenrealität die Präsenz eines Beobachters verlangt und der Fall des umstürzenden Baums nur für diejenigen Wirklichkeit ist, die den Vorfall tatsächlich sehen. Durch unsere Präsenz als Beobachter verleihen wir der Wirklichkeit Gültigkeit. Und die Macht, die Wirklichkeit zu bestimmen, macht uns zu Mitschöpfern.

Das Bewusstsein steht im Austausch mit allem, weil das Bewusstsein alles ist.

Dr. Menas Kafatos

The Way of Miracles (Film, 2021)

Der Quantenmechanik zufolge wird die Wirklichkeit nicht von einer Reihe von Gesetzen und Standards beherrscht, die außerhalb des Feldes unserer bewussten Erfahrung gelten. Es ist die Einzigartigkeit unserer bewussten Wahrnehmung, die die von uns beobachtete Realität immer wieder neu festlegt. Dies macht jeden Einzelnen von uns zum schöpferischen Beobachter unserer individuellen und ständig wechselnden Realität.

Wenn Sie und ich die Straße entlanggehen und ein blauer Wagen vorüberfährt, gehen wir automatisch davon aus, wir hätten den gleichen Blauton gesehen. Die Wahrheit ist, dass ein durchschnittliches menschliches Auge über eine Million Farbschattierungen wahrnimmt und jeder Mensch meist andere Abstufungen einer Farbe sieht. Manche Menschen verfügen über besondere Fotorezeptoren auf der Netzhaut und können als sogenannte Tetrachromaten über 100 Millionen Farbtöne erkennen! Die Wahrscheinlichkeit ist groß, dass Sie und ich den Wagen in unterschiedlichen Blautönen wahrnehmen. Dies gilt auch für das, was wir hören. Nehmen wir an, der Fahrer dieses blauen Wagens würde hupen. Hören wir dann beide den gleichen Ton? Bei über 425 000 Tönen im hörbaren Bereich werden wir wahrscheinlich zumindest leicht unterschiedliche Töne vernehmen.

Der Relativitätsfaktor sorgt dafür, dass die Realität klar im Wahrnehmungsfeld des Betrachters liegt. Entscheidend dabei ist, dass der Beobachter nicht auf eine passive Rolle beschränkt ist. Die Erkenntnis, dass jeder Beobachter seine eigene individuelle Realität erlebt, verleiht ihm die Macht, diese Realität mit zu erschaffen. Der Beobachtende kann entscheiden, ob er den Baum fällen oder leugnen möchte, dass er gefallen ist. Der Faktor, der ihm diese Macht verleiht, ist der Glaube. In einer Welt, die die Realität definieren und begrenzen muss, sieht man das, was man bekommt. In der Welt der Quantenrealität bekommt man das, was man sieht. Diese Welt ist das mächtige Fundament der Manifestation.

Wenn wir akzeptieren, mit selbst auferlegten Grenzen und kultureller Indoktrination zu leben, werden wir Schwierigkeiten mit der Vorstellung haben, dass uns grenzenlose Manifestationskräfte zugänglich sind. Selbstzweifel, subjektiv empfundene Einschränkungen einschließlich der eigenen Sterblichkeit sowie die Angst vor dem Urteil anderer verhindern, dass wir Fortschritte hin zur Quantenmanifestation machen können. Dabei verlangt dieser Transformationsprozess nicht mehr von uns ab, als die Bereitschaft daran zu glauben.

Vielleicht sind Sie der Ansicht, dass sich hier die Katze in den Schwanz beißt: Wenn Sie nicht daran glauben, grenzenlose Macht erzeugen oder zumindest auf sie zugreifen zu können, werden Sie keine Wunder vollbringen. Wenn Sie keine Wunder vollbringen, werden Sie nicht an Ihre grenzenlose Macht glauben.

Die Manifestation auf der Ebene der Quantenrealität ist ein handlungsbasiertes Unterfangen, dem der Glaube Energie verleiht. Der Kreislauf der Selbstbegrenzung lässt sich nur durchbrechen, wenn man bedingungslos glaubt und immer in bewusster Erwartung handelt. Der bedingungslose Glaube und die ständige Erwartung erzeugen eine Energie, die Materie und Schicksal verändert.

Mag sein, dass die Erfahrung des menschlichen Lebens mit Verletzbarkeit beginnt, aber wir können die Größe unserer Geschichte nur niederschreiben, während sie sich entfaltet. Wir sind die Autoren unseres Schicksals, und die wunderwirksame Größe unserer Geschichte hängt ganz allein von uns ab.

Es geht nicht darum, diese wunderwirksame Größe durch Leistung zu erlangen. Wahre Größe hat nichts mit materiellen Erfolgen zu tun. Es geht nicht darum, einen produktiven Tag, eine produktive Woche, einen produktiven Monat oder ein produktives Jahr zu haben. Wir sind darauf programmiert zu glauben, das Etikett von Größe nur zu verdienen, wenn wir in der materiellen Welt etwas erreicht haben.

Wir ignorieren gern, dass wir unsterbliche Seelen sind. Wenn wir dies aber als Tatsache anerkennen, können wir wahre Größe erlangen. Indem wir bewusst aus unserer Seele heraus leben, leben wir im Zustand der Größe. Wenn wir uns ständig in diesem Zustand befinden, erkennen wir unsere Unsterblichkeit, glauben an sie und lassen dieses Wissen aus der Quelle heraus fließen. Wir müssen uns dafür entscheiden, uns nicht mehr als ein zufälliges Ego, sondern als eine ewig bewusste Seele wahrzunehmen.

Die Manifestation auf der Ebene der Quantenrealität ermöglicht es uns, die Wahrnehmung der Realität von zufällig zu bewusst und von der Co-Abhängigkeit zur Mitschöpfung zu verändern.

Größe ist nicht ausschließlich den Mutter Teresas, den preisgekrönten Wissenschaftlern und Spitzensportlern dieser Welt vorbehalten. Sie sind nicht besser, weil sie etwas erreicht haben, was die meisten Menschen nicht erreichen oder nicht vermögen. Größe ist letztlich eine Frage der relativen Realität.

Alle Menschen werden im Leben vor Herausforderungen gestellt. Wie diese widrigen Ereignisse ausgingen, war vor allem von unserer persönlichen Realitätswahrnehmung abhängig – ob wir uns dessen nun bewusst waren oder nicht. Haben wir eine Realität gewählt, die wir bewältigen konnten oder der wir erlagen?

Die Manifestation ist ein Zustand uneingeschränkten Handelns. Sie kann das Schicksal verändern. Wenn wir uns im Quantenprozess befinden, ziehen wir eine Vision nicht mehr nur in Betracht, sondern verleihen ihrer Energie eine materielle Form!

Das Manifestieren ist ein Schöpfungsakt, der aus der Absicht Realität erschafft. Möglicherweise haben Sie die Vision, einen Romanbestseller zu schreiben. In den Anfangsstadien arbeiten Sie auf rein gedanklicher Ebene, aber schon bald halten Sie einen Roman in Händen und suchen nach einem Verlag. Die Kraft einer solchen Vision kann die nötige Inspiration liefern, um gedankliche Energie in materielle Wirklichkeit umzuwandeln.

Einsteins Relativitätstheorie erinnert uns stets daran, dass Energie und Materie eins zu eins austauschbar sind. Energie und Materie sind übertragbar. Jeder Gedanke, den wir denken, ist Materie mit einem ganz anderen, einzigartigen energetischen Potenzial. Wenn Sie überlegen, Socken und Schuhe anzuziehen, wird dies einfach nicht die gleiche Energie erzeugen wie Gedanken an ein leidenschaftliches Liebesspiel. Das liegt daran, dass Gedanken auf unterschiedlichen geistigen Ebenen entstehen. Es gibt vier Hauptebenen: das Bewusstsein, das Unbewusste, das Unterbewusstsein und das Überbewusstsein, und jede von ihnen besitzt völlig eigene Eigenschaften.

Das Bewusstsein ist gut darin, Ziele zu setzen und zu bekräftigen.

Das Überbewusstsein ist der außergewöhnlichste geistige Bereich, denn es stellt die Vereinigung mit dem göttlichen Bewusstsein dar.

Sie können die Macht Ihres Überbewusstseins mithilfe der Meditation (Alpha-Wellen) oder der Trance (Delta-Wellen) aktivieren. Um die nächste Stufe dieser höheren Geisteskraft zu erreichen, müssen Sie über die tiefe Entspannung hinausgehen und Ihr Bewusstsein mit dem Gottbewusstsein verbinden.

Im letzten Schritt aktivieren Sie Ihre Absicht zur Quantenmanifestation. Obwohl sich in letzter Zeit mehr Menschen dafür interessieren, mithilfe ihres Unterbewusstseins Erfolge zu erzielen, versuchen die meisten von uns, ihre Ziele einfach dadurch zu erreichen, dass sie die Kraft ihrer Konzentration aktivieren. Doch indem wir unseren menschlichen Geist bewusst mit dem göttlichen Geist verbinden, stärken wir die Macht unseres Manifestationspotenzials ganz erheblich.

Wir müssen aufsteigen und unsere Macht weit über das Irdische ausdehnen. In fast allen Bereichen des Lebens gibt es immer noch eine höhere Ebene zu erreichen. Wenn wir unsere persönliche

Wahrnehmung der Realität mit dem Glauben an unendliche Erwartung erfüllen, erwachen wir aus der Mittelmäßigkeit und leben im strahlenden Licht unserer wahren wunderwirksamen Größe.

Das transpersonale Vakuum

Ein Vakuum wird als ein Raum definiert, der frei von jeder Materie ist. Bewusstsein hat zwar keine materielle Substanz, aber existiert es in einer Leere? Der berühmte theoretische Physiker und Philosoph John Archibald Wheeler ist bekannt für seine Forschungen zur Raumzeit und weil er den Begriff des »schwarzen Lochs« prägte. Wheeler behauptete, die ganze Materie im Universum besäße Bewusstsein, und ihr Bewusstsein käme aus dem protobewussten Feld des Gewahrseins, welches das Universum umgibt. Daraus folgt, dass das Universum in Wirklichkeit ein lebendiges Wesen mit einem eigenen Bewusstseinsfeld ist und wir ein wesentlicher Bestandteil des Ganzen sind.

Als transpersonal werden die Bewusstseinsbereiche jenseits der Grenzen der Identität oder des Egos bezeichnet. Das Vakuum ist die Leere. Beides zusammen deutet darauf hin, dass unser Bewusstsein die Leere füllt. Um die Macht des Protobewusstseins zu erlangen, müssen Sie sich dessen bewusst sein, wenn Sie ganz in dieser Erfahrung aufgehen!

Sobald wir verstanden haben, dass wir ein wesentlicher Bestandteil des Felds des Protobewusstseins sind, können wir einfach dadurch die Macht erlangen, aus dem Quantenvakuum heraus zu manifestieren, dass wir unsere geistige Schwingung erhöhen. Nichts erhöht unsere Schwingung stärker, als wenn wir uns einfach unseres höheren Gewahrseins gewahr werden.

Das Quantenvakuum wird als Nullpunktfeld definiert, das keine physischen Teilchen enthält. Glaubt man der Quantenmechanik, ist es alles andere als leer. Es enthält elektromagnetische Wellen und Teilchen, die kurz auftauchen und wieder verschwinden. Es steht für den ungehinderten geistigen Zugriff auf praktisch alles. Es stößt die Tür zur Grenzenlosigkeit auf.

Wir haben zwei Möglichkeiten, ins Quantenvakuum einzutreten. Wir können erstens ein höheres Bewusstsein im Alltag entwickeln oder – wie bereits erwähnt – uns unseres höheren Bewusstseins stärker bewusst werden. Dies können wir dadurch erreichen, dass wir selbst zu einer Meditation, zu einem Gebet werden. Es geht nicht so sehr darum, einen vorübergehenden meditativen Zustand zu erzeugen, als vielmehr darum, eine Dauermeditation zu entwickeln, die durch positives Denken genährt und die Erwartung des Guten gestärkt wird.

Wir können zweitens die tieferen Bewusstseinszustände wie Alpha-, Delta-, Theta- und Gamma-Wellen nutzen. Trancezustände erweitern nachweislich das Bewusstsein und stärken die geistigen Kräfte. Die Trance- und die Pfortenübung am Ende dieses Kapitels auszuführen unterstützt beide Methoden, sich mit dem Quantenvakuum vertraut zu machen, und kann den Zugang zur grenzenlosen Macht des Felds des Protobewusstseins erleichtern.

Dauerhaftes transpersonales Gewahrsein

Jeder von uns ist ein Spiegelbild vieler verschiedener Aspekte seines Selbst. In jedem beliebigen Augenblick, an jedem beliebigen Tag können wir eine beliebige Zahl vielfältiger Wesenszüge und Veranlagungen zum Ausdruck bringen. Wir reagieren auf äußere Einflüsse. Im einen Augenblick wirken wir vielleicht zerbrechlich und machtlos, im nächsten dynamisch und entschlossen, aber unsere Reaktionen haben nur selten etwas mit dem gegenwärtigen Augenblick zu tun.

Wenn wir übertrieben empfindlich oder reflexartig reagieren, hängt dies im Allgemeinen damit zusammen, dass an vergangene Traumata gerührt wurde, da wir neurologisch darauf programmiert sind, auf unangenehme Erinnerungen oder Situationen zu reagieren, die sie wieder aktivieren könnten. Gelegentlich werden unsere Bemühungen, eine höhere Realität zu erschaffen, also von Reaktionen verhindert, die nichts mit der Gegenwart zu tun haben.

In unseren Nerven und Muskeln sind tatsächlich Energien gespeichert, die mit Erinnerungen verbunden sind und assoziativ aktiviert werden können. Ein Ort, ein Duft oder ein schmerzhafter Jahrestag können unsere Psyche in einen Zustand unbewusster negativer Reaktion versetzen. Wenn wir merken, dass eine mit einem vergangenen Ereignis verbundene Assoziation unsere Reaktion beeinflusst, ist es Zeit, ihre manipulative Macht über unsere unbewussten negativen Reaktionen zu brechen. Gelingt es uns, diese Traumatrigger loszulassen, können wir durch bewusstes, proaktives Handeln leichter eine höhere persönliche Realität erschaffen.

Damit wir uns ganz auf unsere Fähigkeiten konzentrieren können, Wunder zu vollbringen, müssen wir unsere Selbstverpflichtung zur Bewusstheit regelmäßig überprüfen und aktiv erneuern. Dauerhaftes transpersonales Gewahrsein ist nicht nur der Schlüssel, um in einem Zustand positiven proaktiven Handelns zu bleiben, es verhindert auch unbewusste negative Reaktionen. Auf diese Weise gestalten wir die Realität.

Dauerhaftes transpersonales Gewahrsein bedeutet, dass wir in jedem Augenblick unsere Erkenntnis bündeln, unsere Achtsamkeit schärfen und unser Überbewusstsein vertiefen. Es ähnelt einer fortwährenden Wachmeditation, die es uns ermöglicht, unser ganzes Selbst im Geiste zu scannen und wieder ins Gleichgewicht zu bringen. Denken Sie an die Klarheit am Ende einer zwanzigminütigen Meditation. Stellen Sie sich vor, Sie könnten die gleiche Wirkung erzielen, ohne die Augen zu schließen oder sich an einen ruhigen Ort zurückzuziehen. Das Wichtigste dabei ist, dass wir uns im Laufe eines jeden Tages immer und immer wieder überprüfen und dabei stets darauf achten, in welchem Bewusstseinszustand wir uns befinden. Leider führt kein Weg daran vorbei: Das Leben ist voller Ablenkungen. Wir müssen in der Lage sein zu erkennen, wenn wir in alte Gewohnheiten zurückfallen, und sofort eine Korrektur vorzunehmen. Die Entwicklung dauerhaften transpersonalen Gewahrseins ist der hilfreichste Prozess, dem sich ein Mensch überhaupt widmen kann. Er ermöglicht uns, die Muster unserer Verstrickung in negative Denkreaktionen klar zu erkennen, und erinnert uns daran, dass wir stets die Wahl haben, in eine positivere pro-aktive Einstellung zu wechseln.

Ein dauerhaftes transpersonales Gewahrsein enthüllt klar die scharfkantigen Grenzen des Selbstwiderspruchs. Je mehr wir unser Bewusstsein schulen, desto klarer sieht es und desto eher sind wir geneigt, uns und unser Leben durch die ehrliche Brille der Seele zu betrachten. Im Grunde richten wir mithilfe eines dauerhaften Quantengewahrseins ein spirituelles Vergrößerungsglas auf die Makel und Lügen einer trügerischen Selbstdarstellung.

Wenn das Licht unseres Bewusstseins angeknipst wird, erinnern uns die folgenden lichten Momente daran, dass die Seele, nicht das Ego unser wahres, grenzenloses, ewiges Sein ist. In diesem Zustand nehmen wir das Gewahrsein unseres Selbst eher aus einer Superposition hoch über und weit jenseits des Irdischen wahr. Sobald das Licht dauerhaften Quantengewahrseins ausgeknipst wird, versinken wir meist schnell wieder im Nebel unbewusster negativer Reaktivität.

Wir können leicht aus dem Tritt kommen, wenn wir es schlicht versäumen, das Licht des Bewusstseins zu erhalten. Doch durch diesen Prozess lernen wir, dass ein ermächtigendes, positives und pro-aktives Leben eine Entscheidung ist – eine Entscheidung, die mit dauerhaftem Bewusstsein beginnt.

Da wir dazu lediglich eine tiefere Achtsamkeit aktivieren müssen, können wir uns rasch aus jedem psychischen Abwärtsstrudel befreien. Indem wir der Aktivierung eines ständigen transpersonalen Bewusstseins oberste Priorität einräumen, verleihen wir uns selbst die Macht der Entscheidung. Nachdem unser erleuchtetes Bewusstsein uns erweckt hat, haben wir die Macht, das Positive vom Negativen zu unterscheiden und zu agieren statt zu reagieren. Es ist wirklich erstaunlich, dies zu sehen und zu erleben.

Mir ist es immer eine große Freude, diesen Prozess bei meinen Patientinnen und Patienten zu beobachten. Wenn Patienten in die emotionale Ablenkung driften, erinnere ich sie daran, dass sie dem unbewussten, negativen, reaktiven Denken auf den Leim gegangen sind. Ich frage sie, ob sie sich für das bewusste, konstruktive, pro-aktive Denken entscheiden und in den Genuss dieser positiven Entscheidungen kommen möchten.

Die meisten Menschen verändern sich beim Sichtwort »Bewusstsein« umgehend zum Positiven. Es ist, als würde die bloße Erwähnung des Wortes eine Art Zielsuchfunktion aktivieren, die für spirituelle Ernüchterung aus den Tiefen der Seele sorgt. Der Akt des Wiedererwachens ist sehr wichtig; noch wichtiger aber ist, dass wir uns dazu ermuntern und motivieren, den Prozess fortzuführen.

Das Leben kann eine große Ablenkung sein, und der Mensch verliert schnell die Konzentration. Die Kraft der Konzentration ist von entscheidender Bedeutung. Wenn wir uns darauf konzentrieren, Augenblick für Augenblick ein höheres Bewusstsein zu entwickeln, weckt uns dies aus einer Art spirituellem Schlummer. Diese konzentrierte Aufmerksamkeit setzt direkt bei den bezweckten Herausforderungen der seelischen Entwicklung und spirituellen Reifung an. Wir sind nicht auf diese Welt gekommen, um zu stagnieren. Wir sind hier, um uns über das Bewusstsein und das Sein, mit dem wir hier angekommen sind, hinauszuentwickeln und aufzublühen.

Obwohl wir nicht mit einer spirituellen Identität zur Welt gekommen sind, können wir spirituelle Reife erlangen, wenn wir möchten. Unsere spirituelle Identität wird durch unsere Entscheidungen geformt – Entscheidungen, die mit den karmischen Herausforderungen eines freien Willens einhergehen. Es bleibt ausschließlich uns selbst überlassen, welche spirituelle Identität wir aufbauen und wie wir sie gestalten möchten. Es hängt ganz und gar davon ab, wie wir uns programmieren. Wir werden zu den Menschen, für die wir uns halten. Wir manifestieren das Selbst mit der gleichen Technik, die wir auch zur Manifestation aller anderen Dinge verwenden. Wir erschaffen das Selbst aus einer Vision, und am Ende bringt die Gedankenenergie die Gestalt unseres ganzen Seins hervor. Unsere spirituelle Reife nimmt die Gestalt unserer sich weiter- oder zurückentwickelnden Selbstwahrnehmung an. Solange wir uns immer weiter gewissenhaft der Macht des Gewahrseins widmen, stehen uns die Türen für Staunen und Wunder offen.

Die transpersonale Gipfelerfahrung

Eine Gipfelerfahrung wird als ein beglückender, zutiefst erfüllender Augenblick beschrieben, der durch Selbsttranzendenz entsteht. Manche halten ihn für einen transpersonalen Zustand, der Wunder bewirken kann. Der bekannte Psychologe Abraham Maslow beschrieb die Gipfelerfahrung einmal als »Gefühl, dass sich endlose Horizonte eröffnen; das Gefühl, sich mächtiger und zugleich hilfloser zu fühlen als je zuvor; das Gefühl von Ekstase und Staunen und Ehrfurcht; der Verlust des Gefühls von Zeit und Raum und schließlich die Überzeugung, dass etwas Wichtiges und Wertvolles geschehen war, sodass der Betreffende von solchen Erfahrungen sogar im Alltag bis zu einem gewissen Grad verwandelt und gestärkt wurde«.[32]

Unlängst führte eine Gruppe norwegischer Wissenschaftler quantitative Studien zur Gipfelerfahrung mit Persönlichkeiten von Weltformat aus den Bereichen Management, Sport und Musik durch. Die Forschenden fanden heraus, dass die Probandinnen und Probanden in Phasen der Gipfelerfahrung widersprüchliche Zustände absoluter Kontrolle verbunden mit einem völligen Kontrollverlust erlebten – und zwar gleichzeitig! Das war noch nicht alles. Diese Ausnahmepersönlichkeiten zeigten eine außergewöhnliche Gehirnwellenaktivität, die Ruhe und Glück bewirkte, sowie eine dynamische Wachheit, die eine oft mühelose Perfektion mit sich brachte. Diese ungewöhnlich leistungsfähigen Menschen taten sich auch in Tests hervor, die eine höhere moralische Entwicklung offenbarten, was auf den deutlich stärkeren Wunsch schließen ließ, nicht nur die eigenen, sondern auch die Bedürfnisse anderer Menschen zu befriedigen.[33]

Die Erforschung von Gipfelerfahrungen beweist, dass Zustände erhöhten Bewusstseins, tranceähnlicher Konzentration und positiver Gefühle von universeller Einheit ein transformatives Potenzial hervorbringen. Indem wir unseren geistigen Zustand bewusst vertiefen und unserer Gehirn neu formatieren, um unser Denkpotenzial zu erhöhen, betreten wir einen Weg, der an der Schwelle zu einem ganz anderen Paradigma steht – das die irdische Ebene hinter sich lässt und auf die Quantenebene führt.

Alles ist Energie. Energie vibriert. Gemeinsam mit dem Herzen sind Geist und Gehirn die Schwingungszentren unseres Seins. Unser Gehirn besteht aus rund 100 Milliarden Nervenzellen, die Billionen von synaptischen Verbindungen bilden können. Jede Verbindung entspricht bis zu 1000 Signalen pro Sekunde, was auf 300 bis 3000 Gedanken pro Minute hinausläuft. Die meisten Menschen wissen nicht, dass sie so viele Gedanken produzieren können. Gehirnzellen übertragen mit einer Geschwindigkeit von bis zu 400 Stundenkilometern Gedankenimpulse, die eine endlose Flut von Neurotransmittern erzeugen. Wenn dieser synaptische Prozess abgeschlossen ist, wird aus dem physischen Gedanken Wirklichkeit, und jenseits der Neuromechanik des Denkens liegt ein wahres Universum aus Gedankenenergie.

Gedanken sind unendlich kleine Wellen, die sich zuerst auf der Quantenebene manifestieren. Auf dieser Ebene werden Gedanken als winzige, dahinrollende und sich brechende Lichtblitze beschrieben, die elektromagnetische Energiefelder erzeugen, deren Schwingung schließlich die Wahrnehmungsgrenze erreicht. An diesem Punkt erhalten die energetischen Eigenschaften des Denkens Zugang zum Wunderbaren.

Vor einigen Jahren engagierte meine Mutter einen Baumpfleger, der das Gestrüpp und ein paar Baumstämme hinter ihrem Haus in Cape Cod entfernen sollte. Alles lief nach Plan, bis sie auf einmal hinten im Garten Schreie hörte, die ihr das Blut in den Adern gefrieren ließen. Der Baumpfleger war beim Fällen einer großen Eiche ausgerutscht und so gestürzt, dass ihm der schwere Baum direkt aufs Bein gefallen war und es eingeklemmt hatte. Er konnte sich nicht bewegen und verlor eine Menge Blut. Meine Mutter rief sofort den Notarzt, doch der Blutverlust des Mannes bereitete ihr große Sorgen. Wild entschlossen, ihn von dem auf ihm liegenden zentnerschweren Baum zu befreien, um sein Bein zu verbinden und so die Blutung zu stillen, packte meine 75-jährige Mutter den Stamm und schaffte es irgendwie, ihn gerade so weit zu bewegen, dass sie an das verletzte Bein des Mannes herankam. Bald darauf traf der Notarzt ein, und der Mann überlebte. Es besteht kein Zweifel daran, dass sein Leben gerettet wurde, weil meine resolute Mutter zur rechten Zeit ein Gipfelerlebnis hatte.

Materiell betrachtet ist ein Gedanke ein Gedanke. Auf der Quantenebene besitzen Gedanken ein sehr viel größeres Potenzial. Sie verkörpern eine Energie, die den Regeln einer völlig anderen Mechanik unterworfen ist. Es heißt, dass Gedanken, die Gipfelerfahrungen auslösen, vibrierende Mikroblitze sind. Schon das Wort Mikroblitz impliziert eine kurze Energiespitze und -explosion. Soll das heißen, dass eine Gipfelerfahrung immer nur ein flüchtiges Erlebnis sein kann? Nein. Können wir dafür sorgen, dass dieses erstaunliche Phänomen den ganzen Tag lang anhält? Ja. Wir können dauerhaft in der Energie der Gipfelerfahrung leben.

Dauerhafte transpersonale Gipfelerfahrung

Wir sind Teil eines universellen regulierenden Flows, in dem nichts statisch ist, nichts gleich bleibt und sich alles unaufhörlich weiterentwickelt. Wie wir uns entwickeln, ist zumindest teilweise Willenssache. Der freie Wille bestimmt zumindest zum Teil unseren Weg. Wir können den Entschluss fassen, ein höheres Bewusstsein zu entwickeln, das uns Gipfelerfahrungen beschert, und uns weiterentwickeln, um die Gipfelerlebnisse zu dauerhaften Erfahrungen auszudehnen.

Gipfelerfahrungen nutzen einen Zustand erhöhten Gewahrseins und unendlicher Möglichkeiten, aber nur in kurzen Momenten. Wenn wir diese ausdehnen, können wir diesen Zustand mit relativer Beständigkeit erlangen.

Wir müssen die Fragen, die sich uns stellen, überdenken und ehrlich beantworten. Sind wir als Individuen bereit, neue Antworten auf die Fragen, wer wir wirklich sind und wozu wir fähig sein könnten, zu suchen? Sind wir willens, den Glauben an die grenzenlose Macht unseres Bewusstseins zu stärken – ungeachtet dessen, was angeblich möglich ist? Und müssen wir unsere persönliche Ideologie, insbesondere im Hinblick auf die Selbstwahrnehmung, von Grund auf verändern?

Die Antworten liefert Ihre persönliche und aufrichtige Einschätzung dessen, für wen Sie sich halten und wer sie gern wären. Das ist nicht so leicht, wie es sich vielleicht anhört, weil Sie die alten Überzeugungen loslassen und sich neuen Überzeugungen öffnen müssen. Alle Menschen haben eine duale Natur, und es kann eine gewaltige Herausforderung sein, sich aus dem Schatten der eigenen physischen Wirklichkeit und von der Etikettierung durch die eigenen physischen Grenzen zu befreien. Jeder Mensch hat in seinem Leben schon mehr als genug Zeit damit verbracht, in einem Meer aus Sünde unterzugehen – auch ich. Jeder von uns hat eine dunkle Seite, aber auch einen ebenso großen Anteil von Licht. So tief unsere Dunkelheit hinabreicht, so hoch strahlt auch unser Licht empor.

Die Mikroblitze, die eine Gipfelerfahrung ausmachen, kommen aus uns selbst! Ja, wir sind sie sogar selbst! Wir sind Licht, und mit dem Licht unseres Überbewusstseins können wir ein Leben auf dem Gipfel Wirklichkeit werden lassen.

Unser unsichtbarer Lichtkörper will zu höherem Bewusstsein aufsteigen, um mit dem Schöpfer zu verschmelzen. Der Lichtkörper dient als Vehikel für diesen Aufstiegsprozess. Er eignet sich auch hervorragend dazu, eine dauerhafte Gipfelerfahrung zu manifestieren, denn er ist die Lichtquelle, welche die sporadischen Mikroblitze eines Gipfelerlebnisses erzeugt.

Wir können den Prozess der dauerhaften Gipfelerfahrung dadurch unterstützen, dass wir die Macht der Erwartung nutzen, um den Glauben, den wir durch den Wandel unseres persönlichen Ethos zum Positiven erzeugt haben, zu besiegeln. Die Aussicht auf dauerhafte Gipfelerfahrungen bedeutet, dass wir weiterhin auf unsere Prioritäten achten müssen, damit es auch tatsächlich so kommt.

Die Gedanken und der Geist, der sie denkt, sind direkt mit unendlichen Möglichkeiten verbunden. Wir können das nebulöse Umherschweifen der Gedanken trainieren und negative Gedankenkraft durch positives Handeln verändern. Wenn wir auch im Alltag dauerhaft Spitzenleistungen erbringen möchten, müssen wir all das tun und den Zustand des Überbewusstseins erreichen.

Im Zustand des Überbewusstseins gibt es keine Zeit. Das bedeutet, dass sich eine Gipfelerfahrung weit über den Augenblick hinaus ausdehnen lässt und wir durch das bewusste Leben im JETZT im *ewigen Jetzt* verbleiben können.

Die Zeit, in der wir gerade leben, ist alles andere als normal. Dem Universum, unserer Welt und jedem von uns wird eine radikale Transformation aufgezwungen. Die belastenden Energien, mit denen wir es gerade zu tun haben, verlangen eine außergewöhnliche Ausrichtung auf das Spirituelle. Wo es früher genügte zu beten, um einen friedlichen Geist zu bekommen, müssen wir dies heute ununterbrochen tun. Wo es früher genügte zu meditieren, um inneren Frieden zu entwickeln, müssen wir heute meditativ werden. Wo es früher genügte, spirituellen Nutzen aus Gipfelerfahrungen zu ziehen, müssen wir heute im ewigen Jetzt bleiben, um einen dauerhaften Gipfelzustand zu erleben. Bei all dem geht es darum, dass wir unsere Schwingung erhöhen, um den Schmerz, die Verwirrung und den Stress der aktuellen Forderungen nach Transformation zu bewältigen. Ich habe eine einfache, aber wirkungsvolle Übung entwickelt, die uns hilft, ewig im Jetzt zu sein.

Übung: Leben im ewigen Jetzt

Sie können im Sitzen oder Stehen üben. Schließen Sie die Augen. Lassen Sie die Arme zunächst locker hängen. Atmen Sie tief ein und heben Sie beide Hände langsam zum Herzen. Sagen Sie dabei im Geiste: »Ich.« Während Sie die Hände zum Herzen heben, stellen Sie sich vor, die Energie Ihres authentischen ewigen Selbst zu sammeln und zu stabilisieren. Senken Sie Ihre Hände dann, bis sie sich wieder neben dem Körper befinden, lassen Sie dabei Ihren

Atem strömen und atmen Sie aus. Wiederholen Sie diese Übung zweimal, sodass Sie sie insgesamt dreimal durchführen. Üben Sie nach Möglichkeit einmal täglich, am besten tagsüber.

Ein besonders wirksamer Aspekt dieser Übung ist, dass Sie im Geiste das Wort *Ich* aussprechen. Damit bekräftigen Sie das wahre Selbst, das auf ewig im ewigen Jetzt existiert.

Übung: In Trance fallen

Der Trancezustand verschafft uns Zugang zum höheren Geist, der Wunder vollbringen kann. Delta-Wellen (unter 4 Hz) erzeugen einen tiefen Entspannungszustand, in dem der Körper Reparaturen vornehmen und heilen kann. Sie ähneln einem langsamen, gleichmäßigen Herzschlag und entstehen ganz automatisch in den tiefsten Formen der Mediation. Delta-Wellen heben das Gewahrsein der Außenwelt vorübergehend auf und schenken uns die Freiheit, überbewusste Potenziale zu erforschen.

Suchen Sie für diese Übung auf YouTube nach Musik mit Delta-Wellen mit einer Schwingung von 3,2 Hz. Wählen Sie ein Stück, das Sie als angenehm empfinden. SleepTube bietet einige Audiodateien mit 3,2 Hz im Internet an.

Hören Sie diese Musik am besten dann an, wenn Sie ganz entspannen können. Meine eigene Erfahrung und Muskeltests zeigen, dass Sie sich dazu idealerweise bequem hinsetzen oder hinlegen, die Augen schließen und nicht länger als zehn Minuten zuhören sollten. So bereiten Sie sich auf Ihren Weg durch die Pforte vor.

Übung: Die Pforte durchschreiten

Der direkteste Weg zur Verbindung mit dem Quantenüberbewusstsein ist eine Seelenreise auf der Autobahn des Geistes. Auf diese Weise kann das menschliche Potenzial einen Quantensprung ins Feld der unendlichen Möglichkeiten vollziehen. Dieser einfache Prozess besteht aus drei Schritten, und sobald Sie die Pforte durchschreiten, werden Sie das Gefühl bekommen, fliegen zu können.

Dies ist eine Übung des Friedens und der Allwissenheit, und jede Wiederholung wird Ihr Manifestationspotenzial gewaltig stärken. Um die wahre Macht und Magie dieses Zustands zu erleben, müssen Sie an einer glasklaren Absicht festhalten und jegliches geistige Gerümpel, jede Negativität und Verwirrung loslassen. Eine schnelle Möglichkeit loszulassen besteht darin, zehn Minuten lang das Mantra »Ich« zu wiederholen.

1. Atmen Sie tief und langsam ein und aus, entspannen Sie sich und lassen Sie Ihren klaren Geist ein paar Minuten lang ungehindert fliegen.
   - Nehmen Sie das freie Fließen der sanften kosmischen Intelligenz wahr, das mühelos und automatisch Antworten auf Ihre tiefgründigsten Fragen liefert.
   - Bleiben Sie kurz in diesem Zustand und spüren Sie, wie Sie von unaufhörlich fließender Weisheit durchströmt werden.

Nachdem Sie sich mit der Theta-Wellen-Meditation auf die Frequenz des Universums von 432 Hz eingeschwungen haben, visualisieren Sie eine Absicht. Dies wird Ihre Manifestationskraft stark aufladen.

2. Nehmen Sie sich unmittelbar im Anschluss an die Meditation kurz Zeit, um die erfolgreiche Verwirklichung eines wichtigen und messbaren Ziels zu visualisieren.
   - Nachdem Sie sich in den meditativen Manifestationszustand versetzt haben, müssen Sie damit beginnen, in Ihrer Vorstellung das Feld Ihrer höheren Absicht auszudehnen. Sehen Sie vor Ihrem geistigen Auge die vollständige Verwirklichung des Gewünschten, um sie anzustoßen und Ihr Manifestationsziel zu energetisieren. Sie werden merken, dass das Visualisierte schon bald in Ihrem Alltag geschehen wird.
   - Jedes Mal, wenn Sie sich mithilfe der Quantenmeditation in diesen Zustand versetzen, müssen Sie den Samen einer weiteren Manifestationsvision säen und so Ihr immer weiter wachsendes Manifestationsfeld der Absichten ergänzen.

3. Nehmen Sie sich zum Schluss ungefähr fünf Minuten Zeit für eine geerdete Rückkehr in den Alltag.
   - Strecken Sie zum Wiedereingewöhnen Finger und Zehen und drehen Sie sanft den Kopf.
   - Bedenken Sie, dass Sie durch häufiges Wiederholen dieses Prozesses Ihre Manifestationskraft stärken und so immer leichter Zugang zu dieser Pforte bekommen, wenn Sie Wunder der Heilung und/oder des persönlichen Wachstums vollbringen möchten.

Üben Sie fleißig und führen Sie oft diesen Zustand des Gewahrseins herbei, um schneller Zugang zur Pforte der Manifestationskraft zu bekommen. Transzendieren Sie das Gewöhnliche, entwickeln Sie größere Weisheit und vertiefen Sie Ihr Wissen, während Sie Ihr Quantenpotenzial erforschen.

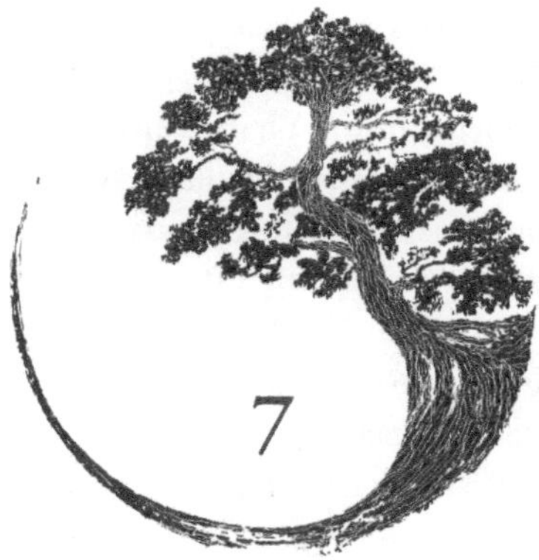

Überbewusste Heilung

Die höchsten Manifestationen der Heilung erreicht man durch eine Weiterentwicklung des Überbewusstseins. Es gibt zwei überbewusste Konzepte, die in direktem Zusammenhang mit dem Körperbewusstsein stehen, nämlich Ganzheit und Energieausgleich. In diesem Zusammenhang gibt es zwei grundverschiedene Wahrnehmungen von Bewusstsein: den Zustand höheren spirituellen Gewahrseins und die eher materielle, dem allgemeinen Verständnis entsprechende Form des Bewusstseins, wie beispielsweise Gesundheits-, Ernährungs- und Körperbewusstsein.

Überbewusste Medizin

Die energetische Medizin und die Ernährungstherapie sind wichtige Aspekte der überbewussten Heilung. Mit bewussten energiemedizinischen und ernährungstherapeutischen Systemen lässt sich eine transzendente körperliche Heilung erzielen. Ohne den Einsatz der energetischen Medizin und der Ernährungstherapie hätten die meisten meiner Patientinnen und Patienten niemals die wunderbaren Genesungen erlebt, die ihnen zuteilgeworden sind.

Ich habe das »Whole Health Healing System« (MarkMincolla.com) als einen an die moderne Zeit angepassten, energiebasierten, ernährungstherapeutischen Ansatz individualisierter Diagnose und Behandlung entwickelt. Dazu müssen die Stärken und Schwächen aller Organe und Drüsen einer Patientin oder eines Patienten genauestens getestet und Nahrungsmittelunverträglichkeiten festgestellt werden. Anschließend werden überbewusste Ernährungstherapien entwickelt und eingesetzt, um die Genesung der Behandelten zu unterstützen. Der Ernährungsaspekt der überbewussten Heilung setzt bei der Nahrung, dem Überbewusstsein und »Clean Eating«, wie ich die Ernährung mit naturbelassenen, vollwertigen Nahrungsmitteln bezeichne, an.

Überbewusste Ernährung

Hippokrates gilt als Urheber des Postulats: »Eure Nahrungsmittel sollen eure Heilmittel sein, und eure Heilmittel sollen eure Nahrungsmittel sein.« Er hatte in gewisser Weise recht. Ich gehe noch einen Schritt weiter. Früher habe ich Nahrung als Medizin bezeichnet, doch heute sage ich gern, Nahrungsmittel seien Medikamente. Medikamente können Leben retten und Leben nehmen! Das macht Nahrungsmittel zu Medikamenten. Es hängt ganz von den Umständen ab, unter denen sie als Medikamente und Heilmittel eingesetzt werden. Die überbewusste Heilung beruht sehr stark auf dem Glauben, dass eine gut geplante Ernährungstherapie heilen, wenn nicht sogar direkt Wunder wirken kann. Am Anfang steht immer eine gesunde Kost frei von Chemikalien, Gift- und Konservierungsstoffen.

Leider wird unsere Welt mit jedem Tag giftiger. Unsere Körper werden mit künstlichen Chemikalien überschwemmt. Je künstlicher unsere Welt, desto synthetischer wird auch unsere Nahrung. Je synthetischer unsere Nahrung, desto mehr schadet sie unserer Gesundheit. Bei vielen Nahrungsmitteln hat sich der Nährstoffgehalt verringert, einige sind sogar schädlich. Die Toxizität unserer Nahrungsmittelversorgung ist das, was unserer Gesundheit am meisten schadet.

Die bedauerliche Realität der chemischen Düngung, der Züchtung von Hybriden und der Beschleunigung sämtlicher Wachstumszeiten trägt dazu bei, den Nährstoffgehalt unserer Nahrungsmittel schon zu senken, lange bevor sie den landwirtschaftlichen Betrieb überhaupt verlassen. Einmal auf dem Markt stürzen sich die Nahrungsmittelhersteller auf die Lebensmittel, die uns als Nahrungsquelle dienen, um sie in Kühlhäusern zu lagern, zu trocknen oder zu dehydrieren, einzusalzen, einzulegen, einzuzuckern, zu fermentieren, zu räuchern, einzufrieren oder einzudosen, um sie künstlich zu konservieren und anzureichern. Studien zufolge gehen dabei ungefähr 80 Prozent der Nährstoffe verloren.[34] Noch schlimmer als der Nährstoffverlust ist, wenn Nahrungsmittel mit gefährlichen Chemikalien verdorben werden. Zum Arsenal der Chemikalien, mit denen unsere Nahrung heute versetzt wird, gehören Farbstoffe, Bleichmittel, Emulgatoren, Antioxidantien, Konservierungsstoffe, Geschmacksverstärker, chemische Puffer, Sprays, Säuerungsmittel, alkalisierende Substanzen, Desodorantien, Gase, Trocknungsmittel, Pökelsalze, Nährstoffzusätze, Hydrolysatoren,

Entschäumer, Rieselhilfen und Fetthärter. Immer wieder stehen Lebensmittelzusatzstoffe unter Krebsverdacht.

Besonders beunruhigend daran ist, dass der durchschnittliche US-Bürger jüngsten Studien zufolge etwa 65 Kilogramm Lebensmittelzusatzstoffe im Jahr zu sich nimmt.[35]

Unsere Nahrungsmittel werden mit Fett und Zucker versetzt und sogar genetisch verändert. Obst und Gemüse werden mithilfe von synthetischen Düngemitteln angebaut oder mit übertrieben hohen Konzentrationen tödlicher Pestizide besprüht, und selbst ihre DNA wird verändert.

Bedenkt man dann noch, auf welche Art und Weise sich viele US-Amerikaner ernähren, erkennt man, dass sich eine Katastrophe anbahnt. Die amerikanische Standardkost ist mit für den schlechten Gesundheitszustand quer durch alle Altersgruppen verantwortlich. Einigen Schätzungen zufolge stammen inzwischen fast 75 Prozent der Gesamtkalorien, die die Amerikaner zu sich nehmen, aus industriell stark verarbeiteten Nahrungsmitteln.[36] Dies schließt auch eine zunehmende Aufnahme hochgiftiger Pestizide ein.

Die beunruhigenden Fakten über den sich immer weiter verschlechternden Zustand der amerikanischen Nahrungsmittel erregen offensichtlich die Aufmerksamkeit der ganzen Welt, da viele der abgepackten Nahrungsmittel in den Regalen unserer Lebensmittelläden in anderen Ländern verboten sind.

Überbewusste Ernährungstherapie

Eine überbewusste Heilung ist ganzheitlich. Das heißt, sie berücksichtigt Körper, Geist und Seele, und es dürfte nicht überraschen, dass auch ein heilender Ernährungsplan dazugehört. Dieser ausgeklügelte Prozess ist bereits sehr weit entwickelt, aber er entwickelt sich immer noch sehr stark fort. Während sich unser Bewusstsein erweitert, finden häufig Wahrnehmungs- und Einstimmungsprozesse statt, die unsere Sicht auf die Realität verändern und erweitern. Eine Entwicklung unterstützt die andere. Mit fortschreitender Weiterentwicklung unseres Überbewusstseins merken wir in der Regel, dass die geistigen, spirituellen und seelischen Fortschritte erhebliche Veränderungen mit sich bringen. Womöglich stellen Sie fest, dass Sie ein gesteigertes Gewahrsein für die unsichtbare Energie der Nahrung entwickeln. Vielleicht sind Sie in der Lage, die feinstoffliche Wirkung der Nahrungsmittel auf Ihrem Teller zu spüren, noch bevor diese Ihre Lippen berühren. Das liegt daran, dass ihre Eigenschaften nicht nur auf physischer oder chemischer, sondern auch auf der feinstofflichen energetischen Ebene spürbar sind.

Das Überbewusstsein erweitert unser Gewahrsein und passt unsere Schwingung dahingehend an, dass wir allgemein energetisch empfänglicher werden. Wenn wir uns mit allen anderen Energieformen verbinden, verändert dies, wer wir sind und wie wir sind. Dies gilt besonders für den Einfluss der Nahrungsmittel auf unser elektromagnetisches Feld. Jede Weiterentwicklung des Bewusstseins harmonisiert uns auf ganz neue Weise mit unserer Nahrung.

Die wenigsten Menschen sind sich darüber im Klaren, dass wir den Namen eines Nahrungsmittels nur hören müssen, damit energetische Reaktionen in unserem Energiefeld ausgelöst werden. In drei Jahrzehnten energetischer Testungen auf Nahrungsmittelüberempfindlichkeiten hat sich immer wieder gezeigt, dass man allein dadurch eine eindeutige energetische Reaktion oder Antwort hervorrufen kann, wenn man den Namen eines Nahrungsmittels ausspricht. Alles ist Energie. Dies gilt insbesondere für die überbewusste Beziehung zu unserer Nahrung. Diese erhöhte Empfindsamkeit verleiht energiebasierten Ernährungsprogrammen einen klaren Vorteil und war schon immer der entscheidende Unterschied beim Vollbringen meiner Wunder. Auf dieser Ebene gelingt es mir stets, die Ernährung mit heilenden Eigenschaften aufzuwerten.

Wie bei fast allen anderen Aspekten des westlichen Lebens ist die Materie die einzige Grundlage der Realität. Die Schulmedizin richtet den Fokus auf die Zelle; die Ernährung konzentriert sich auf Nährstoffe, die diese Zelle heilen können. Deshalb verordnet man allen Menschen, bei denen die gleiche Erkrankung diagnostiziert wurde, auch die gleiche Medizin. Die ganze Welt bekommt die Empfehlung, Blaubeeren zu essen, weil sie so nährstoffreich sind, dass wir annehmen, sie täten jeder und jedem gut. Dies scheint in der materiellen Welt ganz gut zu funktionieren, aber wir müssen auch die Energie in die Gleichung einbeziehen. Einstein machte klar, dass die Realität auf der Tatsache basiert, dass Energie und Materie zwei Teile eines Ganzen sind. Wie können wir die Hälfte der Realität ausklammern und dennoch auf einer vollständigen und funktionalen Ebene arbeiten?

Materiell betrachtet mag es äußerlich den Anschein haben, als seien wir alle relativ gleich, aber energetisch gesehen ist jeder von uns ein eigenständiges Universum. Dies unterscheidet die überbewusste Heilernährung von allen anderen Ernährungsplänen. Sie ist energiebasiert und maßgeschneidert und deshalb nicht nur irgendein weiteres Einheitsprogramm. Die hohen Ansprüche einer *energiebasierten* und *maßgeschneiderten* Ernährung verbinden sich zu einem wirksamen Plan, für den wahrlich gilt: »Nahrung ist Medizin.«

Grundlagen der überbewussten Ernährung

Ihr persönlicher überbewusster Ernährungsplan beginnt mit einer allgemeinen Einteilung der Nahrungsmittel. Alle Nahrungsmittel fallen in eine von zwei Kategorien: Sie sind entweder schädlich oder heilend. Stark verarbeitetes Junkfood fällt ganz klar in die schädliche Kategorie.

Schädliche Nahrungsmittel

Raffinierter Zucker
Frittierte Nahrungsmittel
Weißmehl
Polierter Reis
Torten
Kuchen
Kekse
Eiscreme
Fastfood
Softdrinks
Säfte
Entzündungsfördernde Nahrungsmittel
(rotes Fleisch, Erdnüsse, Milchprodukte, Zucker, Eigelb)

Heilende Nahrungsmittel

Zertifiziertes Biogeflügel aus Freilandhaltung
Fisch aus Wildfang
Zertifiziertes Bioobst und -gemüse
Kräutertees
Reines Wasser mit geringem Gehalt an gelösten Stoffen (Wasser mit wenig potenziell toxischen Rückständen)
Entzündungshemmende Lebensmittel (fetter Fisch, Soja, Walnüsse, Kürbiskerne, Leinsamen, biologisch angebautes Obst und Gemüse)

Entzündungsfördernde Nahrungsmittel enthalten oder bilden Arachidonsäure – eine Fettsäure, die zu einem Anstieg von als krank machend geltenden COX-2-Eikosanoidhormonen führt. Entzündungshemmende Nahrungsmittel produzieren Alpha-Linolensäure, und man nimmt an, dass sie COX-3-Eikosanoidhormone erzeugen, die Erkrankungsprozesse umkehren.

Das Wort »Entzündung« wird heute nicht mehr nur für einen einfachen Fall schmerzender Muskeln oder Gelenke verwendet oder ausschließlich im Zusammenhang mit Verletzungen oder Arthritis. Inzwischen wissen wir, dass Erkrankungen häufig von den chemischen Abläufen ausgelöst werden, die Entzündungen verursachen und unmittelbar mit den Eikosanoiden verbunden sind, welche Hormonen ähnliche Eigenschaften aufweisen (geschlechterspezifische Hormone betrifft das nicht). Man geht davon aus, dass Eikosanoide zu den wirkungsvollsten biochemischen Stoffen gehören, wenn es darum geht, Veränderungen im menschlichen Körper herbeizuführen.

Es gibt gute und schlechte Eikosanoide. Die schlechten können den Ausdruck entzündlicher Erkrankungen im Körper anregen, die guten können stark entzündungshemmend und heilend wirken. Die raffinierten guten und schlechten Eikosanoide werden allesamt aus Fetten hergestellt, und Fette kommen selbstverständlich aus der Nahrung. In Sachen Entzündung stehen die guten gegen die schlechten Fette. Schlechte Fette schaden, gute Fette sind eher heilende Nahrungsmittel. Junkfood streichen wir vom Einkaufszettel, und auch alle anderen entzündungsfördernden Nahrungsmittel sind zu meiden, denn sie können schnell krank machen. Im Hinblick auf die Ernährung müssen wir lernen, wie wir Entzündungsprozesse rückgängig machen können. Dazu müssen wir uns zunächst der fünf wichtigsten ernährungsbedingten Einflüsse bewusst werden, die den Anteil entzündungsfördernder Substanzen in die Höhe treiben.

Die fünf wichtigsten entzündungsfördernden Nahrungsmittel

1. Rotes Fleisch
2. Milchprodukte
3. Zucker (Nahrungsmittel mit hohem Stärkegehalt)
4. Eigelb
5. Nüsse und Samen mit einem hohen Anteil an Omega-6-Fettsäuren sowie die aus ihnen gewonnenen Öle (wie etwa Hanfsamen, Sonnenblumenkerne und Erdnüsse)

Die überbewusste Ernährungsanalyse

Zunächst sollte man Junkfood oder verarbeitete sowie entzündungsfördernde Nahrungsmittel vom Speiseplan streichen. Mit einem Verträglichkeitstest können dann individuelle Reaktionen auf Nahrungsmittel energetisch getestet, die Ergebnisse festgehalten und mögliche Ungleichgewichte bei lebenswichtigen Organen und Drüsen erkannt werden.

Wir bestehen aus Energie – genau wie unsere Nahrungsmittel. Jedes Mal, wenn wir etwas essen, entsteht eine energetische Reaktion. Manche Nahrungsmittel harmonieren mit unserer konstitutionellen Energie, die ebenso individuell ist wie unsere DNA; und manchmal essen wir Dinge, die ein Ungleichgewicht erzeugen. Der Verzehr von Nahrungsmitteln führt zu einem von drei möglichen Ergebnissen: einer entzündlichen, einer ausgleichenden oder einer degenerativen Wirkung. Der Grund dafür ist, dass auch energetisch nur drei Ergebnisse möglich sind: Überschuss, Gleichgewicht oder Mangel. Um uns in unserer Ganzheit anzunehmen, sollten wir darauf abzielen, unsere Energie ins Gleichgewicht zu bringen.

Es gibt eine Reihe von Muskeltests, mit denen sich bestimmen lässt, welche Nahrungsmittel energetisch am besten zu einem bestimmten Menschen passen. Zwei davon möchte ich Ihnen vorstellen. Mit dem einen können Sie sich selbst testen, beim anderen handelt es sich um das sogenannte EMT-Surrogat-Verfahren. Die Abkürzung EMT steht für den elektromagnetischen (kinesiologischen) Muskeltest. Dies ist ein verhältnismäßig einfaches Verfahren, für das man drei Personen benötigt: den Therapeuten, einen Stellvertreter (Surrogat) und die Testperson.

Der Fausttest

Beginnen wir mit dem Selbsttest. Ich habe eine einfache Methode entwickelt, um mithilfe eines Selbsttests, den ich als »Fausttest« bezeichne, zu einer Diagnose zu gelangen. Diese Methode bestimmt nach klaren Ja/Nein-Kriterien, welche Nahrungsmittel Sie beim Energieausgleich unterstützen.

Ballen Sie zunächst Ihre nicht dominante Hand (bei Rechtshändern ist es die linke) zu einer festen Faust. Halten Sie die Faust direkt vor Ihr Herz, ungefähr siebeneinhalb Zentimeter von der Brust entfernt. Heben Sie den Ellenbogen des gebeugten Arms, sodass er sich auf gleicher Höhe wie die Faust befindet. Legen Sie Ihre dominante Hand (bei Rechtshändern ist es die rechte) so auf die nicht dominante Faust, dass die dominante Hand weiter vom Körper entfernt ist. Sagen Sie dann laut die Bezeichnungen von Lebensmitteln, zum Beispiel: Äpfel, Rindfleisch, Hühnchen, Lachs, Blaubeeren, Rettiche oder welche Nahrungsmittel Sie eben testen möchten. Drücken Sie dabei mit der dominanten Hand die nicht dominante Hand Richtung Brust. Wiederholen Sie den Vorgang mit allen Nahrungsmitteln, die Sie testen möchten.

Falls Sie einen starken Widerstand spüren, wenn Sie mit der dominanten Hand gegen die Faust drücken, tut das betreffende Nahrungsmittel Ihnen gut. Falls Sie kaum Widerstand spüren und die nicht dominante Hand sich ganz leicht Richtung Brust drücken lässt, zeigt Ihre Energie an, dass Sie dieses Nahrungsmittel meiden sollten.

Sie können zum Testen auch ein Nahrungsmittel oder einen Gegenstand in die nicht dominante Hand nehmen und die beschriebenen Schritte befolgen. Ich verwende gern Zucker als Beispiel. Nehmen Sie ein Stück Würfelzucker in die nicht dominante Hand und drücken Sie mit der dominanten Hand fest dagegen. Der stark verarbeitete, raffinierte Zucker ist ein Hauptbestandteil der Ernährung vieler Menschen, der nur sehr selten auf starken Widerstand stößt.

Ihr Körper hat die Fähigkeit zu entscheiden, welche Nahrungsenergie Sie benötigen, um im Gleichgewicht zu bleiben, wenn Sie ihm erlauben, mit Ihnen zu kommunizieren. Er kann Ihnen auch verraten, welche inneren Bereiche möglicherweise ärztlicher Unterstützung bedürfen.

Sie können die oben beschriebene Methode auch nutzen, um festzustellen, ob Ihre inneren Organe effizient oder unzureichend arbeiten. Rufen Sie die Organe nacheinander auf: Leber, Gallenblase, Herz, Dünndarm, Milz, Magen, Lunge, Dickdarm, Nieren und Harnblase. Auch dieser Test funktioniert nach dem Ja/Nein-Prinzip. Bei Organen, die unzureichend arbeiten, wird die nicht dominante Hand kaum Widerstand bieten, wenn Sie fest dagegen drücken. Ein starkes Organ wird einen starken Widerstand erzeugen. Die nicht dominante Hand wird angespannt bleiben und sich nicht von ihrer Stelle etwa siebeneinhalb Zentimeter von der Brust entfernt vor Ihrem Herzen wegbewegen.

Die natürlichen Selbstheilungskräfte von Körper, Geist und Seele lassen sich durch Bewusstsein und eine überbewusste Ernährungsanalyse unterstützen. Doch manchmal benötigen wir die Hilfe eines Arztes, um uns bei der Verwendung von Nahrungsergänzungsmitteln, Homöopathika und anderen naturheilkundlichen Therapien zu beraten und möglicherweise auch spezielle Ernährungsempfehlungen zu geben. In diesem Fall kann das EMT-Surrogat-Verfahren dem Arzt bei der Diagnose eine enorme Hilfe sein.

Das EMT-Surrogat-Verfahren

Bei diesem Verfahren kommt es auf zwei Dinge an: Erstens, es handelt sich um ein Energiesystem. Alles Lebendige – inklusive Mensch und Lebensmittel – strahlt elektromagnetische Energie aus. Nicht alle Energien sind kompatibel. Wenn Sie eine Abendgesellschaft mit rund 50 Gästen besuchen, werden Sie am Ende des Abends vermutlich feststellen, dass Sie eine Reihe von sehr guten, guten, nicht so guten und vielleicht sogar unguten Begegnungen hatten. So ist das im Leben eben. Das Gleiche gilt für unsere Beziehung zu verschiedenen Lebensmitteln. Sie werden am Ende einer beliebigen Woche sehr wahrscheinlich feststellen können, dass einige der Nahrungsmittel, die Sie in den letzten Tagen verzehrt haben, einen positiven Beitrag zu Ihrer allgemeinen Gesundheit und Ihrem Wohlbefinden geleistet haben, andere dagegen nicht. Alles ist Energie, und Energie ist unendlich vielfältig und ständig am Fließen. Nicht immer ist alles kompatibel.

Der zweite Schlüsselfaktor im diagnostischen Prozess ist, dass wir über einen angeborenen sechsten Sinn verfügen, auch wenn wir uns dessen vielleicht nicht bewusst sind. Er ist sogar Teil der Biofeedbackschleife unseres Nervensystems und stellt einen besonderen Sicherheitsfaktor dar. Die Natur schenkt uns immer dann ein zusätzliches Maß erhöhter Aufmerksamkeit, wenn wir vor einer Herausforderung stehen und uns verteidigen müssen. Dieser wichtige Vorgang spielt sich auf neuromuskulärer Ebene ab.

Unser Nervensystem ist ein ausgedehntes Netz von Übertragungswegen – es ähnelt einem Telekommunikationsnetz, das sich über das gesamte Gehirn und den ganzen Körper erstreckt. Da dieses Nervennetz auch die Muskeln durchzieht, leitet unser Gehirn jedes Mal, wenn wir großen Herausforderungen oder wichtigen Fragen gegenüberstehen, eine interzelluläre Kommunikation zwischen Gehirn und Körper über diese neuromuskulären Bahnen ein. Die wichtigsten Hirnzentren in diesem Prozess sind die Stresszentren – der Hippocampus und die Amygdala. Sie entscheiden, wie sicher wir uns fühlen, und reagieren entsprechend. Deshalb kommt es fast immer, wenn wir mit wichtigen Fragen konfrontiert werden, zu einer Wechselwirkung zwischen Gehirn und Körper, die eine positive oder eine negative muskuläre Reaktion erzeugt. Interessanterweise ist es unser Herz, das über deren positive oder negative Qualität entscheidet.

»Das kleine Gehirn im Herzen« ist der Ort, dem wir am ehesten Reaktionen aus unserem Inneren entlocken können. Unser sechster Sinn hat dort seine größte intuitive Kraft. Dieser Bereich ist sehr viel mehr als eine Region rein mechanischen logischen Denkens; er ist in erster Linie von reinem, instinktivem Gefühl beherrscht. Es ist ein äußerst sensibel reagierender Bereich, den man sich mit einem Muskeltest gut zunutze machen kann.

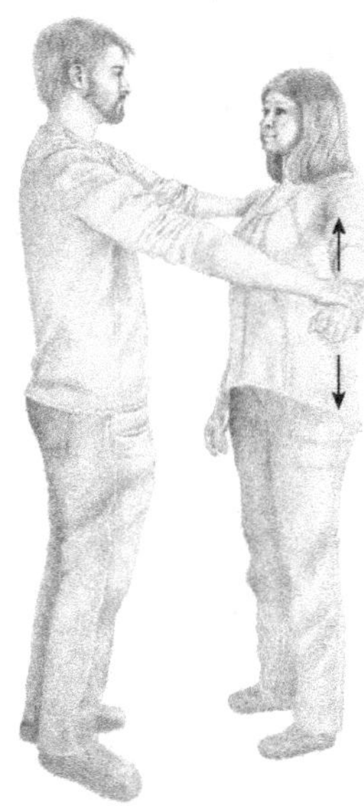

Der Prozess funktioniert ganz ähnlich wie der Fausttest: Ein starker muskulärer Widerstand zeigt eine positive, ein schwacher Arm eine negative Reaktion an.

Die Testperson nimmt einfach eine bequeme Stand- oder Sitzhaltung ein, der Stellvertreter (das Surrogat) und der Therapeut stellen sich dahinter. Der Stellvertreter legt eine Hand auf die Schulter der Testperson und hebt den freien Arm (Testarm) auf Schulterhöhe.

Zunächst muss der Therapeut die Organe und Drüsen der Patientin oder des Patienten einem energetischen, also elektromagnetischen, Muskeltest unterziehen. Der Test offenbart, ob und vor allem auf welche Weise ein Organ- oder Drüsensystem aus dem Gleichgewicht geraten ist. Wenn es um Energie geht, sind nur drei Ergebnisse möglich: Überschuss, Gleichgewicht oder Mangel. Es gibt auch eine *Grundursache*, wie wir sagen, die vom Therapeuten bestimmt werden sollte. Es kann vorkommen, dass mehrere Bereiche aus dem Gleichgewicht geraten sind, aber es gibt immer eine Drüse oder ein bestimmtes Organ, das die Wurzel des allgemeinen Ungleichgewichts ist.

Beim energetischen Muskeltest sollte man die lebenswichtigen Organe nacheinander einzeln aufrufen, während der Therapeut gleichzeitig den Arm des Stellvertreters nach unten drückt. Dessen Hand bleibt dabei auf der Schulter der Testperson.

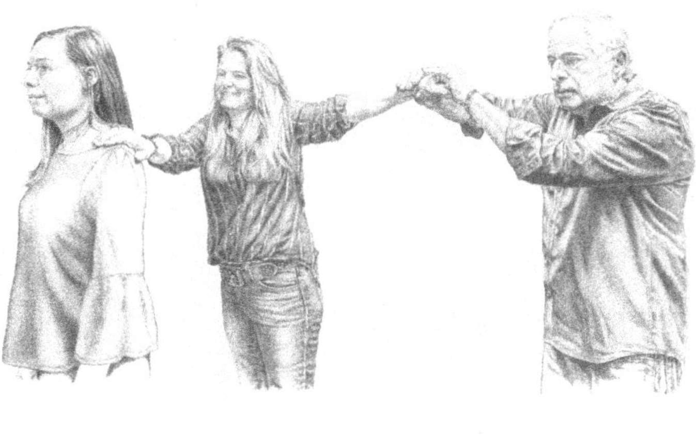

Der Stellvertreter dient also als energetischer Vertreter der Testperson. Wenn die Kraft in seinem Arm schnell nachlässt und der Arm nach unten geht, ist dies ein Anzeichen dafür, dass die Testperson eine energetische Organschwäche über sein elektromagnetisches Feld übermittelt. Wie ausgeprägt diese Schwächen sind, lässt sich mit einem Verfahren messen, das ich als Impulstest bezeichne. Indem der Therapeut den Arm des Stellvertreters in Impulsen immer wieder nach unten drückt und dabei von eins bis zehn zählt, kann er sich eine bessere Vorstellung davon verschaffen, wie groß der Energieüberschuss oder -mangel des entsprechenden organischen Ungleichgewichts ist. Die Ergebnisse dieser Analyse der Lebenskraft sind der ausschlaggebende Faktor bei der Zusammenstellung der Nahrungsergänzungsmittel für die Testperson.

Anschließend geht man anhand einer Liste nacheinander Nahrungsmittel durch. Während die einzelnen Nahrungsmittel laut aufgerufen werden, sollte der Therapeut erneut versuchen, den Arm des Stellvertreters sanft nach unten zu drücken. Auch dabei verbleibt dessen andere Hand auf der Schulter der Testperson. Die Intuition des Stellvertreters entscheidet also über die positiven oder negativen Reaktionen auf die für die Testperson aufgerufenen Nahrungsmittel.

Nachdem sich die Testperson einer energetischen Analyse der Lebenskraft und einem Test auf Nahrungsmittelüberempfindlichkeiten unterzogen hat, werden eine ausführliche Nahrungsmittelliste und ein Nahrungsergänzungsmittelplan erstellt. Die bioenergetische Ernährungsanalyse ist einer der wichtigsten Aspekte der überbewussten Heilung. Sie liefert jeder Patientin und jedem Patienten einen energetisch maßgeschneiderten Leitfaden für den individuellen körperlichen Heilungsweg.

Der heilende Ernährungsplan

Der überbewusste Heilernährungsplan beginnt mit einem elektromagnetischen Muskeltest auf Nahrungsmittelüberempfindlichkeiten. Damit können wir feststellen, welche Nahrungsmittel unser Körper schlecht verdauen kann. Nahrungsmittel, die allgemein als gesund und entzündungshemmend gelten, haben diese Wirkung bei uns möglicherweise nicht, wenn unser Körper sie nicht richtig erkennen und aufnehmen kann. Der Muskeltest ist der erste Schritt bei der Planung einer heilenden Ernährung. Er hilft uns herauszufinden, welche Nahrungsmittel am ehesten biochemische Unverträglichkeitsreaktionen auslösen können.

Test auf Nahrungsmittelüberempfindlichkeiten

Das Dilemma der Überempfindlichkeit auf Nahrungsmittel wird gerade erst sichtbar. Da unsere Nahrung immer toxischer wird, verlängert sich auch die Liste der Symptome, die mit einer Überempfindlichkeit auf bestimmte Nahrungsmittel in Verbindung stehen, ständig. Derzeit leiden ungefähr 32 Millionen Amerikaner an Nahrungsmittelallergien – zehnmal so viele wie vor 35 Jahren.[37]

Ich habe sehr viele Patientinnen und Patienten, bei denen so gut wie alle Erkrankungen und Leiden diagnostiziert wurden, die man sich nur vorstellen kann, und deren Symptome vollständig verschwanden, nachdem sie herausgefunden hatten, auf welche Nahrungsmittel sie überempfindlich reagierten, und darauf verzichteten. Es kann vorkommen, dass der Körper die natürlich in Nahrungsmitteln enthaltenen Proteine, Kohlenhydrate, Fette und Nährstoffe als unidentifizierbare entzündungsfördernde Stoffe einstuft. Sie können Reaktionen wie Magenschmerzen, Blähungen und einen aufgedunsenen Bauch, Darmstörungen, Kopfschmerzen, Nesselausschlag, Hautausschläge, Erschöpfung, Kurzatmigkeit, Brustschmerzen, Schwellungen der Bronchien, anaphylaktische Reaktionen, Schlaflosigkeit, Stimmungsschwankungen, Depressionen und Ängste auslösen.

Folgende Nahrungsmittel lösen am häufigsten allergische Reaktionen aus: Milchprodukte, Weizen, Mais, Schalentiere, Zitrusfrüchte, Soja, Erdnüsse, Eier, Tomaten, Auberginen, Paprika und Kohl. Dies sind die häufigsten Allergene, doch man kann gegen fast alle Nahrungsmittel allergisch sein. Die Symptome können mit einer Verzögerung von bis zu vier Tagen auftreten und so mild ausfallen wie etwa ein Stimmungsumschwung.

Ich habe den Begriff der »Überempfindlichkeit« gewählt und verwende ihn, weil er sowohl Nahrungsmittelallergien als auch -unverträglichkeiten einschließt. In Wirklichkeit unterscheiden sie sich erheblich voneinander. Nahrungsmittelunverträglichkeiten machen sich im Allgemeinen mit nicht lebensbedrohlichen Symptomen wie Ausschlägen, Bauchschmerzen, Durchfall oder Verstopfung bemerkbar und betreffen ausschließlich den Verdauungsapparat.

Nahrungsmittelallergien dagegen verursachen potenziell lebensbedrohliche Symptome wie anaphylaktische Reaktionen oder Dyspnoe (Atemnot) und gehen vom Immunsystem aus. Nahrungsmittelallergien sind ein ernstes Problem und nehmen immer mehr zu.

Vermeidung von Nahrungsmitteln, auf die man überempfindlich reagiert

Einer der wichtigsten Aspekte der Tests auf Überempfindlichkeiten ist, dass er uns verrät, welche Nahrungsmittel unser Körper schlecht aufspalten kann. Selbst Nahrungsmittel, die als entzündungshemmend eingestuft werden, können Entzündungen begünstigen, wenn unser Körper sie nicht erkennen und verdauen kann.

Der Grund, weshalb es dem Körper schwerfallen kann, bestimmte Nahrungsmittel zu erkennen und aufzuspalten, ist eine unzureichende Enzymproduktion.

Enzyme sind Katalysatoren, die unsere Nahrung in leichter verdauliche Einheiten aufspalten. Dem Buch *The Handy Biology Answer Book* zufolge gibt es schätzungsweise 75 000 Enzyme im menschlichen Körper. Die Hauptenzymkategorien sind: Proteinasen für die Verdauung von Proteinen, Amylasen für die Verdauung von Kohlenhydraten (Stärke und Zucker) und Lipasen für die Verdauung von Fetten.

Überempfindlichkeiten auf Nahrungsmittel werden in den USA zu einem immer größeren Problem. Während wir ständig gestresster und empfindlicher werden und unsere Nahrung zunehmend toxischer wird, entsteht entsprechend dazu eine immer gravierender werdende Entzündungssymptomatik.

Nach der Analyse mit dem EMT-Verfahren können wir einen Mahlzeitenplan für den Alltag zusammenstellen.

Alle in der folgenden Tabelle aufgelisteten Nahrungsmittel fallen in eine der vier Hauptkategorien:

1. Proteine
2. Stärkearme Kohlenhydrate
3. Stärkehaltige Kohlenhydrate
4. Obst mit einem niedrigen glykämischen Index

BARCODIERTE SÄURE-BASEN-TABELLE

TIERISCHES PROTEIN

- Rindfleisch
- Hühnerfleisch
- Muscheln
- Kabeljau
- Krabben
- Eiweiß
- Eigelb
- Flunder
- Schellfisch
- Heilbutt
- Schinken
- Lammfleisch
- Leber
- Hummer
- Schweinefleisch
- Lachs
- Sardine
- Jakobsmuscheln
- Garnelen
- Seezunge
- Thunfisch
- Putenfleisch

MILCH- UND MILCHERSATZPRODUKTE

- Kuhmilchkäse
- Reisdrink
- Veganer Käse auf Reisbasis

- Kuhmilch
- Kuhmilchjoghurt
- Mandeldrink

- Veganer Käse auf Sojabasis
- Sojadrink
- Sojajoghurt

DIVERSES

- Konservenobst
- Zuckerfreie Marmelade
- Essig

BOHNEN

- Adzukibohnen
- Anasazibohnen
- Schwarze Bohnen
- Kichererbsen

- Kidneybohnen
- Sojabohnen/Tofu

- Linsen
- Mungbohnen
- Wachtelbohnen
- Weiße Bohnen (alle Sorten)

NÜSSE/SAMEN

- Mandeln
- Paranüsse

- Cashewkerne
- Macadamianüsse
- Erdnüsse
- Pekannüsse
- Pinienkerne
- Pistazienkerne
- Kürbiskerne
- Sesamsamen
- Sonnenblumenkerne
- Walnüsse

FETTE

- Avocado

- Butter
- Kokosöl
- Sahne
- Ghee
- Margarine

- Pflanzenöl

STÄRKEARMES GEMÜSE

- Rucola

- Spargel

- Brokkoli
- Rosenkohl
- Weißkraut
- Blumenkohl
- Stangensellerie
- Chinakohl
- Blattkohl
- Salatgurke
- Aubergine
- Endiviensalat
- Escarole
- Knoblauch
- Grüne Bohnen
- Grünkohl
- Kohlrabi
- Lauch
- Kopfsalat
- Lotoswurzel
- Pilze
- Brauner Senf
- Okraschoten
- Zwiebeln
- Petersilie
- Gemüsepaprika
- Rettich
- Schalotten
- Sauerampfer
- Spinat
- Sprossen
- Sommerkürbis
- Mangold
- Steckrübe
- Stielmus
- Wasserkresse
- Zucchini

STÄRKEHALTIGES GEMÜSE

- Artischocken
- Rote Bete
- Karotten
- Esskastanien
- Mais
- Limabohnen
- Pastinaken
- Erbsen
- Kartoffeln
- Kürbis
- Winterkürbis
- Süßkartoffeln

GETREIDEPRODUKTE (STÄRKEHALTIG)

- Amaranth
- Gerste

- Buchweizen
- Hirse
- Quinoa

- Kamut
- Kascha
- Haferflocken
- Reis
- Roggen
- Triticale
- Weizen
- Dinkel

ZUCKER

- Gerstenmalz
- Brauner Zucker
- Honig
- Ahornsirup
- Reissirup
- Rohrohrzucker
- Stevia
- Vollrohrzucker
- Weißbrot
- Weißer Zucker

SAURES OBST

- Grapefruit
- Kumquat
- Kiwi
- Zitrone
- Limette
- Orange
- Ananas
- Erdbeere
- Tomate

HALBSÜSSES OBST

- Apfel
- Aprikose
- Brombeere
- Blaubeere
- Kirsche
- Weintraube
- Mango
- Nektarine
- Papaya
- Pfirsich
- Birne
- Pflaume
- Himbeere
- Mandarine

SÜSSES OBST

- Banane
- Dattel
- Korinthe
- Feige
- Rosine

MELONEN

- Cantaloupe-Melone
- Honigmelonen
- Piel-de-Sapo-Melone
- Zuckermelone
- Wassermelone

Basenbildende Nahrungsmittel: Verzehren Sie für 1 Portion Säurebildner 4 Portionen Basenbildner.

Säurebildende Nahrungsmittel: Verzehren Sie 1 Portion Säurebildner auf 4 Portionen Basenbildner.

Neutrale Nahrungsmittel: Diese Nahrungsmittel bleiben nur dann neutral, wenn Ihr pH-Wert stabil ist.

Saures Obst: Saures Obst wirkt nur dann basisch, wenn Ihr pH-Wert stabil ist.

Überbewusste Mahlzeitenplanung

Mit der Zusammenstellung eines überbewussten Speiseplans wollen wir den Spiegel entzündungsfördernder Stoffe im Körper senken. Wir müssen also sehr vorsichtig sein und darauf achten, dass das Verhältnis von stärkehaltigen Kohlenhydraten zu Protein nicht größer wird als 1:1 (und wir pro Proteinportion nur eine Portion stärkehaltige Kohlenhydrate verzehren). Die meisten Menschen, die unter Entzündungen leiden, fühlen sich erheblich besser, wenn das Verhältnis von stärkehaltigen Kohlenhydraten zu Protein nicht größer ist als 2:3 (und auf drei Proteinportionen nur zwei Portionen stärkehaltige Kohlenhydrate kommen). Das liegt daran, dass Stärke und Zucker dafür sorgen, dass Insulin ausgeschüttet wird und dieses wiederum Entzündungen fördert. Wenn das Verhältnis von Protein zu stärkehaltigen Kohlenhydraten etwas höher ist, steigt der Spiegel entzündungshemmender Hormone im Körper. Der überbewusste Speiseplan enthält deshalb pro Tag drei Portionen Proteine, drei Portionen stärkearmes Gemüse wie Zucchini, Tomaten und Brokkoli, aber nur zwei Portionen stärkehaltige Kohlenhydrate wie Kartoffeln, Mais und Bohnen.

Hier ist das Beispiel eines Speiseplans (1 Tasse = 250 ml Inhalt):

FRÜHSTÜCK

Eiweiße von 3 oder 4 Bio-Eiern mit einer ¾ Tasse stärkearmem Gemüse (siehe Frittata-Rezept)

VORMITTAGSSNACK

1 Portion Obst

MITTAGESSEN

1 Tasse Salat
¾ Tasse Protein (Freilandgeflügel, Fisch aus Wildfang, Bohnen, Hülsenfrüchte)
2 EL einfach ungesättigtes Öl (Olivenöl) mit Zitronensaft

NACHMITTAGSSNACK

2 EL Guacamole
4 EL Hummus ohne Sesam (siehe Hummus-/Bohnendip-Rezept)
¾ Tasse Stangensellerie oder Gurkenscheiben

ABENDESSEN

¾ Tasse Protein (Freilandgeflügel, Fisch aus Wildfang, Bohnen, Hülsenfrüchte)
1 Tasse stärkearmes Gemüse (grüner Spargel, Brokkoli, grüne Bohnen, Grünkohl, Spinat, Zucchini)
1 Tasse stärkehaltige Lebensmittel (Naturreis, Quinoa, Kartoffeln, Süßkartoffeln, Kürbis)

Frittata

Für viele von uns ist das Frühstück die schwierigste Mahlzeit, weil wir mit übertrieben süßen, industriell hergestellten Frühstückszerealien groß geworden sind. Sie sind schnell und leicht zuzubereiten, aber nicht gesund. Versuchen Sie es stattdessen mit Eiweißomelettes oder -frittatas. Sie sind einfacher zuzubereiten, als die meisten glauben, und haben einen enormen gesundheitlichen und energetischen Nutzen.

Frittatas lassen sich in der Pfanne oder im Ofen zubereiten. Hier ist ein einfaches Rezept für eine Ofenfrittata für zwei Personen.

ZUTATEN:

Eiweiße von 6–8 Bio-Eiern
1½ Tassen stärkearmes Gemüse, klein geschnitten
1 TL Wasser
½ TL Olivenöl oder Kokosöl (zum Einfetten einer kleinen Backform)

ZUBEREITUNG:

Den Ofen auf 175°C vorheizen. Stärkearmes Gemüse wie Spinat, Karotten, grünen Spargel, Pilze oder andere Sorten Ihrer Wahl kurz in der Pfanne anbraten. Falls es Wasser zieht, die Flüssigkeit abgießen. (Sie können so viele verschiedene stärkearme Gemüsesorten verwenden, wie Sie möchten. Ich habe jedoch festgestellt, dass es am besten ist, sich auf drei verschiedene Geschmacksrichtungen zu beschränken.) Die Eiweiße kurz verquirlen und nach und nach das Gemüse unterrühren. Die Mischung in eine ofenfeste, eingefettete Backform gießen. 20 bis 25 Minuten im Ofen backen (haben Sie währenddessen ein Auge darauf), bis die Eiermasse aufgegangen ist, gar aussieht und in der Mitte noch ein wenig wackelt, wenn man vorsichtig an der Form rüttelt. Die Frittata aus dem Ofen nehmen und zum Abkühlen auf ein Kuchengitter stellen. Mit Kräutern garnieren, mit einem scharfen Messer in Stücke schneiden und servieren.

Einfaches Hummus ohne Tahin

Für dieses cremige Hummusrezept benötigt man nur acht Zutaten und fünf Minuten Zeit für die Zubereitung. (Rezept mit freundlicher Genehmigung des Blogs *Hint of Joe's*, 27. Oktober 2014.)

ZUTATEN:

2 400-g-Dosen Bio-Kichererbsen, abgespült und abgetropft
2 Knoblauchzehen
3 EL Olivenöl
2 EL Zitronensaft, frisch gepresst
1 TL Kreuzkümmel, gemahlen
120 ml Wasser
1 TL Salz
¼ TL Paprikapulver

ZUBEREITUNG:

Kichererbsen, Knoblauch, Olivenöl, Zitronensaft, gemahlenen Kreuzkümmel, Wasser und Salz in die Küchenmaschine geben. Mixen, bis die Masse glatt und cremig ist. (Falls nötig, während des Mixens esslöffelweise noch etwas Wasser zugeben, bis die gewünschte Konsistenz erreicht ist.) In eine Schüssel umfüllen und vor dem Servieren mit Paprikapulver bestreuen.

Tipp: Das Hummus wird glatter und cremiger, wenn man die Kichererbsen vor der Zubereitung häutet, indem man sie mit den Fingern vorsichtig aus ihrer Haut drückt.

Für dieses Rezept eignen sich Hülsenfrüchte aller Art. Aus Wachtelbohnen oder schwarzen Bohnen lässt sich etwa ein wunderbarer Bohnendip herstellen.

Wichtige Verdauungstipps

Es ist sehr wichtig, während des Essens auf das Trinken zu verzichten. Die Verdauung wird durch die Ausschüttung von Verdauungsenzymen in Gang gesetzt. Sie leiten die enorm wichtigen fünf Schritte der Verdauung ein. Wenn wir während einer Mahlzeit trinken, laufen wir Gefahr, diesen lebenswichtigen enzymatischen Verdauungsstart zu »verwässern« und dadurch zu schwächen. Es ist besser, 90 Minuten vor oder nach dem Essen zu trinken.

Ich empfehle auch fast immer, Proteinasen und Amylasen einzunehmen, um die Aufspaltung von Proteinen und Kohlenhydraten zu unterstützen, sowie von Lipasen, um bei der Verdauung von Ölen, Fetten und Triglyceriden zu helfen. Diese drei Enzyme sollten unmittelbar nach den drei Hauptmahlzeiten eingenommen werden. Hochwertige Enzympräparate mit Proteinasen, Amylasen und Lipasen sind problemlos im Internet erhältlich.

Sechs Beispiele überbewusster Wunderheilungen

Sechs Patientinnen und Patienten haben die Geschichten ihrer Wunderheilungen erzählt, um zu zeigen, wie wichtig es ist, über energetische Muskeltests die richtigen Nahrungsmittel und Nahrungsergänzungsmittel zu bestimmen. Sie alle brauchten die Hilfe eines Therapeuten, der eine Diät für sie zusammenstellte, da sie an potenziell lebensbedrohlichen Erkrankungen litten. Ärzte und Therapeuten spielen für die Gesamtgesundheit ihrer Patientinnen und Patienten eine wichtige Rolle. Wenn eine Krankheit das Leben bedroht, dienen sie als Quelle des Wissens und stecken den gesundheitlichen Rahmen für alle körperlichen, geistigen und spirituellen Aspekte ab. Danach müssen die Betreffenden den Prozess selbst am Laufen halten, um sich selbst zu heilen.

Die folgenden sechs Einzelerfahrungen veranschaulichen die Bedeutung energetischer Muskeltests für die korrekte Ernährung. Die Kraft der überbewussten Heilung zeigt sich, wenn man den energetischen Dialog zwischen dem Körper und den verzehrten Nahrungs- und Nahrungsergänzungsmitteln anerkennt.

Lauras Wunder

Bei der 29-jährigen Laura wurde ein sehr kleiner Vorrat an Eizellen diagnostiziert, weshalb sie Ärzte für gynäkologische Endokrinologie und Reproduktionsmedizin konsultierte, welche ihr zu normalen Zyklen verhelfen sollten. Diese stellten eine Schilddrüsenunterfunktion fest, was zu ihrem erhöhten Antikörperspiegel passte. Für ihre Kinderwunschärzte war Laura eine Anomalie, da Medikamente bei ihr nicht anzusprechen schienen. Im besten Fall gelang es damit gerade einmal, sieben Eizellen mit zwei Embryonen zu produzieren.

Nach der Unterhaltung mit einer Freundin beschloss Laura, mit mir bei der Ernährung und den Nahrungsergänzungsmitteln anzusetzen. Nach drei kurzen Monaten, in denen sie sich entzündungshemmend, ohne Gluten und Milchprodukte ernährt sowie Nahrungsergänzungsmittel genommen hatte, verbesserten sich Lauras Werte. Sie fühlte sich auch besser. Nach einem sechsmonatigen Ernährungs- und Nahrungsergänzungsprogramm produzierte Laura 17 Eizellen mit zehn Embryonen. Kurz darauf stellte sie begeistert fest, dass sie schwanger war. Ihre Endokrinologen waren überaus verblüfft, und ich kann voller Freude berichten, dass Laura inzwischen zwei wunderbare Kinder hat.

Patricks Wunder

Patrick erhielt die Diagnose eines plötzlichen Hörverlusts infolge einer Autoimmunerkrankung der Sinnesorgane. Zunächst gaben ihm die Ärzten vier Jahre lang Steroide. Anfangs wirkten die Medikamente auch, aber im Laufe der Zeit ließ ihre Wirkung nach, und irgendwann halfen sie gar nicht mehr. Als Patrick fragte: »Was machen wir jetzt?«, bekam er zur Antwort, dass er damit leben müsse. Man sagte ihm, er solle sich Hörgeräte besorgen, und man könne nichts mehr tun.

Ein Freund verwies ihn an mich, und ich befragte ihn ausführlich und machte eine Reihe von Muskeltests. Dabei entdeckte ich eine Lymphschwäche, eine Milzentzündung, eine Nebennierenschwäche sowie eine Schimmelpilzallergie. Nach einer dreimonatigen entzündungshemmenden und hefefreien Ernährung in Kombination mit Nahrungsergänzungsmitteln, die seine defizitären Organsysteme unterstützten, war Patricks Gehör zu 90 bis 100 Prozent wiederhergestellt, und er brauchte keine Hörgeräte mehr.

Corinas Wunder

Im Jahr 2009 bekam Corina so starke Probleme mit den Augen, dass sie ihr Sehvermögen verlor. Sie litt außerdem unter starken Kopfschmerzen. Ihr Arzt machte ein MRT und entdeckte ein walnussgroßes Meningeom in ihrem Gehirn. Er erklärte ihr, dass sie den Tumor operativ entfernen lassen müsse und es zwei Möglichkeiten gäbe, sie zu operieren. Die erste Möglichkeit bestünde darin, durch die Nase zu gehen, bei der zweiten müsste der Schädel geöffnet werden. Wegen der Größe des Tumors waren die Ärzte gezwungen, den Schädel zu öffnen. Die Operation war ein Erfolg: Die Kopfschmerzen waren weg, und ihre Sehkraft kehrte zurück.

Sie war ein Jahr lang gesund, bevor erneut Symptome auftraten und eine MRT-Untersuchung zeigte, dass der Tumor zurückgekehrt war.

Da sich Corina auf keinen Fall noch einmal operieren lassen wollte, kam sie zu mir. Ich machte ausführliche Muskeltests, testete ihre Organe und Drüsen und untersuchte sie auf Nahrungsmittelallergien. Monat für Monat passte ich ihre Ernährung an, und irgendwann verschwanden ihre Kopfschmerzen, und ihr Sehvermögen besserte sich dramatisch. Sie hielt sich auch weiterhin an die Diät, und zwei Jahre später war der Tumor restlos verschwunden. Sie ist seit neun Jahren tumorfrei.

Erins Wunder

Als Erin im Jahr 1996 mit ihrer Familie im Skiurlaub war, tastete sie einen festen Knoten in ihrer Brust. Sie ging zum Arzt, der Brustkrebs diagnostizierte. Er empfahl eine Lumpektomie (brusterhaltende Operation), gefolgt von sechs Monaten Chemo- und drei Monaten Strahlentherapie. Nach sechs Monaten Chemotherapie war Erin geschwächt; sie litt unter Übelkeit, extremem Haarausfall und sie war vollkommen ausgebrannt. Sie bezeichnete sich als »lebende Tote«. Mit Chemo- oder Strahlentherapien konnte sie einfach nicht mehr weitermachen.

Eine Nachbarin empfahl mich. Erstaunt stellte Erin fest, dass wir nicht nur an einem stärkeren Körper arbeiteten, sondern auch bei ihrer Energie und ihrem Geist ansetzten. Da Erin sich als zuckersüchtig bezeichnete, begann ich umgehend mit einem Programm zur Verbesserung ihres pH-Werts und der Umstellung ihrer Ernährung. Wir gaben auch eine Haaranalyse in Auftrag, um zu prüfen, wie es um ihre Mineralstoffversorgung stand. An diesem Punkt hatte Erin den Eindruck, dass es ihr allmählich besser ging, und sie fuhr erneut mit der Familie in den Skiurlaub – mit dem Unterschied, dass sie sich dieses Mal stark genug fühlte, um selbst Ski zu fahren. Ihr wurde klar, dass sie sich von ihrer Krebserkrankung erholte. Nach zwei kurzen Wochen mit ihrem neuen Ernährungs- und Nahrungsergänzungsmittelplan stellte sich allmählich das Gefühl ein, geheilt zu sein und selbst etwas bewirken zu können. Sie sagte, sie sei »endlich erwacht« und habe begonnen zu leben. Ihre Ärzte bestätigten, dass der Krebs verschwunden war.

Im Jahr 2015 stellte sich heraus, dass die Chemotherapie zu einer Osteoporose geführt hatte. Mit den Ergebnissen ihrer Knochendichtemessung kam Erin erneut zu mir. Ihre Ärzte sagten, sie müsse Medikamente nehmen, um weiteren Knochenabbau zu verhindern, und man hatte ihr ausdrücklich erklärt, dass es nicht möglich sei, neue Knochensubstanz zu bilden. Nachdem sie mein Programm aus Ernährung und Nahrungsergänzungsmitteln ein Jahr lang befolgt hatte, hatte sich ihre Osteoporose zu einer Osteopenie gebessert. Sie setzte die Einnahme der Nahrungsergänzungsmittel und ihre Diät noch zwei weitere Jahre fort. Dann bestätigte eine erneute Knochendichtemessung, dass sie ihre Knochen wieder vollständig aufgebaut hatte. Sie hat keine Osteoporose mehr und ist seit 22 Jahren tumorfrei.

Adrianos Wunder

Vor acht Jahren begann Adriano zu taumeln, über die eigenen Füße zu stolpern und zu stürzen. Die Diagnose lautete Parkinson. Außerdem brachte er mehr als 13 Kilogramm zu viel auf die Waage. Seine Ärzte verordneten Medikamente, die nicht viel halfen. Die Erkrankung schritt rasch voran, und das Schlimmste war, dass er nicht schlucken konnte. Da bereits bei seinem Bruder eine Parkinson-Krankheit festgestellt worden und die Krankheit trotz pharmazeutischer Medikamente vorangeschritten war, hatte Adriano Angst und das Gefühl, etwas anderes unternehmen zu müssen. Ein Freund empfahl mich weiter. Ich begann sofort mit Muskeltests, entdeckte Entzündungsprozesse und dass die meisten seiner Symptome von einem Retrovirus ausgelöst wurden. Ich verordnete antivirale Nahrungsergänzungsmittel und eine entzündungshemmende Ernährung. In nur 21 Tagen wurden seine Bewegungen kraftvoll und fließend. Darüber hinaus nahm er rund 13 Kilogramm ab und verbesserte seine Fitness, indem er dreimal die Woche jeweils fünf Kilometer lange Märsche absolvierte. Seine Neurologen konnten es nicht glauben, und heute ist Adriano relativ symptomfrei.

Lisas Wunder

Als Kind war Lisa sehr krank und verbrachte viel Zeit in einem Kinderkrankenhaus. Die Diagnose lautete Prädiabetes mit Bauchspeicheldrüsenentzündung und atypischer zystischer Fibrose.

Ihre Mutter hatte über eine Freundin von mir erfahren, und bei Lisas erstem Termin machte ich einen Muskeltest. Ich verordnete ihr eine strenge Diät sowie eine Kur mit Nahrungsergänzungsmitteln. Anfangs befolgte sie mein Programm ein wenig zögerlich, und wie es das Schicksal wollte, bekam sie eine akute Bauchspeicheldrüsenentzündung, die so heftig war, dass sie ins Krankenhaus musste. Diese Erfahrung beförderte ihren Entschluss, sich strenger an das Programm zu halten. Nach zwei Jahren sind ihre Blutzuckerwerte normal, ihre Bauchspeicheldrüsenentzündung ist verschwunden und hinsichtlich der atypischen zystischen Fibrose ist sie symptomfrei. Außerdem ist Lisa an dieser Erfahrung spirituell gewachsen und hat gelernt, mehr für ihre Ganzheit zu tun.

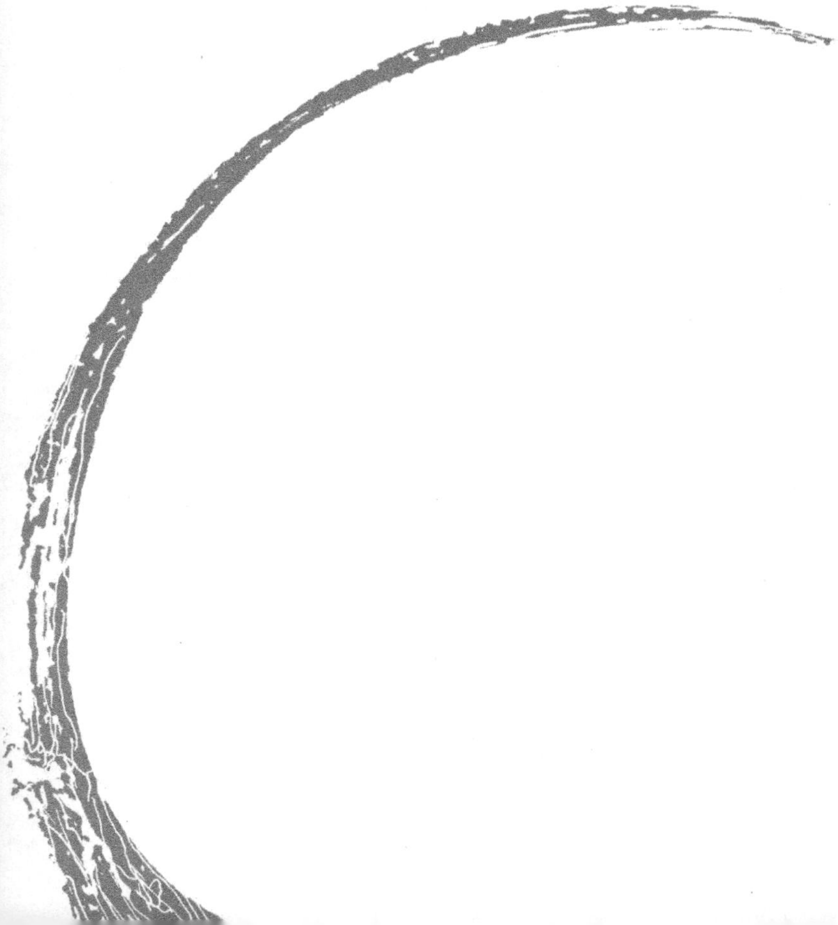

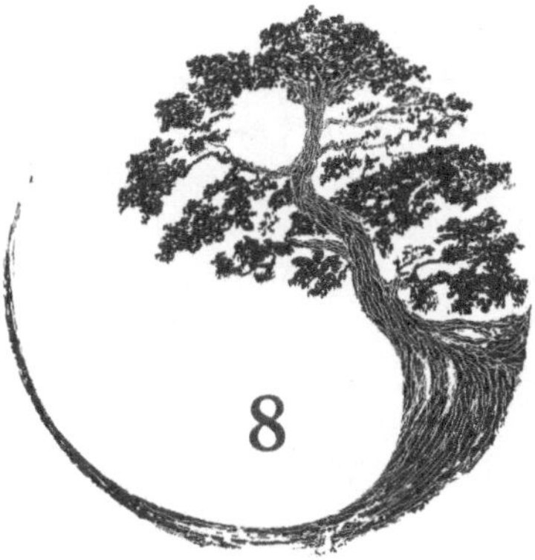

8

Überbewusstsein

Was geschieht, wenn Sie den dynamischen Wechsel von der Beschränkung aufs Materielle zur wunderwirksamen Erleuchtung vollziehen? Aus eigener Erfahrung und aus den Fällen von Hunderten von Patientinnen und Patienten weiß ich, dass dann die überbewusste Heilung beginnt!

Wir haben die verschiedenen Aspekte des Bewusstseins und des Überbewusstseins erforscht, und es gibt drei zentrale Ziele und fünf wesentliche Grundsätze, die Ihnen helfen können, das höchste Ziel der überbewussten Heilung zu erreichen. Diese Prinzipien müssen nicht mit strenger, andächtiger Genauigkeit befolgt werden. Ich glaube vielmehr, dass der Geist ihrer Botschaft unsere tiefste Absicht durchdringen sollte. Dies dürfte mehr als ausreichen, um den natürlichen Aufstieg zum Überbewusstsein anzustoßen – vor allem in Verbindung mit einer regelmäßigen Gebets-, Meditations- und Trancemanifestationspraxis.

Wahrscheinlich wird jeder, der die folgenden Grundsätze liest, sie auf seine Weise verstehen. Das ist in Ordnung, denn bei der überbewussten Heilung geht es darum, dass wir uns der zunehmenden Erweiterung unseres achtsamen Gewahrseins verschreiben. Die folgenden Axiome sollen inspirieren und Suchenden, die sich Führung aus den tiefsten Tiefen der eigenen heiligen Quelle wünschen, einen Weg zeigen.

Die drei zentralen Ziele

Die drei zentralen Ziele unterstützen uns dabei, uns unserer Ganzheit stärker bewusst und gewahr zu sein. Wir müssen:

1. Unsere Unsterblichkeit erkennen
2. Unsere göttliche Weisheit anschaulich machen
3. Unsere grenzenlose Macht nutzen

Das erste zentrale Ziel, nämlich unsere Unsterblichkeit zu erkennen, kann wörtlich oder bildlich verstanden werden.

Agnostiker ziehen es vielleicht vor, es als Allegorie zu betrachten. Statt der Bitte nachzukommen und unbeholfen über die Frage der eigenen Unsterblichkeit nachzudenken, empfinden Sie es vielleicht als angenehmer, sie vom Standpunkt der Energie aus zu betrachten. Alles, was wir sehen, und alles, was für das anatomische Auge unsichtbar ist, besteht aus Energie. Wir sind Energie, und wie auch Einstein wusste, kann Energie weder erschaffen noch vernichtet werden. Energie dehnt sich aus und zieht sich zusammen, aber sie verschwindet nicht. Neben der materiellen Manifestation von Energie, die wir als Realität wahrnehmen, besitzen wir unzerstörbare energetische Eigenschaften, und da wir energetische Manifestationen sind, leben wir immer weiter und gehen von einer Manifestation in die nächste über. Diese Energie ist die Unsterblichkeit, die wir erkennen müssen.

Metaphysisch betrachtet entwickeln wir uns auf dem Weg der karmischen Lehren spirituell ewig weiter, bis wir das Ziel dharmischer Erleuchtung erreicht haben. In diesem Zusammenhang ist der Geist die Energie, die bis in alle Ewigkeit überdauert. Der Geist ist die Energie der Unsterblichkeit.

Es spielt keine Rolle, welche Definition man wählt: Beide Perspektiven führen zur Erkenntnis der Unsterblichkeit. Unabhängig davon, welche Sichtweise Ihnen lieber ist, wird es Zeit, sich mit den persönlicheren Fragen zu beschäftigen wie:

»Wer bin ich wirklich?«
»Wen oder was sehe ich, wenn ich meinem Spiegelbild in die Augen schaue?

In materieller Hinsicht ist die Antwort auf diese beiden Fragen einfach: Sie sind die physische Form, die Sie sehen. Vertiefen Sie Ihre Suche und fragen Sie sich:

»Was ist das für eine unsichtbare Lebensenergie, die meine Zellen und Organe sowie mein Gewebe durchströmt?«
»Was schenkt mir Leben?«
»Was in mir macht den Unterschied zwischen Leben und Tod?«

Obwohl viele Menschen an eine unsterbliche Seele glauben, tut sich ein großer Teil der westlichen Welt nach wie vor schwer mit dem Verständnis der eigenen Unsterblichkeit. Es fehlt zumeist an einer kulturellen Wissensbasis, die uns lehrt, uns mit einem so esoterischen Konzept zu identifizieren. Dies liegt zum Teil daran, dass die westliche Kultur besonders gut im physischen Überleben ist. Das materielle Leben bildet die Ausgangsbasis unserer Existenz. Es ist das, was wir zu sein glauben. Wir huldigen der körperlichen Gestalt und beurteilen Erfolg nach dem materiellen Drumherum, das diese menschliche Gestalt umgibt. Die spirituellen Hinweise auf die Unsterblichkeit nehmen zwar zu, aber in vielen Bereichen sind Gespräche darüber immer noch schwierig. Wir haben nicht gelernt, dass wir mehr sind als das, was wir in der dritten Dimension wahrnehmen. Es kann schwierig sein, Kontakt zu den unsichtbaren Realitäten des Multiversums aufzunehmen, denn um die eigene Unsterblichkeit zu erkennen, bedarf es der gründlichen und aufrichtigen Selbstprüfung. Das Verständnis für die Ewigkeit der Seele mag auf viele von uns wie ein großer Durchbruch im Bereich des Bewusstseins wirken – und das ist es auch. Doch Überbewusstsein ist nur möglich, wenn wir die Unsterblichkeit akzeptieren.

Wunder bedürfen eines höheren Gewahrseinszustands, der dem unsterblichen Selbst entspringt, und wo irdische Einschränkungen Grenzen setzen, kann man keine Wunder erwarten. Wenn wir diese Einschränkung loslassen und die Seele betrachten, ohne Grenzen zu setzen, können wir unsere innere Macht ans Licht bringen. Wenn wir bewusst Kontakt zu der unsterblichen Seele aufnehmen, die uns aus dem Spiegel heraus anblickt, akzeptieren wir das Gewahrsein, ein Abbild unserer unendlichen Quelle zu sein.

Im Rahmen dieses Prozesses müssen wir nicht noch mehr tun – wie wir es von der physischen Ebene gewohnt sind –, um das Ziel zu erreichen. Genau genommen geht es sogar darum, weniger zu tun, um einen Zustand reinen Seins zu erreichen. Es geht darum, den sogenannten *monkey mind* – die buddhistische Bezeichnung für einen »unruhigen und verwirrten« Geist – loszulassen und aus dem Gedankenkarussell auszusteigen. Wir müssen uns endgültig davon lösen, damit wir uns die Erlaubnis geben können, Zugang zu unserem wahren unsterblichen Sein zu finden.

Das zweite zentrale Ziel, also unsere göttliche Weisheit zu veranschaulichen, kann uns dabei helfen, die nutzlosen Informationen, mit denen wir tagtäglich bombardiert werden, nach Quantität und Qualität zu filtern, um Zugang zu unserem unsterblichen Selbst zu bekommen und eine dauerhafte meditative Präsenz zu entwickeln.

Die schiere Masse an Informationen, die wir an einem durchschnittlichen Tag verarbeiten, ist astronomisch. Angesichts dieser Datenflut muss man sich fragen: »Was höre ich da eigentlich? Und wie beeinflusst oder formt es mein Leben?«

Das, was wir hören, ist teils positiv, teils negativ, teils entstammt es Gedankenzentren tief in unserem Inneren, teils ist es absolut verwirrend und unklar, teils entschieden und motivierend. Und manchmal ist das, was wir hören, das Echo fremder Stimmen und nicht unsere eigene. Dabei kann es sich um Stimmen aus unserer Gegenwart oder unserer Vergangenheit handeln, um die Stimmen von Freunden oder Feinden, um liebevolle Stimmen oder gar Stimmen, die uns beschimpfen.

Leider stört die zunehmende Bombardierung mit bedrückenden Informationen aus allen nur erdenklichen Quellen eine stabile Schwingung so sehr, dass eine 20-minütige Meditation nicht ausreicht, um die unbewusste geistige Negativität auszugleichen. Alles in allem führt dies zu wechselhaften, schwankenden Stimmungen und dem völligen Abbruch der Verbindung zum universellen Geist.

Fragen Sie sich: »Wie viel von dem, was ich höre, kann man als wohltuend und heilend einstufen? Wie viel spiegelt wahre Weisheit?« Der Wert des Gehörten ergibt sich daraus, dass wir das unter- und unbewusste Rauschen filtern und bewusst prüfen. Denn die Bandbreite dessen, was wir aufnehmen, reicht von göttlich bis gefährlich.

Diese Prüfung bedarf eines bewussten proaktiven Denkens anstelle eines unter- oder unbewussten reaktiven Denkens. Ein bewusstes proaktives Denken sorgt dafür, dass wir uns in den Informationsstrom einklinken, der unsere Realität erschafft, und ihn regulieren. Wieder einmal müssen wir Beobachter sein. Wir müssen überwachen und prüfen, welche Informationen wir empfangen und wie wir sie verarbeiten. Wie Meditation und Trance ist auch dies Teil der Entwicklung, die nötig ist, damit wir Verbindung zur göttlichen universellen Weisheit aufnehmen können.

Indem wir aktiv urteilen und entscheiden, wählen wir bei jedem Gedanken gezielt aus, welche Informationen wir empfangen und schätzen. Dazu müssen wir bewusst über die übliche geistige Geschäftigkeit des Alltags hinausgehen. Das achtsame Gewahrsein der Gedanken, die in unserem Kopf oder unserem Herzen auftauchen, hilft uns, den Zustand der Wachmeditation zu erreichen.

Dieses Gewahrsein beeinflusst keineswegs nur den eigenen Geist; es geht viel weiter. Es entspricht dem universellen Geist, von dem wir alle ein Teil sind. Wenn wir die Wachmeditation immer besser beherrschen, vereinigen wir uns auf natürliche Weise immer mehr mit dem universellen Geist. Diese Verbundenheit eröffnet einen klaren Weg zu göttlicher Weisheit, da der universelle Geist deren Quelle ist.

Das dritte zentrale Ziel, der Zugang zu unserer grenzenlosen Macht, stellt den Höhepunkt aus der Verbindung der ersten beiden Ziele dar. Für Wunder braucht es Macht – und nicht nur irgendeine Macht. Für Wunder braucht es eine Macht, die keine Grenzen kennt.

Die drei zentralen Ziele sind in vieler Hinsicht sequenziell miteinander verbunden. Nur dadurch, dass wir unsere Unsterblichkeit und unsere göttliche Weisheit erkennen, können wir grenzenlose Macht erzeugen und Zugang zu ihr bekommen. Jedes Gespräch über unsere Unsterblichkeit und unsere göttliche Weisheit impliziert die Art von Überlegenheit, die ausschließlich die Seele, der Geist und der universelle Geist beschwören können. Diese transzendenten Ebenen des Selbst sind die natürlichen Orte unserer höheren Macht.

Diese dynamischen Zentren verströmen von Natur aus eine Energie, die keine Grenzen kennt. Die Formel lautet: Ansammlung von Energie ist gleich Macht. Je intensiver die Energie, desto größer ihre Macht. In den meisten Fällen geht es darum, dass wir es der Energie gestatten, ungestört und ungehindert zu fließen und sich zu sammeln.

Viele Menschen wünschen sich in verschiedenen Bereichen ihres Lebens mehr Macht, aber am Ende stehen sie dem eigenen Flow im Wege. Wir behindern unseren Fortschritt, indem wir Barrieren aus Verwirrung und Unsicherheit errichten. Im Grunde ist es ebenso wichtig, der Macht nicht im Wege zu stehen, wie sie zu erzeugen.

Oft untergraben wir die eigene Macht, indem wir an unseren Fähigkeiten zweifeln. Stattdessen sollten wir sie durch Erwartung stärken, denn die Erwartung grenzenloser Macht trägt dazu bei, sie Wirklichkeit werden zu lassen. Die Energie, mit der wir unsere Zuversicht erfüllen, entzündet die Flamme manifestierenden Handelns. Es geht nicht so sehr darum, dass wir Zugriff zu grenzenloser Macht bekommen, als vielmehr darum, sie durch positives Denken selbst zu erzeugen. Nur der mangelnde Glaube an uns und unsere eigene Macht kann unsere Fähigkeit, sie zu erschaffen, wirklich schwächen.

Wenn Sie den alten Grundsatz »sehen bedeutet glauben« bejahen, sollten Sie Ihren Umgang mit Selbstzweifeln genauer unter die Lupe nehmen. Verfahren Sie dagegen nach dem Prinzip »glauben heißt sehen«, werden Sie vermutlich bereits Zugang zu Ihrer grenzenlosen Macht gefunden haben.

Die fünf wesentlichen Grundsätze

Ein Grundsatz ist eine Philosophie, die uns leitet. Es ist eine kleine Lektion fürs Leben, die etwas hochtrabend daherkommen kann. Doch das Wissen, das wir dadurch erlangen, bildet die Grundlage für ein besseres Verständnis des Selbst und aller Dimensionen der Realität, in denen wir zu Hause sind. Es liegt in der Natur von Grundsätzen, dass sie uns zu größerer Erleuchtung führen. Die fünf wesentlichen Grundsätze sind:

1. »Den Weg« kennen: Das Gesetz der Natur kennen und verstehen und harmonisch am Fluss des Lebens von der Geburt über das Wachstum bis hin zu Tod und Wiedergeburt teilhaben
2. Das Ganze akzeptieren: In Harmonie mit »dem Ganzen« leben und wissen, die Dunkelheit existiert in völliger Vereinbarkeit mit dem Licht
3. Für Energieausgleich sorgen: Zu einer Meisterin oder einem Meister der Energie werden und in Harmonie mit dem fließenden Wechsel von Energie zu Materie und umgekehrt leben
4. Aus der Quelle fließen: Dem Kern unserer unsterblichen Seele entströmen
5. Den Geist erweitern: Ein höheres Bewusstsein entwickeln und letztlich mit dem universellen Geist verschmelzen

»Den Weg« kennen

Wenn man sich in die natürliche Ordnung fügt und achtsam bleibt, verleiht dies der Substanz und Aktivität aller Dinge Führung und Leben. Wenn man mithilfe der Wachmeditation Zugang zum Überbewusstsein erlangt, verändert sich die Lebensführung – hin zu einem Leben höheren Bewusstseins, in dem man lernt, in Harmonie mit dem Weg zu leben.

Die taoistischen Weisen nannten den Weg *Hsien t'ien chih-ch'i*, was etwa so viel bedeutet wie »die Urenergie, die älter ist als die Schöpfung«. Er ist der Anfang, die Mitte und das Ende. Er ist der fundamentalste Weg – ein Weg ohne jeden Widerstand, auf dem nur die leere Hand gefüllt werden kann und nur diejenigen, deren Hände leer sind, Erfüllung finden können.

Der Grundsatz des Weges meint nicht irgendeinen Weg. Es geht um DEN Weg. Er beseelt und beherrscht den Lauf aller Dinge und ist tief im Kern der überbewussten Heilung selbst verwurzelt. Auf dem Weg geht es darum, mit der unsichtbaren Kraft zu verschmelzen, die die lebendige Symphonie des Lebens dirigiert – eine Symphonie, die in endlosen Wellen der Schöpfung und Zerstörung an- und abschwillt. Sogar das Chaos seines Verfalls spiegelt seine größere Harmonie, da er ein unaufhörliches Kontinuum der Neuordnung erzeugt. Der Weg ist ebenso schwer zu fassen wie verlockend. Ein kaltes Herz kann ihn nicht begreifen, und das zynische Auge kann ihn nicht sehen.

Der Weg ist die schwer fassbare Quelle, die alles Leben beherrscht und das ganze unendliche Universum lenkt. Er lässt sich schwer fassen, weil wir ihn mit den menschlichen Sinnen nicht begreifen können. Der gewöhnliche Geist kann dieses Rätsel nicht lösen, nur der universelle Geist kann Klärung bringen. Indem wir die natürliche Physik des Weges beobachten, entschlüsseln und befolgen, bringen wir uns in Einklang mit dem universellen Bewusstsein und verbinden uns so mit unserer eigenen unerschöpflichen Quelle.

Der Weg ist der hauchdünne Faden, der das unendliche Sein zusammenhält. Er gibt das unwägbare *Wie* aller – sichtbaren und unsichtbaren – Dinge preis. Er ist die angeborene Intelligenz, die alle erweckt und sie die harmonischen Rhythmen des Lebens erkennen lässt. Er ist die Choreografie des Universums im unendlichen kosmischen Tanz des Lebens.

Der Weg erzeugt und lenkt die gesamte fein- und grobstoffliche Energie. Er spiegelt die ewige Ganzheit, die alles verbindet, das einheitliche Universum, das uns umgibt, und das innere Universum, das die Tiefe unseres Seins durchströmt.

Auf dem Weg sorgen Ursache und Wirkung dafür, dass jeder Gedanke, jedes vorsätzliche Handeln entweder am Fließen ist oder Widerstand hervorruft. Wenn wir im Gleichgewicht sind, sind wir im Fluss. Wenn wir aus dem Gleichgewicht geraten sind, stoßen wir auf Widerstand. Dies repräsentiert die Kontinuität der Ganzheit. Wir entscheiden, ob wir aufsteigen oder fallen. Mir gefällt die Vorstellung, dass uns das Universum zwei Optionen anbietet: Lektionen oder Segnungen. Fließen bedeutet Segnungen, und beim Widerstand dreht sich alles um Lektionen. Am Ende aber führen sowohl die Segnungen des Fließens als auch die Lektionen des Widerstands an den gleichen positiven Ort – zur Erleuchtung.

Das Ganze akzeptieren

In der Ganzheit spiegelt sich der Weg – das, wie die Dinge eben sind. Deshalb schließt der Weg alles ein. Wir alle sind Teil eines einheitlichen Ganzen. Trennung gehört nicht zum Weg, sie ist vielmehr eine Illusion.

Vor vielen tausend Jahren deckten taoistische Weise Naturgesetze auf, von denen sie annahmen, dass sie das Geheimnis eines Lebens im ganzheitlichen Gleichgewicht offenbarten. Einer dieser Grundsätze besagt, Gegensätze seien immer komplementär, und postuliert sogar, sie seien Bestandteile derselben Quelle. Offensichtlich verstanden die Taoisten, dass der dualitätsbedingte natürliche Widerspruch, wonach Gegensätze einander ausgleichen, ein Paradoxon repräsentiert, und wussten dies zu würdigen.

Die gesamte Symphonie des Lebens ist ein harmonisches Verschmelzen gegensätzlicher Energien. Wenn wir uns die gegensätzlichen Kräfte der Natur genau ansehen, erkennen wir, dass sie sich einem höheren Sinn folgend verbinden und angleichen. Mächtige Hurrikans entlauben auf natürliche Weise die Erde und machen so den Weg für eine neue Vegetationsgeneration frei. Wenn der menschliche Körper einer ungefährlichen und erträglichen Menge von Keimen ausgesetzt wird, stärkt dies letztlich das Immunsystem. Es ist nicht möglich, Gegensatz und Harmonie zu trennen, da beides unentbehrliche Aspekte einer Gesamtsynergie sind.

Die Harmonie der Gegensätze stellt uns vor eine große Herausforderung, denn wir sind unter dem ständigen Betonen von Schwarz und Weiß aufgewachsen. Grauschattierungen werden ignoriert. Das Leben ist so viel mehr als Sieg oder Niederlage, und eine Niederlage allein kann niemals so großen Schaden anrichten wie ein Leben in dem Glauben, beides hätte nichts miteinander zu tun. Wir sollen glauben, dass wir in einer polarisierten Umgebung mit einer guten und einer schlechten Seite leben. Es ist unser Leiden, das uns vom Licht ins Dunkel und wieder zurück führt und uns zu Opfern von Umständen macht, die sich unaufhörlich vom einen Augenblick auf den anderen ändern. Ich bezeichne dies als Halbheit. Halbheit trennt das Gute vom Bösen und lehnt das Böse rundweg ab. Dadurch beraubt sie uns unserer Macht. Im Gegensatz dazu handelt es sich bei der Ganzheit um ein Konzept, das uns stärkt und seine Kraft daraus bezieht, dass es alles in sich vereint.

Das ursprüngliche Kreissymbol des Taoismus (Yin-Yang-Symbol) ist ein synergistisches Bild von Gleichgewicht und Ganzheit. Es versinnbildlicht die Dualität des Multiversums, gut und schlecht, hell und dunkel, glücklich und traurig usw. Es zeugt von einer ungebrochenen Vereinbarkeit der Gegensätze. Es ist nicht möglich, das Gute vom Schlechten, die Dunkelheit vom Licht, das Glück von der Traurigkeit usw. zu trennen. Beide Extreme sind gleichermaßen wichtige Bestandteile eines vollkommenen Ganzen. Ihre gegensätzliche Präsenz ist keineswegs unflexibel, denn ihre Bedeutung geht weit über die eines statischen Yin-Yang-Symbols hinaus. Genau genommen stehen sie für die stärkste dynamische Energie im Multiversum. Die heilige Spannung zwischen den zwei Extremen ist der Auftakt zu einem Tanz, in dem jede der beiden gegensätzlichen Kräfte unaufhörlich in die andere fließt und in sie übergeht.

Die meisten von uns sind gern bereit, die gute, helle und glückliche Seite der dualistischen Gleichung anzunehmen. Vom Schlechten, vom Dunklen und von der Traurigkeit wenden wir uns ab. Indem wir das Positive dem Negativen vorziehen, gehen wir nicht nur auf Distanz zum Unangenehmen, wir entfernen uns auch von einer Ganzheit, die uns selbst mit einschließt. Alle dualistischen Extreme erzeugen eine dynamische Spannung, aus der eine natürliche einende Macht entsteht. Das Ganze ist immer mehr als die Summe seiner Teile. In der Halbheit steckt keine Kraft.

Wir sind darauf konditioniert zu glauben, dass das Leben nur dann gut sei, wenn alle materiellen Bedingungen zu unserer Zufriedenheit erfüllt sind. Solange wir Geld und Liebe im Überfluss haben, scheint alles zum Besten zu stehen. Schwierigkeiten und Probleme betrachten wir gern als Kennzeichen schlechter Zeiten. Das Ganzheitsbewusstsein weiß um den schwierigen, aber gleichzeitig grundlegenden Zusammenhang zwischen dem offensichtlichen Nutzen eines guten und dem potenziellen Nutzen eines schlechten Tages. Diese Art der synergistischen Wertschätzung verhindert, dass man einen Tag einfach aus irgendeinem Grund als negativ einstuft.

Vielleicht regnet es. Um diesen Regentag in seiner Ganzheit annehmen zu können, könnten wir berücksichtigen, dass Regen unseren Gemüsegarten mit Wasser versorgt und die Luft reinigt. Ganzheit vermittelt das Wissen und das Verständnis, dass jede negative Erfahrung immer irgendeine positive Erfahrung hervorbringt. Zum fraglichen Zeitpunkt wissen wir vielleicht noch nicht, dass etwas gut ausgehen wird, doch wenn wir in überbewusster Ganzheit existieren, wissen wir um das konstruktive Endresultat, da alle Zyklen ihr Gegenteil hervorbringen und sich letztlich als Ganzheit manifestieren.

Sie können sich das so vorstellen: Alle Siege, die Sie im Leben bislang errungen haben, sind unmittelbar mit allen vorangegangenen Niederlagen verbunden und aus ihnen hervorgegangen. Indem wir die Ganzheit verstehen und annehmen, erhalten wir Zugang zu ihrer unendlichen Macht – einer Macht, die nur entstehen kann, wenn wir uns von den Qualen des ewigen Auf und Ab befreien.

Wie sehen wir uns selbst? Sind wir ganz oder sind wir es nicht? Nehmen wir den Filter des Selbst, durch den wir unser Leben projizieren, als ganzheitlich oder fragmentiert wahr? Sind die beiden kohärent oder chaotisch? Haben wir das Gefühl, Teil von etwas Größerem wie einer Familie, einer Nachbarschaft, einer Gemeinde, einer Nation, einer Welt und eines Universums zu sein? Passen wir überhaupt in unser eigenes Bild? Können wir die teilweise mit Fehlern behaftete Dualität, aus der unser »ganzes« Selbst besteht, bedingungslos akzeptieren und lieben?

Zweifellos sind wir alle untrennbar mit einer größeren Ganzheit verbunden. Die Frage ist eher, wie es um die persönliche Ganzheit steht. Haben Sie ein Gefühl von Verbundenheit, Macht und Sinn in Ihrem Leben? Haben Sie das Gefühl, dass die Außen- und Ihre Innenwelt im Gleichgewicht und in Harmonie sind? Wenn wir vom Ganzen getrennt sind, sind wir machtlos. Ein überbewusstes Leben und die überbewusste Heilung sind davon abhängig, dass wir uns mit der grenzenlosen Macht der Ganzheit verbinden können. Um unsere überbewusste Geisteshaltung noch besser auszurichten, müssen wir eine Mentalität entwickeln, die alle gedanklichen Verzerrungen der Illusion unvereinbarer Trennung überwindet.

Das mächtigste Naturgesetz überbewusster Heilung ist die Vereinbarkeit der Gegensätze. Grundlage ist das Verständnis, dass aus jedem Handeln eine dualistische Möglichkeit resultiert. Hier im Westen glauben wir häufig an einen qualitativen Antagonismus von Gegensätzen. Die meisten Menschen stufen ein Ergebnis entweder als gut oder als schlecht ein. Wir betrachten es als Tauziehen zwischen zwei Kräften, bei dem am Ende eine Kraft über die andere siegt. Die wenigsten von uns erkennen, dass sich darin eine Lektion verbirgt. Doch bei dem, was wie ein verwirrendes Paradox erscheint, handelt es sich in Wirklichkeit nur um Gegensätze, die in einer dynamischen Wechselbeziehung zueinander stehen. Jedes der beiden Extreme bildet eine Hälfte eines vollständigen Ganzen. Die Dualität der Dinge ist weder gut noch schlecht, sondern bedeutet entweder Ganzheit oder Halbheit.

Je mehr Sie über diese erhellende Perspektive nachdenken, desto mehr Macht verleiht ihre Weisheit. Denken Sie an eine schwierige Situation, in der Sie sich aktuell befinden. Wahrscheinlich werden Sie ihren möglichen Ausgang entweder als gut oder schlecht einschätzen. Lassen Sie sich von den Begriffen »gut« und »schlecht« nicht allzu sehr ablenken. Auf das Wörtchen »oder« kommt es an! Denn eigentlich gibt es kein »oder«, da dieses Wort die Hälfte des Ganzen bezeichnet. »Oder« ist nur eine Illusion, denn das Universum ist ohne jeden Zweifel ganz.

Ein tieferer Blick in das Wesen der Dinge offenbart eine schöpferische Beziehung zwischen den Gegensätzen. Wenn Sie unablässig Wasser in einen Krug schütten, wird die gleiche Handlung, die den Krug zunächst gefüllt hat, schließlich zum Überlaufen bringen. Das Auffüllen wird letztlich zum Ausleeren. Diese schöpferische Beziehung zwischen den Gegensätzen zeigt sich in allen Lebensbereichen. Alles entsteht durch die Verflechtung gegensätzlicher Elemente. Dies gilt auch für die heilige Spannung zwischen dem Guten und dem Schlechten im Alltag. Alle Variablen der schwierigen Prozesse, die eine Herausforderung für uns darstellen, sind Teil einer einzigen Erfahrung. Es ist unmöglich, die Dunkelheit unserer Probleme vom Licht ihrer Lösungen zu trennen. Trennung ist eine große Illusion, die uns ironischerweise nur vom Weg abbringen kann, da es im Universum um Ordnung, nicht um Beliebigkeit geht. Die schöpferische Dualität ist ein sehr wichtiges Element der universellen Ordnung. Es geht nicht um das eine oder das andere. Es geht um das eine und das andere. Aber vor allem geht es darum, dass sich zwei gegenläufige Bewegungen in einem gemeinsamen Prozess abwechseln wie zwei Kolben, die sich auf und ab bewegen, um Fließen zu erzeugen.

Als ich im Jahr 1992 mein zweites Buch *The Tao of Ch'i* schrieb, litt ich unter der schlimmsten Schreibblockade meines Lebens. Als das Buch zu einem Drittel fertig war, starb mein Bruder. Die Tragödie seines Todes überschattete mein Leben, gleichzeitig öffnete sie mein Herz und inspirierte mich zu einigen der besten Texte, die ich je geschrieben habe. Aufgrund dieser Erfahrung finde ich es unnatürlich, wenn nicht sogar unmöglich, Schmerz und Inspiration voneinander zu trennen. Viele weitere dunkle Phasen in meinem Leben haben diese Lektion noch gefestigt – was nicht überraschen dürfte.

Wie immer wusste das Universum bei jedem Schritt genauestens, was es tat. Inzwischen bin ich der Überzeugung, dass jeder von uns die Aufgaben präsentiert bekommt, die er braucht und die vermutlich genau dem entsprechen, worum wir vor unserer Empfängnis in der Geistwelt gebeten haben. Ihr Wert liegt darin, dass Schmerz und Leid eine transzendente Befreiung mit sich bringen. Die Dinge bringen unaufhörlich ihr Gegenteil hervor, und die Gegensätze offenbaren letzten Endes die vollkommene Unvollkommenheit der Ganzheit.

Schwierige Situationen werfen uns in mancher Hinsicht zu Boden und bauen uns gleichzeitig auf andere Weise wieder auf. Es braucht Glauben an die Ganzheit sowie Verständnis für und Vertrauen in einen natürlichen Prozess, der genau weiß, wann und wie einer der Bereiche unseres Lebens dem Erdboden gleichgemacht und eine neue Struktur errichtet werden muss. Es ist eine Art Kapitulation: Man verzichtet auf seinen Willen und gibt sich dem Weg der universellen Weisheit hin.

Der Akt der Hingabe wirft viele Fragen auf. Fühlen wir uns sicher, wenn wir unser Schicksal der Vereinbarkeit von Gegensätzen anvertrauen? Wenn das Universum alles unter Kontrolle hat, sollten wir uns dann überhaupt die Mühe machen und versuchen, unseren Willen geltend zu machen – und wenn ja, wann? Können wir in einer schwierigen Phase unseren Lebensweg positiv gestalten? Sind wir imstande, Veränderungen zu manifestieren und die Dualität der Ergebnisse zu beeinflussen?

Wir haben tatsächlich eine Wahl. Das Gesetz der Vereinbarkeit der Gegensätze ist ebenso unveränderlich wie das Schicksal, deshalb hat das Universum immer das letzte Wort. Aber vergessen Sie nicht: Solange Sie sich um Überbewusstsein bemühen, sind Sie das Universum! Indem Sie sich dem vorherbestimmten Willen des Universums beugen und gleichzeitig wissen, dass Ihr Weg dem Lauf der Dinge entspricht, sind Sie das Universum. Bringen Sie Ihr Überbewusstsein in Einklang mit der perfekten Weisheit des Universums und erkennen Sie, dass Sie Teil dieser Ganzheit sind!

Blicken Sie zurück auf Ihr Leben und erinnern Sie sich an ein Ereignis, das Sie als negativ empfunden haben. Vielleicht richtet sich Ihr Blick auf eine Zeit, als Sie entlassen oder zurückgestuft wurden oder eine Beziehung gescheitert ist. Als der Schmerz aufgrund dieses Ereignisses nachließ, haben Sie da eine bessere Stelle gefunden, Ihren Horizont erweitert oder eine neue Beziehung gefunden? Aus dem, was man für negativ halten könnte, erwächst stets eine neue Chance, aber es kommt darauf an, wie Sie mit der Vorstellung umgehen, dass Gut und Schlecht zwei Teile der gleichen Energie sind, die dem Ganzen seinen Wert verleihen.

Überlegen Sie als Nächstes, wie Sie auf einen Aspekt Ihres gegenwärtigen Lebens reagieren könnten, der nicht konstruktiv ist. Können Sie davon Abstand gewinnen in dem Wissen, dass sich die Leere bald mit etwas Produktivem oder Nützlichem füllen wird? Dieses Verständnis gehört zur Erwartung der Ganzheit, die unser ganzes Leben durchzieht. Das Universum fließt genauso, wie es in dem Sprichwort heißt: »Wenn eine Tür sich schließt, öffnet sich eine andere.«

Es ist nicht schwer zu verstehen, weshalb Behauptungen von universeller Ganzheit auf Zynismus und Zweifel stoßen. Wenn wir die Probleme der Welt, in der wir leben, betrachten, können wir uns nur schwer des Gefühls erwehren, von Chaos und Verwirrung umgeben zu sein. Es scheint, als befände sich immer etwas, das wir vielleicht für schlecht oder negativ halten, im Fokus unseres Lebens. Das Gefühl der Bedrängnis isoliert uns von anderen und von uns selbst. Das Leben auf unserer Welt ist alles andere als ganz, zumindest erscheint es an der Oberfläche so.

Die Geschichten meiner Patientinnen und Patienten zeigen ein ähnlich beunruhigendes Bild von Uneinigkeit und Fragmentierung. Wenn wir uns umsehen, fällt uns auf, dass tendenziell der Eindruck herrscht, in einem von Dunkelheit übermannten Universum zu leben. Der menschliche Geist verfängt sich gern in einem illusorischen Vakuum der Trennung. Der Mensch betrachtet Gut und Böse nur selten als ein integriertes Ganzes; wir haben es auch nie gelernt. Dennoch ist im Universum stets eine innere und eine äußere Dualität am Werk. Sie sollten sich darüber im Klaren sein, dass Zwiespalt und Ordnung im Einklang sind. Auch dann, wenn etwas an der Oberfläche vielleicht zertrümmert wirkt, bleibt es im Kern doch stets mit einem tieferen ungebrochenen Ganzen verbunden. Gegensätze sind nicht nur untrennbar miteinander verbunden. Sie sind voneinander abhängig. Gemeinsam erzeugen sie die Ganzheit, denn nur die tiefste Dunkelheit bietet den schärfsten Kontrast zum hellsten Licht.

Der Begriff der »Verschränkung« ist die perfekte Beschreibung eines Universums, in dem alles eins ist und unaufhörlich Neues hervorbringt. Dieser kosmische Tanz begann vor etwa 13,8 Milliarden Jahren mit einem Urknall, der alle energetischen Manifestationen in eine ständige Bewegung der endlosen Veränderung und Entwicklung versetzte. Das Universum ist lebendig und wird von so viel mehr als subatomaren Teilchen und kleineren Elementarteilchen zusammengehalten. Es ist lebendig, ungeteilt und von Bewusstsein erfüllt. Bewusstsein erzeugt Materie. Es durchdringt alles. Es ist die verbindende Lebensenergie, die Grundlage des Universums, die in jedem Teilchen steckt. Es ist der Grund, weshalb Dinge, die an der Oberfläche fragmentiert erscheinen, im Kern auf ewig mit einem tieferen ungebrochenen Ganzen verbunden bleiben. Dies wird Selbsttranszendenz genannt.

Selbsttranszendenz ist ein Zustand, in dem die Egoperspektive des Selbst verschwindet und ein größeres universelles Selbstkonzept an seine Stelle tritt. Gleichzeitig überwinden wir unser fragmentiertes Selbst und erklimmen die höchste Stufe unseres ungeteilten Selbst.

Forschungen zur Selbsttranszendenz werden immer zahlreicher. Eine faszinierende Studie der Johns Hopkins University untersuchte, wie eine Gruppe todkranker Probandinnen und Probanden auf die Aussicht ihres bevorstehenden Todes reagierte. Das Forscherteam unter der Leitung des Psychiaters Roland Griffiths wollte herausfinden, ob die psychedelische Wirkung von Psilocybin, einer in der Hirnforschung häufig verwendeten Droge, Patientinnen und Patienten mit Krebs im Endstadium helfen könnte, dem Tod mit einem Gefühl größerer Ganzheit ins Auge zu blicken. Nach dem Versuch berichteten viele Probandinnen und Probanden, die Erfahrung hätte sie tief bewegt. Einige beschrieben das Gefühl als ein mächtiges Verschmelzen mit dem Göttlichen. Und fuhren fort, es als eine Vereinigung mit dem größeren Ganzen empfunden zu haben, die ihnen ein transformatives Zugehörigkeitsgefühl vermittelt habe, das sie noch nie zuvor erlebt hätten.[38]

Die zeitgenössische psychiatrische Wissenschaft definiert diese selbsttranszendenten Zustände als Gipfelmomente, in denen sich

Menschen aus dem eintönigen Alltag herausgehoben und zutiefst mit dem größeren Ganzen verbunden fühlen. In einem solchen Zustand berichten Menschen oft davon, dass diese Verbindung ein Gefühl von Ermächtigung erzeugt.

Man muss keine Drogen nehmen, um diesen Zustand zu erreichen. Eine Reihe von Studien zeigt, dass wir durch Meditation, Trance und Achtsamkeit ähnliche Hirnareale auf ganz natürliche Weise aktivieren können. Die Selbsttranszendenz ist unabhängig davon, wie wir sie erlangen, ein Aspekt der menschlichen Erfahrung, der nicht von dieser Welt ist und die Grundlage der Realität radikal verändern kann.

Im Laufe der Geschichte hat sich der Mensch immer wieder verschiedener Rituale bedient, um höhere Formen der Selbsttranszendenz zu erreichen. Der gemeinsame Nenner ist ein verändertes Bewusstsein, das uns aus unserem gewöhnlichen Denken heraushebt und in eine magischere, mystischere Geisteshaltung jenseits der alltäglichen Denkprozesse versetzt.

Was geschieht, wenn wir uns im Zustand der Selbsttranszendenz befinden, und was beutet das?

Die Neuroplastizitätsforschung lässt darauf schließen, dass Selbsttranszendenz auf anatomischer Ebene häufig die Aktivität im hinteren oberen Scheitellappen drosselt. Er ist das GPS des Gehirns und hilft, die Grenzen der eigenen Person im Raum zu bestimmen und sich als getrennt von allem anderen wahrzunehmen. Wenn die Aktivität in diesem Bereich nachlässt, kann sich das Gehirn nicht mehr von seiner Umgebung unterscheiden, und das Gefühl umfassender Einheit wächst. Die Forschung hat auch entdeckt, dass selbsttranszendente Zustände die Produktion des gern als »Liebeshormon« bezeichneten Peptidhormons Oxytocin im Gehirn merklich erhöhen. Es verstärkt unseren natürlichen Bindungswunsch. Das üblicherweise in stressfreien Phasen ausgeschüttete Hormon begünstigt starke Empfindungen der Zusammengehörigkeit und der Ruhe.

Diese umfassenden Zustände sind uns auch durch Denken allein zugänglich. Indem wir die Art und Weise unseres Denkens energetisieren, können wir Veränderungen im Gehirn herbeiführen, welche die Relativität unserer Realität radikal verändern können. Der Geist verändert das Gehirn. Das Gehirn verändert den Körper. Gemeinsam verändern sie die Wirklichkeit.

Die geistigen Katalysatoren Meditation, Trance und Achtsamkeit beschleunigen Veränderungen und sind die mächtigsten Manifestationen eines bewussten proaktiven Denkens. Mit der Kraft unseres Geistes können wir die Illusion des nicht-ganzen (also fragmentierten) Selbst transzendieren, denn die überbewusste Heilung akzeptiert die Ganzheit bedingungslos.

Die wenigsten Menschen sind sich dessen bewusst, aber wir alle haben einen natürlichen Hang zum Leiden. Die Dunkelheit, die sich in Form von Schmerz und Leiden zeigt, ist Teil eines Ganzen, zu dem auch das Licht gehört. Am Ende dürfen wir eines nicht vergessen: Das Ziel allen Schmerzes und allen Leidens ist Frieden.

Das überbewusste Wachstum und die überbewusste Entwicklung speisen sich energetisch aus der Unruhe, die zwischen unserer Dunkelheit und unserem Licht entsteht. Unsere Dunkelheit enthält Schmerz und Leiden, die aus bewusstem Widerstand resultieren. Unser Licht dagegen steht für ein Leben im Fluss und gipfelt in der Befreiung.

Wenn unsere falschen Entscheidungen nur weh genug tun und lange genug andauern, werden sie wahrscheinlich das Verlangen nach Frieden verstärken. Dieses Verlangen ist so mächtig, dass es uns zu dem inspiriert, was der Buddha »rechtes Leben« nannte. Auf diese Weise besänftigt das Universum unser eigensinniges Ego. Darin liegt der Wert des Übergangs von unserem egoistischen Willen zum Willen des Universums.

Das Schöne an überbewusster Ganzheit ist, dass sie sowohl Leiden und Frieden als auch Karma und Dharma umfassen muss, um wirklich ganz zu sein. Ironischerweise sorgt gerade die Anziehung, die das Leiden auf uns ausübt, für die Anhäufung spirituellen Schmerzes, was uns letztlich auf den Weg zur Befreiung führt. Das große Paradoxon der Ganzheit ist sonnenklar: Trennung ist eine Illusion – sogar die Trennung zwischen unserem Leiden und unserem Frieden. Das eine gibt es einfach nicht ohne das andere. Frieden ohne Schmerz ist nicht ganz. Wie bei allen anderen paradoxen Dualitäten besteht eine unauflösliche Vereinbarkeit der Gegensätze.

Wenn wir hoffnungslos auf die Umstände unseres Schmerzes blicken, verengen wir unser Blickfeld meist auf eine mikrokosmische Perspektive und betrachten den Schmerz und das Leiden in unserem Leben als Unglück. Wenn es uns nicht gelingt, einen Schritt zurückzutreten und unseren Schmerz und unser Leiden aus einer makrokosmischen Perspektive zu sehen, verstoßen wir gegen unser eigenes Ganzheitsempfinden, was nur dazu dient, unser Leiden aufrechtzuerhalten.

Damit wir in unserer spirituellen Entwicklung unsere sterblichen Grenzen überwinden können, müssen wir akzeptieren, dass Ordnung im Universum herrscht – ganz besonders inmitten des Chaos. Viele von uns betrachten sich als Richter über die universelle Ordnung und Gerechtigkeit. Wenn etwas nicht so läuft, wie wir es gern hätten, schreiben wir dies dem Chaos zu. Aber jedes kleinere Durcheinander ist ein unverzichtbarer Bestandteil der größeren Ordnung. Ohne Unordnung gäbe es keine Ordnung. Jede Polarität geht in einem endlosen kosmischen Tanz unaufhörlich in ihr Gegenteil über und jeder Gegensatz wiederum verschmilzt mit diesem.

Wenn wir unseren karmischen Schmerz betrachten, glauben wir, ins Dunkel zu starren. Doch die Dunkelheit, die wir zu sehen glauben, ist nur eine Illusion. In Wahrheit sehen wir ein untrennbares Ganzes, das auch die wahre Natur unseres kostbaren Selbst umfasst. Der überbewusste Geist weiß wohl: Um zu einem Wunder zu werden, das Wunder vollbringt, müssen wir die dunkle Illusion der Ganzheit bedingungslos akzeptieren.

Für Energieausgleich sorgen

Die acht überbewussten Energiegesetze bilden die Grundlage der überbewussten Entwicklung von einem aufs Materielle fixierten zu einem energetischen Bewusstsein.

1. Realität beginnt auf energetischer Ebene: Die Quantenmechanik besagt, dass alles zu 99,999 Prozent aus Energie besteht. Einstein zufolge sind Energie und Materie austauschbar und übertragbar. Wir sind Energie. Unsere Gedanken sind Energie. Unsere Absichten sind Energie. Unsere Gefühle sind Energie. Unsere Worte sind Energie. Unsere Nahrung ist Energie. Unsere Wohnungen sind Energie. Alles ist Energie!
2. Energie ist einheitlich: Trennung ist eine Illusion. Die Taoisten des Altertums lehrten, dass Energie das Universum mit Leben erfüllt und eint. Sie glaubten an eine einheitliche Theorie, die alle Energien kosmologisch verbindet. Materie schafft eine Illusion von Trennung und Distanz. Energie ist die einende Kraft.
3. Energie kann weder erschaffen noch vernichtet werden: Das Sein ist unendlich und ständig im Wandel. Den Tod gibt es nur in der materiellen Welt. Durch den ständigen Wechsel ihrer Manifestationen währt Energie ewig. Sie ist unendlich austauschbar. Zellen können zerstört werden. Felder, Teilchen und Atome sind unteilbar und unzerstörbar. Sie können nur neu kombiniert und angeordnet werden.
4. Das Gesetz der Schneeflocke (Energie ist einzigartig oder *sui generis*): Obwohl die gleiche Quelle alle energetischen Ma-

nifestationen eint, ist jede so einzigartig wie eine Schneeflocke. Alles, was lebt, verfügt auf energetischer Ebene über eine einzigartige DNA-ähnliche Struktur. Dies ist besonders im Hinblick auf die Heilung wichtig. Niemals sind eine Erkrankung, ein Gesundheitszustand oder eine Verschreibung bei zwei Patienten vollkommen identisch. Obwohl alle Formen von Diabetes, Herzleiden und Lungenkrebs das gleiche materielle Etikett tragen, sind sie energetisch einzigartig. Jeder Mensch ist einzigartig, und jede Patientin, jeder Patient wird individuell auf die Erkrankung und die Behandlung reagieren. Ich habe Patienten, die antibiotikaresistente Streptokokken nur mit 20 Gramm Vitamin C pro Tag erfolgreich abtöten konnten, während andere schon bei einer Tagesdosis von 500 Milligramm Vitamin C akute Durchfälle bekamen.

5. Energie ist immer am Fließen: Der Weg erinnert uns daran, dass vor der Transformation die Adaption kommt; dies ist entscheidend für Heilung und persönliches Wachstum. Alles ist immer im Wandel. Nichts bleibt gleich. Statischen Medizin- und Heilsystemen gelingt es nicht, Veränderungen vorauszusehen, und das macht sie ineffektiv. Damit Gesundheitssysteme wirklich effektiv sind, müssen sie Veränderungsmuster absehen können, um eine erfolgreiche Krankheitsprävention zu leisten. Es kann entweder zu viel Energie vorhanden sein (Überfluss), die Energie kann im Gleichgewicht sein (Fließen) oder es kann ein Energiedefizit vorliegen (Mangel). Ich teste häufig die Verträglichkeit von Nahrungsmitteln wie Blaubeeren, und die Patienten bestehen den Test. Anschließend essen sie monatelang fast täglich Blaubeeren. Wenn sie das nächste Mal zum Testen kommen, bestehen die Blaubeeren den energetischen Muskeltest nicht. Wenn man sich nicht abwechslungsreich ernährt, entsteht das energetische Ungleichgewicht des Überschusses.

6. Alle energetischen Manifestationen entströmen einer einzigen Quelle: In ihrem Ursprung ist die gesamte Energie eins. Alles entspringt der gleichen Quelle und wird von ihr belebt. Trennung ist eine Illusion. Energie, die der Quelle entspringt, fließt. Energie, die nicht mit der Quelle im Einklang bleibt, stößt auf Widerstand. Fließen erzeugt Gleichgewicht. Widerstand erzeugt ein energetisches Ungleichgewicht (Überschuss oder Mangel). Für dauerhaftes Gleichgewicht, Wohlbefinden und Ganzheit muss die Verbindung zur Quelle beibehalten werden.
7. Jedes energetische Ungleichgewicht hat eine grundlegende Ursache: Dies ist im Hinblick auf Medizin und Heilung sehr wichtig. So kann zum Beispiel bei einem Patienten mit einer diagnostizierten Nierenerkrankung die eigentliche Ursache ein fehlerhaft arbeitendes Verdauungssystem sein, das nicht in der Lage ist, die zur Eiweißverdauung nötigen Proteasen zu erzeugen. Infolgedessen könnten sich unverdaute Nahrungsproteine in den Nieren ablagern und Entzündungen verursachen. Die unmittelbare Ursache dieses Entzündungsproblems sind also nicht die Nieren, sondern eine schlechte Verdauung. Darin zeigt sich die energetische Reihenfolge von Ursache und Wirkung, systemische Gesundheitsprobleme haben also einen ursächlichen Auslöser. Die übliche Schulmedizin und die pharmazeutische Medizin haben zweifellos ihre Berechtigung. Aber es kann auch kein Zweifel daran bestehen, dass die Welt dringend effektive energiebasierte Medizin und Konventionen benötigt, die mehr als nur ein medizinisches »Pflaster« mit Nebenwirkungen sind. Es ist viel besser, zur systemischen Wurzel unserer Gesundheitsprobleme vorzudringen – vor allem bei der Prävention von Krankheiten.

In der Medizin geht es vor allem darum, zu heilen oder zumindest keinen Schaden anzurichten. Derzeit sterben jedes

Jahr hunderttausend US-Amerikaner an der Einnahme verschreibungspflichtiger Medikamente; das sind 270 Menschen am Tag – mehr als doppelt so viele, wie bei Autounfällen ums Leben kommen.[39]

8. Materie wird auf energetischer Ebene verändert: Energie erzeugt Vibrationen mit einer Vielzahl unterschiedlicher Schwingungen. Manche Frequenzen erzeugen ein Gleichgewicht, andere ein Ungleichgewicht. Eine einfache liebevolle Berührung kann eine ausgleichende Frequenz erzeugen. Jedes Nahrungsmittel, jedes Vitamin, jeder Schluck Wasser und jeder Gedanke (ob belastend und/oder beruhigend) erzeugt andere Schwingungsfrequenzen, die materielle Veränderungen verursachen.

Energie und Materie repräsentieren eine Relativität, deren beide Teile ein Ganzes ergeben. Vom Altertum bis heute schufen alle Weltkulturen Realitätsgrundlagen, die entweder energetisch oder materiell ausgerichtet waren. Gesellschaften programmieren die Menschen darauf, das Leben aus der voreingenommenen kulturellen Perspektive der Masse zu betrachten. Im Altertum beruhte die Realität der kulturellen Erfahrung im Osten auf Energie. Unsere moderne westliche kulturelle Erfahrung basiert auf Materie. Was die Realität angeht, täuschen uns die fünf Sinne, denn wie die Physik beweist, ist alles Energie. Dieser Umstand ist für die überbewusste Entwicklung äußerst wichtig. So gut wie alles, dem sich die überbewusste Heilung verschreibt, beruht auf Energie – von den Manifestationsübungen bis hin zu den Diagnosen und Ernährungstherapien. Energie bildet sogar die Grundlage der Realität.

Das materiebasierte Dogma ist die Reduktion einer sehr viel größeren Ganzheit, die auch unsere Selbstwahrnehmung einschließt. Es lässt uns nur ein halbes Leben führen, in dem die Materie dominiert. Den energetischen Aspekt unserer »ganzen« Geschichte haben wir dann ausgeklammert. Die vollständige Geschichte unseres Lebens ist aber eine ganzheitliche Existenz, die aus Materie und aus Energie besteht. Der Weg zur überbewussten Heilung führt über die energiebasierte Ganzheit.

Überbewusste Heilung setzt voraus, dass jeder lebende Organismus ein Ganzes ist, das aus der Summe seiner Teile besteht. Die wahre Ganzheit kommt in der größeren Hierarchie, die von der Energie zur Materie voranschreitet, klar zum Ausdruck:

1. Felder
2. Strings
3. Teilchen
4. Atome
5. DNA
6. Moleküle
7. Zellen
8. Gewebe
9. Organe
10. Organismen
11. Milieus
12. Welt
13. Sonnensystem
14. Galaxie
15. Universum
16. Multiversum

Die aktuelle materiebasierte Hierarchie des Mainstreams beginnt erst bei den Zellen und ignoriert alle Hinweise auf die Energie, die dem materiellen oder zellulären Leben vorausgeht. Die überbewusste Heilung geht davon aus, dass unsere materielle Voreingenommenheit weiterhin unsere Überzeugungen verzerrt und unsere Heilungsfähigkeit begrenzt. Alles ist Energie, und indem wir die verschiedenen Lebensenergien ins Gleichgewicht bringen, können wir einen Quantensprung machen, um damit eine überbewusste Lebensweise zu unterstützen.

Gemeinsam bilden Seele, Herz und ein liebender Geist unseren ewigen Kern. Die irrtümliche materielle Wahrnehmung des Selbst ist mechanistisch, sterblich und egobasiert. Sie stellt eine Verwechslung dar.

Wenn wir überbewusst heilen möchten, müssen wir unser Selbstermächtigungspotenzial transformieren; wir müssen das »Selbst« neu definieren, denn es ist der Motor, der unserem innersten Kern seine Kraft verleiht. Wir müssen die Mauern der Illusion unserer einschränkenden Sicht auf das Selbst einreißen.

In der westlichen Welt ist das Selbst ein egozentrisches, von Willenskraft getriebenes Konzept, das zum herrschenden Ethos passt. Im Grunde sind wir Teil eines materialistischen kulturellen Experiments und haben gelernt, das Ego als Selbst zu definieren.

Da unsere kulturelle Erziehung nach zellulären, nicht »seelulären« Kriterien stattfindet, wird uns vermittelt, unser Wille sei die größte Quelle unserer persönlichen Macht. Unser Credo ist: »Wenn wir etwas unbedingt wollen, müssen wir einfach darum kämpfen.« Doch Willenskraft kann eine Absicht nur begrenzt vorantreiben, bevor sie allmählich mehr Energie raubt, als sie schenkt. Wir können nicht immer gewinnen. Misserfolg führt oft zur Selbstzerstörung, und das unterstreicht, dass Willenskraft begrenzt ist – und uns letzten Endes unserer Macht beraubt.

Alle Formen materieller Macht sind vergänglich. Deshalb finden sich die einzig wahren, grenzenlosen Manifestationen transzendenter Macht auf Ebenen des Unsterblichen. Die einzig wahre grenzenlose Manifestation unserer transzendenten Macht liegt im unsterblichen Bereich der Seele.

Aus der Quelle fließen

In allen Sprachen ist »Seele« das wohl wichtigste und am wenigsten verstandene Wort. Ich habe einmal eine Reihe von Seminaren damit begonnen, dass ich die mehreren Hundert Teilnehmer um Handzeichen bat, falls sie glaubten, das Wort »Seele« sei einer der fünf wichtigsten Begriffe im Wörterbuch. Nie hoben weniger als 90 Prozent von ihnen die Hand. Anschließend stellte ich Fragen wie: »Wo ist der Sitz Ihrer Seele?«, »Welche Form hat sie?«, »Und welche Farbe?«, »Welche Aufgabe hat Ihre Seele?« Die unbeholfenen Antworten offenbarten eine ausgeprägte Diskrepanz. Oft erzeugt sogar die bloße Erwähnung dieses Wortes ein deutliches Unbehagen.

Die Seele, das Herz und ein liebender Geist sind die Hauptelemente unserer Quelle. Die Quelle ist weder ein bestimmtes anatomisches Gefäß noch handelt es sich dabei um unsere feinstofflichen Innereien wie Niere, Lunge oder Leber. Wir besitzen sie nicht, aber wir können ihr entströmen. Wir verfügen über die Macht des Quellbewusstseins, ein über die materielle Illusion hinausgehendes Gewahrsein, das uns zur wahren Natur unseres ewigen Seins führt – oder wir besitzen sie eben nicht. Die Quelle gewährt uns freien Zugang zu den höchsten Ebenen des Überbewusstseins.

Das Selbst ist eine stark veränderliche und komplexe Divergenz multipler Persönlichkeiten. Wir reagieren unaufhörlich auf die Schwankungen des Lebens, indem wir bewusst und unbewusst von einer Manifestation des Selbst zur anderen wechseln. In einer Minute schrecken wir vor einer übermäßigen Beschäftigung mit dem Ego zurück, und in der nächsten leben wir aus dem leuchtenden Strahlen der Quelle heraus. Jedes Selbst ist ein Mikrokosmos mit unermesslichen Ausdrucksmöglichkeiten. Jeder von uns erzeugt viele verschiedene Versionen seiner selbst – die abscheulich, gewöhnlich oder außergewöhnlich sind und jenseits des Gewöhnlichen liegen. Um ein überbewusstes Leben voller Wunder zu verwirklichen, müssen wir verhindern, dass wir in unbewusste Projektionen eines abscheulichen Selbst hineinrutschen. Für die Aussicht auf ein Leben voller Wunder müssen wir bewusst aus der Quelle heraus leben. Wir können nicht erwarten, das Außergewöhnliche zu verwirklichen, wenn wir aus dem gewöhnlichen Selbst projizieren. Wunder liegen jenseits des Außergewöhnlichen, und nur die Quelle besitzt die Macht, sie zu manifestieren.

Das Quellbewusstsein ist der Augenblick des Erwachens und der Erkenntnis, und wir sind endlos durch Raum und Zeit gereist und tausend Tode gestorben, um es hervorzubringen. Die bloße Erwähnung des Worts »Quelle« beschwört Bilder von allem, was besonders tiefgründig und bedeutungsvoll ist. Das von der Vorstellung des Quellbewusstseins beschworene Bild taucht wie leuchtende Wellen aus strahlendem Licht aus der Tiefe empor.

Die Quelle ist ein göttliches Spiegelbild des Selbst als reines Licht des Bewusstseins – ein Licht, das die Macht besitzt, das Alltägliche in etwas Majestätisches zu verwandeln. Während unser körperliches Selbst durch die irdischen Labyrinthe karmischer Lektionen irrt, bleibt die Quelle als geduldiges Versprechen, das sich ganz dem Schicksal unserer heiligen dharmischen Befreiung verschrieben hat. Ihre Gegenwart und Macht erinnern uns daran, dass wir mit dem Versprechen des Überbewusstseins gesegnet sind – einem Versprechen, das es uns ermöglicht, auf der unendlichen Reise unserer Seele die Verbindung zum Göttlichen aufrechtzuerhalten. Wir sind unsterbliche Wesen, die sich ständig im Übergang befinden.

Veränderung ist unvermeidlich; Wachstum ist eine Entscheidung. Nur wer die Veränderungen bewusst herbeiführt und entschlossen das himmlische Portal zum göttlichen Geist durchschreitet, wird sich zum gefeierten Vollbringer überbewusster Wunder entwickeln.

Den Geist erweitern

Im Allgemeinen halten wir uns für ganz normale Menschen, die ein ganz normales Leben führen. Das Potenzial der außergewöhnlichen Natur des Selbst verstehen und/oder akzeptieren wir nicht. Das Konzept des außergewöhnlichen Selbst sollte im Fokus unserer Realität stehen.

Wie hoch schätzen Sie Ihr außergewöhnliches körperliches, geistiges und spirituelles Potenzial ein? Wie hoch ist Ihrer Ansicht nach der Prozentsatz Ihres außergewöhnlichen Potenzials, auf das Sie in einem beliebigen Augenblick Zugriff haben? Was sind Ihrer Ansicht nach die wichtigsten Anreize, um Ihr außergewöhnliches Potenzial zu verwirklichen?

Wahrscheinlich werden Ihre Kriterien materieller Art sein: wie viel Sie verdienen, wie viel Sie besitzen, wie viele Freunde Sie haben und so weiter. Was wäre, wenn Sie hinsichtlich Ihrer Kriterien die materiebasierte gegen eine energiebasierte Sicht tauschen würden? Was wäre, wenn Sie nunmehr Fragen stellten wie: Wie stark ist meine Energie? Glaube ich daran, dass meine Energie ein unbegrenztes Potenzial spiegelt?

Wenn wir überbewusste Wunder vollbringen wollen, können wir zunächst in Betracht ziehen, unsere materielle Realitätsgrundlage um den energetischen Aspekt zu erweitern. Die Realität stützt sich auf die Wahrnehmung und die Wertvorstellungen.

Die mechanische Wirklichkeitswahrnehmung basiert auf der Newtonschen Physik und einer rein gegenständlichen Welt. Sie steht für eine begrenzte Sicht der Realität in einem Universum, das aus materiellen Dingen besteht, die man anfassen kann.

Die Quantenmechanik hat uns mit der kleinsten energetischen Dimension bekannt gemacht. Der Lehre vom Allerkleinsten verdanken wir eine unsichtbare Welt unendlicher Möglichkeiten basierend auf Wellen, Teilchen und Atomen.

Die Quantenmechanik brachte eine radikale Veränderung der im Verschwinden begriffenen Newtonschen Realitätsvorstellung. Systematisch löste sie bisherige Wahrnehmungen darüber auf, was wirklich ist. Sie lehrt uns, dass die Welt nicht aus »Dingen« besteht und das Universum eher ein lebendiger energetischer Organismus ist. Nach diesem umfassenderen Realitätsverständnis ist jeder von uns ein fester Bestandteil dieses Universums und übt durch sein bewusstes Denken einen tiefgreifenden Einfluss auf das Ganze aus.

Die Quantenmechanik präsentiert uns eine Realität, die aus Informationswellen besteht, welche durch die bewusste Beobachtung des Einzelnen verändert werden. Der bloße Akt der bewussten Aufmerksamkeit verändert nicht nur den Betrachtenden und den Gegenstand seiner Betrachtung, sondern die gesamte Realität. Dieses allumfassende Mosaik erinnert uns daran, dass wir einem größeren Ganzen angehören, das uns an seiner grenzenlosen Macht teilhaben lässt. Wir sind Teil eines unendlichen Felds der Quantenverflechtung. Wir befinden uns in einer Superposition vielfältiger Möglichkeiten, in der sich alles auf eines reduziert und unsere Energie an bis zu 3000 Orten gleichzeitig sein kann. Mit einem Diskurs über die potenzielle Macht der Leere fordert uns die Quantenmechanik noch weiter heraus.

Alles im Universum besteht aus Atomen. Atome sind leer, doch wenn etwas so Kleines leer ist, entsteht ein gewaltiges Vakuum. Wenn das atomare Vakuum so mächtig ist, wie kann es dann leer sein? Vielleicht noch spannender ist die Frage: Ist das Vakuum des Atoms mit Nichts gefüllt – oder mit allem? Viele Experten vermuten inzwischen, dass beides zutrifft. Man nimmt an, das Quantenvakuum des Atoms sei von Protobewusstsein oder reinem Gewahrsein erfüllt.

Im Vakuum eines einzigen Wasserstoffatoms steckt das Billionenfache der Energie aller Sterne und Planeten im Universum. Jeder Mensch besteht aus rund 4×10^{27} Wasserstoffatomen. Angesichts des grenzenlosen Potenzials unserer energetischen Eigenschaften sind wir wahrlich außergewöhnliche Wesen mit Fähigkeiten, die über das Außergewöhnliche hinausgehen. Wir sind ein unendliches Feld bislang ungenutzten Quantenpotenzials, das aus reinem Bewusstsein besteht.

Die Wissenschaft versteht gerade erst, dass Protobewusstsein die größte Manifestation von Macht im Universum ist. Stellen Sie sich vor: Reines Gewahrsein ist die allmächtige Energie, welche die unendliche Macht im Vakuum aller Atome erzeugt. Dieser wichtige Punkt verortet uns an der Schwelle zur überbewussten Materie.

Wenn es so leicht ist, Zugang zu grenzenloser Macht zu bekommen, fragen wir uns natürlich, wie wir darauf zugreifen und sie vielleicht sogar noch vergrößern können. Diese Macht manifestiert sich in Form von Alpha-/Delta-/Theta-Gehirnwellen und Gamma-Bursts. Um einen Blick auf unser Überbewusstsein zu erhaschen, müssen wir also nur diese Gehirnwellen erzeugen. Dabei ist das, was wir lassen, ebenso wichtig wie das, was wir tun. Wir verbringen so viel Zeit im Beta-Wellen-Bereich (angestrengtes Tun), dass wir an die überbewusste Macht praktisch nicht herankommen. Je weiter die Neuformatierung unseres Geistes und unseres Gehirns fortschreitet, sodass wir in Zuständen des Seins, nicht des Tuns leben, desto größer wird die Wahrscheinlichkeit, dass wir Zugang zu diesem Zustand des Wunderwirkens bekommen und ihn uns zunutze machen können.

Übung: Aus der Quelle fließen

Ich empfehle, den Monolog der folgenden Übung mit dem Smartphone oder einem anderen Gerät aufzuzeichnen. So können Sie ihn abspielen, während Sie vor dem Spiegel stehen und sich in die Augen sehen.

Die Quelle fließt in die Seele. Stellen Sie sich vor den Spiegel, richten Sie den Blick auf die Mitte Ihrer Pupillen und sprechen Sie die »Anrufung der Seele«, wie ich die folgenden Worte nenne. Lauschen Sie ihnen und glauben Sie aus Ihrem tiefsten Inneren daran, dass sich Ihre Seelenquelle liebevoll mit Ihnen verbindet.

»Ich bin du. Ich habe dich durch eine Ewigkeit aus Lektionen und Segnungen begleitet und werde auch künftig immer an deiner Seite sein. Ich werde dich stets still beobachten und unterstützen. Ich werde sogar dann in dir sein, wenn du glaubst, allein zu sein. Ich liebe dich bedingungslos und werde immer für dich da sein, wenn du mich brauchst. Ich bin deine Quelle unendlichen Lichts, göttlicher Inspiration und universeller Transzendenz. Ich zeige dir, wie du Wunder vollbringen kannst. Jedes Mal, wenn du mehr als das Menschenmögliche erreichen willst, werde ich da sein und dir die Kraft dazu geben. Du bist so viel größer und stärker als alle irdischen Herausforderungen. Auf dieser Welt gibt es nichts, was du nicht bewältigen kannst. Du bist unsterblich. Ich bin die Augen und die Stimme deiner Seele. Wir sind eins, denn ich bin in dir wie du in mir. Gehe hin in dem Wissen, dass du gesegnet bist und Wunder vollbringen kannst. Denk immer daran: Du musst nur an deine eigene Seele glauben.«

NACHWORT

Es gibt einen Weg, Wunder zu vollbringen. Man muss sich dazu in einen höheren Bewusstseinszustand versetzen – in ein Bewusstsein, das unser Denken, Tun und Sein zutiefst inspiriert.

Immer mehr Menschen gelangen zu dem Schluss, dass es in ihrem Interesse ist herauszufinden, wie man Wunder vollbringen kann. Oft werden sie vom grenzenlosen Potenzial ihrer transpersonalen Natur angezogen, die ein bewusstes, positives und proaktiv handelndes Selbst anstelle eines unbewussten, negativen und reaktiven Selbst projiziert. Unser transpersonales Selbst sorgt auch dafür, dass unser höheres Bewusstsein mit größeren Erwartungen über akzeptierte Grenzen hinausstrebt. Hier können wir unsere Kräfte weit über den aktuellen Zustand unseres Gewahrseins ausdehnen und uns um die andauernde Wirkung höheren Bewusstseins bemühen. In diesem unendlichen Zustand können wir in der ununterbrochenen Meditation und dem Gebet existieren und gleichzeitig unser Leben leben. Dadurch erhalten wir Zugang zur uneingeschränkten Macht der Wunder und der grenzenlosen Heilung, die jeder von uns besitzt.

Die Fähigkeit, Wunder zu wirken, beginnt und endet letztlich mit dem Überbewusstsein, also der Vereinigung des menschlichen Geistes mit dem Geist Gottes. Dazu müssen wir uns von der trügerischen Illusion der Realität der physischen Welt befreien, die unsere göttliche, wunderwirksame Identität blockiert. Indem wir uns ganz und gar unserer höheren spirituellen Essenz, dem Gebet, der Meditation und der Entwicklung von Selbsterkenntnis verschreiben, können wir unser Bewusstsein mit dem Gottbewusstsein verschmelzen. So machen wir den Weg frei und überwinden die sehr realen, körperlichen und menschlichen Grenzen, die uns daran hindern, den Weg der Wunder zu sehen und ganz und gar anzuerkennen.

Der Weg der Wunder ist im wahrsten Sinne ein Erwachen der göttlichen Quelle unseres wahren ewigen Selbst. Wenn unsere innere Quelle erwacht, entsteht ein endloser Strom des Überbewusstseins, und das hat positive Auswirkungen auf alle Aspekte unseres Seins. Wenn wir in uns und um uns herum ein göttliches Selbst verwirklichen, das keine Grenzen kennt, können wir alle Wunder vollbringen.

DANK

Mein tief empfundener Dank gilt Brit Elders für ihre unermüdliche Unterstützung, Führung und geniale Kreativität; Devra Jacobs, der besten Literaturagentin auf der ganzen Welt; Michele Ashtiani Cohn und Richard Cohn für ihren Glauben, ihr Vertrauen und ihre Vision; Monique Miller-McCarthy für ihre überragenden Illustrationen und Fabiola Roht für die unzähligen Korrekturdurchgänge.

GLOSSAR

Akasha-Chronik: eine nicht-schriftliche Aufzeichnung aller menschlichen Ereignisse, Gedanken, Worte, Gefühle und Absichten, die es je gab, gibt oder geben wird

Alles: universelle Verbundenheit

Astralebene: eine von klassischen, mittelalterlichen, östlichen und esoterischen Philosophien postulierte nicht-physische Ebene der Existenz

Atman: Sanskrit für das absolute wahre Selbst – unser »göttliches« Selbst

Cortex cingularis anterior: ein Teil des Gehirns, der sowohl bei einem realen Ereignis als auch bei der Vorstellung davon die gleiche neurobiologische Reaktion erzeugt

Da-Sein: bewusste Präsenz; Synonym zu *Sein*

Dauerhafte Gipfelerfahrung: ein ganzheitliches und zutiefst sinnerfülltes Leben

Dharma: die höchste Segnung infolge eines rechten Lebens; auch gutes *Karma* genannt

Ethos: der Geist einer Kultur

Ewiges Jetzt: das Bemühen um ein ganz und gar bewusstes Leben und das Streben nach Beständigkeit im Augenblick

Goldenes Kalb: Begriff aus dem Alten Testament; das Götzenbild des Materialismus, von dem wir zwanghaft angezogen werden

Göttlicher Geist: das höchstmögliche Bewusstsein

Göttliches »Ich bin«: das göttliche Selbst oder die Seele

Göttliches Selbst: die höchste Manifestation des Selbst

Halbheit: Mangel an Ganzheit; wenn man nicht im harmonischen Gleichgewicht mit den spirituellen und physischen Welten ist

Herzintelligenz: unser emotionaler IQ

Hypnagogie: der Bewusstseinszustand, bei dem sich Halluzinationen unmittelbar vor dem Einschlafen einstellen

Hypnoide Träume: Tagträume unter Hypnose

Hypnopompie: ein Zustand der Halluzination, der sich beim Aufwachen einstellt

Jagarita: erhöhte Wachsamkeit im Wachzustand

Karma: Sanskritbegriff mit der Bedeutung »Handlung« oder »Tat«; bezeichnet im Allgemeinen die Lektionen infolge unrechten Lebens; das Gegenteil von *Dharma*

Lichtkörper: das energetische Biofeld, das den physischen Körper umgibt

Liminales Bewusstsein: der Gewahrseinszustand, in dem wir die Schwelle zwischen Alltagsgewahrsein und höherem Geist überschreiten

Luzide Stille: ein meditationsähnlicher Zustand

Mensch-Sein: die Entwicklung von Bewusstsein; mehr »Sein«, weniger »Tun« im Leben

Mensch-Tun: das Fehlen von Bewusstsein; mehr »Tun«, weniger »Sein« im Leben

Moksha: die völlige Befreiung von Schmerz und Leid; das Ergebnis von *Dharma*

Nanobe: die kleinste Lebensform, die der Wissenschaft derzeit bekannt ist

Neurobiologische Retention: ein hartnäckiger Stresszustand, in dem Körper, Geist und Seele die Fähigkeit der Verbundenheit und des Fließens verlieren

Nichts: fehlende Präsenz

Panpsychismus: die Erfahrung geistiger Phänomene jenseits normaler physikalischer Erklärungen; die Auffassung, dass alle Dinge – auch die unbelebten – über Bewusstsein verfügen

Perspektive: eine besondere Einstellung zu oder Sichtweise auf etwas; Blickwinkel

Plenarbewusstsein: absolutes Wissen

Präsenz: etwas, das an einem Ort existiert oder vorhanden, aber nicht sichtbar ist, zum Beispiel die Energie

Psychosoma: der als geschlossene Einheit aus Geist und Körper funktionierende Organismus, zum Beispiel wenn man durch Gedanken oder Angst Krankheiten manifestieren kann, indem man sie »herbeidenkt«

Qualia: subjektive bewusste Erfahrungen; das Wort ist abgeleitet vom lateinischen *qualis,* »wie beschaffen« oder »welcherlei«

Schöpferische Vision: das klare geistige Bild einer Vision

Seelische Prägung: die Entwicklung des Gewahrseins unserer wahren seelischen Identität

Sein: bewusste Präsenz; Synonym zu *Da-Sein*

Selbsttranszendenz: das Hinauswachsen über das sterbliche Selbst

Selbstverachtung: Trennung vom Ich und Geringschätzung des eigenen Ichs; von mir als Erbsünde bezeichnet

Sinuswellenmuster: durch Energie erzeugte oszillierende Wellen; eine Kurve oder Welle periodischer Schwankungen mit konstanter Amplitude

Spirituelle Stimmungsschwankungen: die ständigem Wandel unterworfenen Zustände tieferen Gewahrseins

Sterbliches »Ich bin«: die egobasierte Persönlichkeit

Trancemanifestation: das Manifestieren mithilfe von Trancezuständen

Transformationserwartung: die Erwartung, einen transformativen Zustand zu erlangen

Transmutation: die Veränderung des eigenen Seinszustands, sodass wir unserer Quelle entströmen

Transpersonal: vom individuellen Selbst ausgehend oder darüber hinausgehend; besonders in Bezug auf esoterische geistige Erfahrungen wie veränderte Bewusstseinszustände jenseits der üblichen Grenzen von Ego und Persönlichkeit

Überbewusste Seelenmutter bzw. überbewusster Seelenvater: unsere innerste spirituelle Führungsperson

Ungeteilte Präsenz: der Akt absoluter Konzentration und vollkommenen Gewahrseins

Un-Wohlsein: Krankheiten, die infolge eines körperlichen, geistigen oder seelischen Ungleichgewichts entstehen

Wuxi: eine wirksame Meditation

Yinias: spirituelle Energien

Zirzinärbewusstsein: das Gewahrsein innerer und äußerer Existenz

ANMERKUNGEN

Kapitel 1

1 Anmerkung der Übersetzung: Dies ist eine sehr hohe Konzentration. Üblicher ist kolloidales Silber in einer deutlich geringeren Konzentration.

Kapitel 2

2 Benson, Herbert und John W. Lehmann, M. S. Malhotra, Ralph F. Goldman, Jeffrey Hopkins, Mark D. Epstein: »Body Temperature Changes During the Practice of g Tum-mo Yoga«, in: *Nature* 295 (1982): S. 234–236, https://doi.org/10.1038/295234a0.

3 Center for Cosmology and Astroparticle Physics, Ohio State University: »Humans Really Are Made of Stardust«, 19. Januar 2017, https://ccapp.osu.edu/news/humans-really-are-made-stardust.

4 Rosenthal, Robert und Lenore Jacobson: »Teachers' Expectancies: Determinants of Pupils' IQ Gains«, in: *Psychological Reports* 19, Nr. 1 (1966): S. 115–118, https://doi.org/10.2466/pr0.1966.19.1.115.

5 Dyer, Wayne W.: *You'll See It When You Believe It: The Way to Your Personal Transformation*. New York: Quill 2001, S. 49.

6 Adams, A. J.: »Seeing is Believing: The Power of Visualization. Your Best Life, from the Comfort of Your Armchair«, in: *Psychology To-*

day, 3. Dezember 2009, https://www.psychologytoday.com/us/blog/flourish/200912/seeing-is-believing-the-power-visualization.

7 Ranganathan, Vinoth K. und Vlodek Siemionow, Jing Z. Liu, Vinod Sahgal, Guang H. Yue: »From Mental Power to Muscle Power – gaining strength by using the mind«, in: *Neuropsycholigia* 42, Nr. 7 (2004): S. 944–956, https://doi.org/10.1016/j.neuropsychologia.2003.11.018.

8 Adyashanti: *The End of Your World: Uncensored Straight Talk on the Nature of Enlightenment.* Boulder, CO: Sounds True 2008, S. 136–137. (Adyashanti: *Sein – die wahre Natur der Erleuchtung.* München: Barth 2014. Kindle-Buch Position 1544 von 2429.)

Kapitel 3

9 Easwaran, Eknath: *The Upanishads: A Classic of Indian Spirituality.* Marin County, CA: Nilgiri Press 2007. (Easwaran, Eknath [Hrsg.]: *Die Upanischaden.* München: Goldmann 2008.)

10 Jung, Carl Gustav: *The Undiscovered Self.* Boston: Little Brown 1958. (Jung, Carl Gustav: »Gegenwart und Zukunft«, in: *Zivilisation im Übergang.* Gesammelte Werke Bd. 10. Olten: Walter 1974.)

11 Davoli, Christopher C. und Richard A. Abrams: »Reaching Out With the Imagination«, in: *Psychological Science* 20, Nr. 3 (1. März 2009): S. 293–295, https://journals.sagepub.com/doi/10.1111/j.1467-9280.2009.02293.x.

12 Twitchell, Paul: *Eckankar, The Key to Secret Worlds.* Chanhassen, MN: Eckankar, 1969. (Twitchell, Paul: Eckankar: *Der Schlüssel zu geheimen Welten.* Menlo Park: Illuminated Way Press 1976.)

13 Pearsall, Paul P.: *The Heart's Code.* New York: Broadway Books 1998. (Pearsall, Paul: *Heilung aus dem Herzen.* München: Goldmann 1999.)

14 Armour, John A.: »Anatomy and Function of the Intrathoracic Neurons Regulating the Mammalian Heart«, in: Zucker, Irving H.

und Joseph P. Gilmore (Hrsg.): *Reflex Control of the Circulation.* Boca Raton, FL: CRC Press 1991.

15 »Interconnectivity Tree Research Project«, HeartMath Institute, 29. Juni 2016, https://www.heartmath.org/calendar-of-events/interconnectivity-tree-research-project/.

16 Raposa, Elizabeth B. und Holly B. Laws, Emily B. Ansell: »Prosocial Behavior Mitigates the Negative Effects of Stress in Everyday Life«, in: *Clinical Psychological Science* 4, Nr. 4 (10. Dezember 2015): S. 691–698, https://doi.org/10.1177/2167702615611073.

17 Mincolla, Mark: *Whole Health: A Holistic Approach to Healing for the 21st Century.* New York: TarcherPerigee 2013, S. 245.

18 Benson, Herbert und John W. Lehmann, M. S. Malhotra, Ralph F. Goldman, Jeffrey Hopkins, Mark D. Epstein: »Body Temperature Changes During the Practice of g Tum-mo Yoga«, in: *Nature* 295 (1982): S. 234–236, https://doi.org/10.1038/295234a0.

19 Cowen, Alan S. und Dacher Keltner: »Self-report Captures 27 Distinct Categories of Emotion Bridged by Continuous Gradients«, in: *Proceedings of the National Academy of Sciences* 114, Nr. 38 (2017), https://doi.org/10.1073/pnas.17022471.

20 Freud, Sigmund: *Beyond the Pleasure Principle.* New York: W.W. Norton 1990. (Freud, Sigmund: *Gesammelte Werke/13: Jenseits des Lustprinzips*. Frankfurt am Main: Fischer 1963.)

Kapitel 4

21 Selye, Hans: *The Stress of Life.* New York: McGraw-Hill 1956. (Selye, Hans: *Stress beherrscht unser Leben: das Standardwerk des Pioniers der Stressforschung*. München: Heyne 1991.)

22 »Heart Disease Facts«, Centers for Disease Control and Prevention, 8. September 2020, https://www.cdc.gov/heartdisease/facts

23 »Cancer Facts and Figures 2019«, The American Cancer Society, https://www.cancer.org/content/dam/cancer-org/research/cancer-facts-and-statistics/annual-cancer-facts-and-figures/2019/cancer-facts-and-figures-2019.pdf (abgerufen am 12. Januar 2021).

24 Pahwa, Roma und Amandeep Goyal, Pankaj Bansal, Ishwarlal Jialal: »Chronic Inflammation«, StatPearls, 20. November 2020, https://www.ncbi.nlm.nih.gov/books/NBK493173/.

25 Morad, Renee: »How Diet Can Change Your DNA: Recent Studies Suggest That the Food You Eat Could Modify Your Genes and Potentially Your Children's«, in: *Scientific American*, 7. Juni 2017, https://www.scientificamerican.com/custom-media/science-for-life/how-diet-can-change-your-dna/.

26 Crous-Bou, Marta und Teresa T. Fung, Jennifer Prescott, Bettina Julin, Mengmeng Du, Qi Sun, Kathryn M. Rexrode, Frank B. Hu, Immaculata De Vivo: »Mediterranean Diet and Telomere Length in Nurses' Health Study: Population Based Cohort Study«, in: *BMJ*, Nr. 349 (2. Dezember 2014): g6674, https://doi.org/10.1136/bmj.g6674.

27 Puterman, Eli und Jue Lin, Elizabeth Blackburn, Aoife O'Donovan, Nancy Adler, Elissa Epel: »The Power of Exercise: Buffering the Effect of Chronic Stress on Telomere Length«, in: *PLoS One* 7, Nr. 5 (26. Mai 2010), https://doi.org/10.1371/journal.pone.0010837.

28 Brower, Vicki: »Mind-body Research Moves Towards the Mainstream«, in: *EMBO Reports* 7 (2006): S. 358-361, https://doi.org/10.1038/sj.embor.7400671.

29 Sternberg, Esther M.: »Walter B. Cannon and ›Voodoo Death‹: A Perspective from 60 Years On«, in: *American Journal of Public Health* 92, Nr. 10 (Oktober 2002): S. 1564–1566, https://doi.org/10.2105/AJPH.92.10.1564.

30 Zelkowitz, Rachel: »The Placebo Effect: Not All in Your Head«, in: *Science*, 2. Dezember 2008, https://www.sciencemag.org/news/2008/12/placebo-effect-not-all-your-head.

Kapitel 6

31 Cho, Adrian: »Quantum Experiment in Space Confirms That Reality Is What You Make It«, in: *Science*, 27. Oktober 2017, https://www.sciencemag.org/news/2017/10/quantum-experiment-space-confirms-reality-what-you-make-it-0.

32 Carrano, M. A.: *Asleep in the Helix: Survival and the Science of Self-Realization.* North Haven, CT: Avatar Paradigms 2009, S. 270.

33 Orsatti, Mario: »New Study Sheds Light on ›Peak Experiences‹ in World-Class Performers«, in: *TM Blog Transcendental Meditation*, 24. August 2012, https://www.tm.org/blog/students/study-on-peak-experiences/.

Kapitel 7

34 Mincolla, Mark: *Whole Health Diet.* New York: TarcherPerigree 2015, S. 262.

35 »Food Additives«, The University of Rhode Island, https://web.uri.edu/foodsafety/food-additives/ (abgerufen am 12. Januar 2021).

36 Martinez Steele, Euridice und Larissa Galastri Baraldi, Maria Laura da Costa Louzada, Jean-Claude Moubarac, Dariush Mozaffarian, Carlos Augusto Monteiro: »Ultra-Processed Foods and Added Sugars in the US Diet: Evidence from a Nationally Representative Cross-Sectional Study«, in: *BMJ Open* 6 (2016): e009892, https://bmjopen.bmj.com/content/6/3/e009892.

37 Gupta, Ruchi S. und Christopher M. Warren, Bridget M. Smith, Jialing Jiang, Jesse A. Blumenstock, Matthew M. Davis, Robert P. Schleimer, Kari C. Nadeau: »Prevalence and Severity of Food Allergies Among US Adults«, in: *Jama Network Open* 2, Nr. 1 (2019): e185630, doi:10.1001/jamanetworkopen.2018.5630.

Kapitel 8

38 Beres, Derek: »Psilocybin ›Markedly‹ Boosts Feelings of Self-Transcendence During Meditation«, in: *Big Think*, 28. Oktober 2019, https://bigthink.com/personal-growth/psilocybin-meditation.

39 Petersen, Melody: *Our Daily Meds.* New York: Sarah Crichton Books 2008, S. 7.

LEKTÜREEMPFEHLUNGEN

Lipton, Bruce H.: *The Biology of Belief: Unleashing the Power of Consciousness, Matter & Miracles*. Carlsbad, CA: Hay House Inc. 2016. (Lipton, Bruce H.: *Intelligente Zellen: Wie Erfahrungen unsere Gene steuern*. Burgrain: Koha-Verlag 2006.)

Jain, Shamini: *Healing Ourselves: Biofield Science and the Future of Health*. Louisville, CO: Sounds True Inc. 2021.

Childre, Doc und Howard Martin, Deborah Rozman, Rollin McCraty: *Heart Intelligence: Connecting with the Intuitive Guidance of the Heart*. Cardiff, CA: Waterside Productions 2016.

Pearsall, Paul: *The Heart's Code: Tapping the Wisdom and Power of Our Heart Energy*. New York: Broadway Books 1999. (Pearsall, Paul: *Heilung aus dem Herzen: die Körper-Seele-Verbindung und die Entdeckung der Lebensenergie*. München: Goldman 1999.)

Chopra, Deepak: *Metahuman: Unleashing Your Infinite Potential*. New York: Penguin Random House LLC 2019. (Chopra, Deepak: *Metahuman – das Erwachen eines neuen Bewusstseins: mit dem 31-Tage-Programm Ihr unendliches Potenzial entdecken*. München: Irisiana 2020.)

Sheldrake, Rupert: *Morphic Resonance: The Nature of Formative Causation*. Rochester, VT: Inner Traditions/Bear & Co. 2009). (Sheldrake, Rupert: *Das schöpferische Universum: Die Theorie des morphogenetischen Feldes*. München: Ullstein 2009.)

Mincolla, Mark: *Whole Health: A Holistic Approach to Healing for the 21st Century*. New York: TarcherPerigee 2015.

Mincolla, Mark: *The Whole Health Diet: A Transformational Approach to Weight Loss*. New York: TarcherPerigee 2015.

SACHREGISTER